看寓言故事 阅诗歌小品
学医药知识 保健康长寿
该书如细品 身心受益深

乔富渠医药文集

乔富渠 著

U0304224

陕西新华出版传媒集团

陕西科学技术出版社
Shaanxi Science and Technology Press

———— 西 安 ————

图书在版编目(CIP)数据

乔富渠医药文集 / 乔富渠著. —西安:陕西科学
技术出版社,2019.12
ISBN 978-7-5369-7399-2

Ⅰ. ①乔… Ⅱ. ①乔… Ⅲ. ①医学-文集
Ⅳ. ①R-53

中国版本图书馆 CIP 数据核字(2018)第 252422 号

乔富渠医药文集

QIAO FUQU YIYAO WENJI

乔富渠 著

责任编辑	耿 奕
封面设计	萨木文化

出 版 者 陕西新华出版传媒集团 陕西科学技术出版社
西安市曲江新区登高路 1388 号陕西新华出版传媒产业大厦 B 座
电话(029)81205187 传真(029)81205155 邮编 710061
http://www.snstp.com

发 行 者 陕西新华出版传媒集团 陕西科学技术出版社
电话(029)81205180 81206809

印 刷 陕西金和印务有限公司

规 格 720mm×1000mm 16 开本

印 张 23.5

字 数 450 千字

版 次 2019 年 12 月第 1 版
2019 年 12 月第 1 次印刷

书 号 ISBN 978-7-5369-7399-2

定 价 120.00 元

著者简介

乔富渠,男,1936年11月生,原籍河南省洛阳市伊川县,中共党员。1960年毕业于西安医学院(今西安交通大学医学院)医疗系本科(5年制),后又在陕西中医学院高级西学中班、江苏新医学院(今南京医科大学与南京中医药大学当时合校)主办的1976年全国高等中医院校师资进修班学习,并获毕业与结业证书。1992年获中西医结合内科主任医师职称。历任陕西中医学院附院传染科副主任(1973—1984,未设正主任),陕西省中医药研究院附院内二科副主任、主任与肾内分泌科主任、大内科主任(迄1997年退休,后返聘老年干部科)。并先后兼任中华医学会陕西分会传染病学会委员(1973—1983),中国中西医结合学会陕西分会理事(1985)、常务理事兼内科副主任委员(1990)、中德医学会陕西分会委员(1995)、中国中医药科普创作委员会副主任委员(1988)、陕西省科普创作委员会常务副主任(1990)、陕西省科协科普作家及《陕西中医》《实用中医药杂志》(重庆)、《大众中医药》(黄石)、《陕西中医学院学报》《陕西省中医药研究院学报》《陕西中医药研究》等多家杂志编委。陕西中医(含中西医结合)高职评委,陕西中医学院与陕西省中医药研究院学术委员会委员及附院学术委员会副主任等。国家自然科学基金会特邀评审专家。受聘长安学派代表学者(2012),甘肃中医培训学院客座教授、孙思邈国医药大学教授、孙思邈研究会高级顾问、中国国学院大学研究员、中国管理科学院特聘研究员(以上均有证书)。美国华人中医学会特聘博导(已接函未赴应聘)……先后在陕西中医学院与陕西省中医医院任硕士生、博士生辅导老师。多次被聘为陕西中医学院硕士毕业生论文答辩委员会主任委员。

先后在全国性、省(含外省)、地市级专业期刊发表学术论文(含综述与俄、英、日语译文)700多篇(包括在大学期间发表的),在各级学术会议上交流的学术论文50多篇。其中20多篇获各级学会、陕西省科协一、二、三等优秀论文奖。发表科普作品600多篇(包括《西安医学院院刊》《陕西中医学院院刊》),其中有关出血热、肝炎、伤寒、斑疹伤寒等论文被收入权威性专著《实用内科学》(戴自英主编,人卫版),《传染病学》(王季午主编,上科版),《流行性出血热》(于丹萍,宋于主编,人卫版),中医高级丛书《伤寒论》(人卫版),《温病学》(人卫版)。主编《中医内科急症学简编》(与张学文国医大师合著,国内首本,陕科版,1981),参与主编《中西医结合实用内科学》(甘科版,1995,获省级二等奖)、《中医外感热病学》(上科版,1992);主编《实用中西医结合内科手册》(陕科版,

1995)、《流行性出血热中医防治研究》(陕科版,1992)、《乔富渠外感热病学说》等 8 部;参编《内科学》(中医院校教材,上科版,1981),《临床中医内科学》(王永炎工程院士主编,北科版,1994,第 2 版为人卫版,2011),《迈向 21 世纪中西医结合》(陈可冀院士主编,中国医药版,1996),《肾综合征出血热》(杨为松博导主编,人民军医版,1997),《孙思邈〈千金方〉研究》(陕科版,1995)等 10 余部。获省二级成果(第 3 名)《中西医结合实用内科学》(甘肃省授予,甘科版,1995)、厅二级(第 2 名)《中西医结合内科急症手册》(省高教局,1978)成果各 1 个,地市级成果 3 个(陕西中医学院授予,1984)。先后获省科研先进(卫生厅,1978),科技精英(省科协,1978),省劳动模范(省委、省政府,1987,第 437 号),支边先进(卫生厅,1995)及卫生厅医德一等奖(1996),创佳评差先进奖(卫生厅,1995),先进党员(卫生厅,1992)等,享受国务院政府特殊津贴(国务院,政府特殊津贴,1993,证书编号为 93961058)。2013 年被聘为"长安学派代表"学者之一(有证书)。

主要创新性成就有:

(1)理论:从中西医结合角度对传统中医学发表新学说论文 40 多篇,如"《难经》命门脏器实质新论"(肾上腺皮质说)、"肾促生血试论""中医脑病学说试论""世界最早论述肠伤寒的巨著——《伤寒论》""肾型疫斑热"与"窒肺瘟"(病名创新,前者包括出血热等,后者包括"非典"等)、"卫前证""邪血致热论""不通则热论""不通则病论""外感热病侍变形式今论""2 型糖尿病二本学说""2 型糖尿病病程三期学说""试论《瘟疫论》的跨时代学说""从现代医学角度看《千金方》对 2 型糖尿病的卓越贡献""再谈中药'十八反'"……以上均在公开期刊发表有关论文。

(2)实践:在国内首用阿司匹林、654 - 2 与中医"分期定证"法治疗出血热,以及较早在国内外对该病进行同位素肾图与甲状腺素测定(均发表论文,国家级杂志《中国核医学杂志》与《第四军医大学学报》);首用 654 - 2 针治疗乙脑呼衰,早期启用小剂量肝素与 654 - 2 治疗暴发型流脑败血症;创用尿毒症中西医结合非透析综合疗法,独自研制的"尿毒宝"2012 年获省二等成果奖以及与科室同志一起研制的"糖尿康""马痛康"等胶囊,均被列为省科委课题。在1983 年咸阳地区农村棉籽油中毒防治中首报疫情,带队登门检查防治,提出数项新观点,并首用硫酸镁治疗……退休后编著《中医学新论》(陕科版,2009)、《肺结核泻肺新方法》(合著,陕科版,2011);编译《全科诊病手册》(陕科版,2012)等专业书著,《全科疾病名方精选》(陕科版,2013)、《中医新学论》(世图版,2013)。退休后发表论文"性病命名商榷""阳痿患者应激性高雄症候群简论"(均发于《男科医学》),"中医脑病学说试论""中医临床理应反思"(均发表于《医学研究荟萃》),"中医理论应不断创新"(发表于《世界中医药》,2008

年第 5 期),"百合病与慢性疲劳综合征相关性刍议"(《陕西中医》,2012 年第 2 期),"辨证论治亟待创新"(《陕西中医》,2014 年第 3 期),"新辨证论治刍议"(《陕西中医学院学报》,2014 年第 4 期)等多篇。《会诊奇遇记》(陕科版,2014 年),《医药知识秘趣》(诗歌·寓言·小品)(内版,2014 年)。后者以《乔富渠医药文集》一书即将由陕西科学技术出版社出版。

乔富渠
2019 年 3 月下旬于西安,时年 83 岁

前　言

　　我出身于豫西山区一个贫雇农(父亲常年给地主家扛长工与租种地主家田地)家庭,深知农村因病致贫的悲困境遇,故自幼立志学医。考大学时填写的3个志愿中,是"一医、二医、三医",终以第一志愿被西北医学院(今西安交通大学医学院)录取。我在努力学习医药知识与技能的同时,练习撰写医药科普短文,包括寓言、诗歌与小品等。在大学二年级时依据学到的生理知识,撰写的《蝙蝠》(寓言)发表于《西安日报》文化长廊副刊上,大大激励了自己创作医药寓言的积极性。只是"文革"期间的7年,为避免"麻烦"而停笔,想来深感遗憾。我深感如果一个医生仅仅给病人开处方为人民健康服务,作用是很有限的,如果能撰写人民大众看得懂、喜闻乐见的医药科普短文,并通过报刊、电台传播,则是开的"大处方"。让广大人民群众掌握防病治病的知识,这样为人民健康服务的效果则是不可估量的,也是体现对我国卫生四大方针第一条"预防为主"的响应。

　　我从上医学院起(1955年)到年逾八旬约撰写了近2000篇医学科普短稿,其中在报刊、广播发表了近500篇,不少被评为优秀作品。省科协授予我"科普作家记者"(发有记者证)称号,并被选为中国中医药科普学会副主任,陕西省科普协会常务理事。被省市多家科普报刊聘为特约记者、通讯员等。

　　收集在这本《乔富渠医药文集》里的有寓言200余篇(包括寄居在加拿大二女家时写的),其中大部分寓言故事中涉及的人物及事由都是确实存在的,不少也是笔者亲历的,而非一般寓言故事的纯属虚构。

　　由于笔者学识浅薄,文学水平低微,错误之处难免,尚祈读者不吝指教。

　　在本书即将付梓前夕,特别感谢我的启蒙老师,原《西安医学院院刊》编辑黄智勇(中国人民大学新闻系毕业)老师的精心指导与鼓励,感谢读者对短文的爱戴,感谢省内外数十家报刊对拙作的刊载,感谢省市科协、学会以及我历年所在单位党政领导的关怀、培养与支持,感谢周围同事、同学、学生及家人对首稿的审阅、修改与抄写之劳以及赵丽娜、余秦微、马雷等学生的精心核对。

　　这本《乔富渠医药文集》的印行,算是我给提高全民族文化中国梦的大厦添砖加瓦,也算是2017年12月中旬中共十九大刚开完之后我对党的献礼吧!

乔富渠

2019年1月

目 录

第一部分 寓言

第二部分 诗歌

第三部分　小品　杂文

附录

第一部分　寓言

1. 牡丹与罂粟

·乔富渠·

初夏,雨过天晴,风和日丽,百花园内,鸟语花香,蜂飞蝶舞,游园的人络绎不绝。

就在百花园满院一片欢腾的时刻,早已对牡丹嫉妒如仇的罂粟,望着牡丹亭边拥挤沸腾的人群,突然发出一阵阵与百花园里气氛极不协调的满腹牢骚:"牡丹花有什么特别的,竟被人们吹捧为九朝古都'洛阳花''花相''花王'等。牡丹花虽有种种优点,但我们的花要比牡丹花五彩缤纷、鲜艳夺目得多! 牡丹的根皮虽可做药用,不过就是能清泻肝火,凉血消瘀,镇静止痛,治产后几种病、子宫硬块什么的。而我们呢,花、苞、萼、果浆、果壳、种子……几乎全身都是很有用的药。罂粟壳被皇帝赐予'御米壳'才是名副其实的尊称,镇静、镇痛、镇咳、止泻,样样收效神速。现代医学家们,从我们的果浆、果壳中分离提取的药用成分有数十种之多,最为名贵的就有吗啡、可待因、罂粟碱、那可汀、哌替啶(杜冷丁)等多种……可人们却那么偏心眼,年年都不惜人力、财力、物力,举办一年比一年盛大的牡丹花会,不但把牡丹放在院里最引人注目的地方,地盘一个劲儿地扩大,还修建起一个个雕梁画栋的牡丹亭。而我们呢,却被置于百花园里最偏僻的角落,还筑起围墙,扎起栅门,又加上一把锁,还要挂上一个'闲人免进'的大牌子,让人们只能从门缝里看我们一眼。真不知道人们为何如此对我们加以种种限制!"

"罂粟呀,你别再怪罪人们了。虽然你和牡丹的花各有特色,你的药用也不比牡丹差,但你咋不说说你对人们还有多么大的毒害呢? 世界上有多少人死于你的毒害,又有多少家庭因为你的毒害家破人亡,甚至还有国家因你的毒害而亡了呢!"正在高高的杨树梢上欢唱的喜鹊忍不住驳斥道。罂粟听着喜鹊有力有理有据的斥责,默默地哑口无言了。

……

善良公允的人们,对待罂粟之类,永远应坚持利用与限制两手方针!

(《陕西日报》,1995 年 7 月 2 日,第 3 版,荣获陕西省科普优秀论文一等奖)

2. 蝙蝠

·乔富渠·

有这么一段童话。

在屋檐下的墙缝里,住着蝙蝠和小麻雀,它们算是老邻居了。

夜里一直下着大雨,早晨天才晴。金色的阳光照射在桃李树的花朵上,嫩绿叶上,闪闪发光。"多么美好的春天啊!"小麻雀在想,它还未出窝。突然,从远方传来了小鸟的嘈杂声、歌唱声。小麻雀高兴极了,赶忙松松身上的羽毛,潜水式地飞到房边的桃树枝上,尾巴一翘一翘地,快乐地喊:"蝙蝠呀,别睡懒觉了,外边多好呀,快出来看看吧!"蝙蝠听着外边鸟儿们的歌声,经小麻雀这一喊,也想出来望望春色。可是,它刚刚伸个懒腰,头露出墙外,就被太阳光照得两只眼不住眨动,马上埋怨道:"比以前还黑! 真骗人!"说着很快缩回了头。

小麻雀感到莫名其妙,怅怅飞去。

……

我是最近从生理课中才知道蝙蝠怕光的缘故。原来,习惯在夜间活动的蝙蝠,它的眼睛中,只有一种对暗光敏感的杆体细胞,所以它在光亮处反觉得比暗处更黑。

(注:本文为作者在社会报刊发表的处女篇文学作品,时年21岁。)

(《西安日报》1957 年 7 月 12 日第 159 期)

3. 蜗牛

·穷溪·

这是一个雨后的早晨。金色的阳光透过那相互网罗成篷帐似的树枝,照射在刚被雨水冲刷得干干净净的果树叶上,晶莹的露水珠五光十彩,宛如无数的小霓虹灯,望去令人眼花缭乱。柔和的春风,把桃李树上那千千万万的花苞,一个个地吹开;再把吹开的花瓣,片片地送往地上,使整个果树园里蒸发着一片浓浓的香味。蜜蜂嗡嗡的飞舞声和阵阵小燕子的尖叫声,随着微风波动在果树园的上空。

这时候,躲在阴暗树根上的那只蜗牛蹲不住了,它想离开那阴暗的角落,快马加鞭,攀上光明美丽的新世界——果树梢。于是,蜗牛开始行动了。它拼命地伸长脖子,头一伸一缩地向前爬着。它是多么吃力呀! 每向前移动一步,就气喘呼呼,汗流满身,不得不缩回头休息片刻。可是,事不如愿,它虽费尽九牛二虎之力,向上接连爬了三次,然而却滚下来三次。蜗牛灰心丧气地躺在地上,头缩进背壳里,一动也不动。

"蜗牛呀,你太愚蠢了,为啥不把背上那个大包袱放下来,轻装前进!"正在树梢上唱歌的那只小燕子,见蜗牛那吃力的样子,忍不住笑着说。

谁知蜗牛却恼羞成怒,拒绝小燕子的善意提醒,脖子一伸一伸地爬进树根旁边的泥洞里去了。

(《西安医学院院刊》1958 年)

4. 河蚌（1）

·啄木鸟·

河蚌是不大愿意暴露自己身上的污点的。这天，河蚌正在小河边仰卧着晒太阳，突然见鸽子"唧唧"飞来，连忙说："鸽子呀，请你帮我检查一下，给我提提意见，看看我的身上有没有脏东西。"说毕，就将那两扇大大的贝壳紧紧地合了起来。

鸽子听了河蚌的请求，满心高兴要帮它检查一下，给它提提意见，却又见河蚌故意用贝壳将身子盖得严严的，鸽子又奇怪又生气地说："河蚌呀，你的身子一点也不敢向外暴露，叫我咋给你提意见！"河蚌听了，不慌不忙地说："白鸽先生，如果你看不见我身上有脏东西，就证明我的身上一定很干净！"说着，得意地回到小河里睡觉去了。

……

不愿意暴露自己的内心思想，却整天喊叫着要别人给自己提意见的人，往往是没决心改过的人。

（《西安医学院院刊》1958 年）

5. 河蚌（2）

·穷溪·

河蚌是不大愿意暴露自己身上的污点的。这天，河蚌正在小河边仰卧着晒太阳，突然见鸽子"唧唧"飞来，连忙说："鸽子呀，请你帮我检查一下，给我提提意见，看看我的身上有没有脏东西。"说毕，就将那两扇大大的贝壳紧紧地合了起来。

鸽子听了河蚌的请求，满心高兴要帮它检查一下，给它提提意见，却又见河蚌故意用贝壳将身子盖得严严的，鸽子又奇怪又生气地说："河蚌呀，你的身子一点也不敢向外暴露，叫我怎给你提意见！"河蚌听了，不慌不忙地说："白鸽先生，如果你看不见我身上有脏东西，就证明我的身上一定很干净！"说着，得意地回到小河里睡觉去了。

日久天长，河蚌贝壳下面贮藏着的污垢发霉生菌了，鲜嫩的蚌肉一块一块开始腐烂。河蚌感觉到需要治疗了，可是已经病入膏肓了。

（《西安青年》1958 年 10 月 18 日）

6. 不自量力的萤火虫

·乔富渠·

晚云刚刚掩盖住火红的太阳，萤火虫就从潮湿的草丛中飞出来了，大概是因为雨后气候凉爽的关系，那晚上萤火虫特别活跃。它带着绿色的一点小光飞到群星面前，怜惜似的对它们说道："星姐姐们，你们为什么老是借着太阳的光来发亮呢？赶快离开它吧！太没味了！……"它一面说着，一面故意高高翘起屁股，发出一闪一闪的亮光，表示自己是最清高的。星姐们被激怒了，它们责问萤火虫："你自以为高明，可是为什么你只敢在黑夜里闪耀你的光亮呢？"萤火虫无言回答。星姐们说："萤火虫呀！你太不自量了。你是那么渺小、孤独，身子又黑得那样难看，你有什么资格与太阳相比呢！"萤火虫恼羞成怒，但还不认输地说道："岂有此理！看吧，明天我就去和太阳比比光。哼！……"说着就头也不回地钻进草丛中去了。

第二天中午，太阳特别炽烈，像一团火似的向大地发射出万道光芒，潮湿的泥土直冒出令人窒息的热气，冲醒了躲在乱草丛中的萤火虫，打断了它的美梦。它伸了个懒腰，想起了昨晚的誓言，于是跃起身来去和太阳比赛。谁知它刚刚露出个头，就被太阳光照得头昏目眩，东摇西摆，坠落在旁边的一块大石头上。

只听得"嘘"的一响，这个不自量的家伙——萤火虫，已经呜呼哀哉，一命归阴了！

晚上，星星们依旧发出纯洁的光芒，眨着它们微笑的眼睛，感谢着光明的太阳……

（《西安医学院院刊》1957 年 8 月 26 日）

7. 公园里的狼

·乔富渠·

这是一个秋高气爽、到处洋溢着丰收景象的星期天，一群活泼调皮的少年，活蹦乱跳地来到公园里的动物栏边。当他们围到狼圈旁时，只见铁笼里的狼手舞足蹈，摇头晃脑，十分逗人，这群少年被吸引住了。

少年们正在围逗栏洞里的灰狼时，走过来一位满脸笑纹的老园丁，再三警告他们不要过于接近笼里的狼。谁料老人刚一离开，他们又同狼开心地逗玩着，他们不时窃窃私语着公园里的狼已完全不同于野狼，吃人的本性已经改变了，并不时埋怨着人们对狼的偏见。就在这时，一个调皮的小男孩不慎从栏缘上跌进了栏里边，只见笼里的狼马上变得怒目圆睁，张着血盆大口，一下子咬住了男孩的脚,使劲往笼里拉。正在这千钧一发之际,听到哭喊声的老园丁,飞也似的奔过来向灰狼当头一棒,男孩得救了。

……

对于狼,只能给它们以铁笼里边的"自由"与"解放"。

（《西安法制报》1990 年 1 月 26 日）

8."神猫"的悲剧

·穷溪·

一家主人养的花猫,是个捕鼠的能手。它不仅给主人捕鼠,还乐于帮邻居捕鼠,没多久,这个村就变成了"无鼠村",村里的人都称这只花猫为"神猫"。当人们问其主人有何养猫妙方时,主人说:"方法只有一个,捕到一只鼠,奖一条小鱼;三天捕不到鼠,关禁闭一天,不给吃喝!"

这天,花猫从村外捉到一只脊背正中长有一道黑毛的田鼠,高高兴兴地来到主人面前请赏。不料主人仔细一看,不但没给奖赏,竟猛地当头给了一棒,"神猫"当即毙命。当人们惊异地向主人问此事时,主人振振有词道:"你们没听说黑线姬鼠身上有出血热病毒吗?猫吃了这老鼠,也会染毒传播出血热的。我虽然一向爱惜我的花猫,但绝不能让它去传播疾病,害人性命!"

（《陕西政协报》1989 年 1 月 26 日）

9.蛔虫与青年

·乔富渠·

一位体壮如牛的青年,一次在厕所排出了一条长长圆圆像肥胖的蚯蚓似的蛔虫。旁边人惊奇地告诉青年:"你染上了蛔虫病,赶快到医院开些打虫药吃吧!"谁知青年听了不但不乐意接受,反而恼羞成怒地说:"十人九虫,蛔虫是人的消食虫,有什么值得大惊小怪的。"

有一天夜里,青年因受凉感冒发烧肚子里像虫窜样痛得厉害,还恶心地吐出一条长蛔虫。家里人让找医生,青年自恃身体强壮,仍满不在乎。事隔不久,由于饮食生冷又暴饮暴食,青年心窝部如虫钻样阵阵绞痛,痛得在床上直打滚,还发冷发热眼睛也有些发黄,经医生检查诊断为"胆道蛔虫病"。但青年痛过之后,又未吃打虫药。

就这样日久天长,青年身体日渐虚弱、消瘦,尽管饭量还不太小。在一次酒肉美餐之后,青年上腹剧痛如刀割,寒战高烧大汗淋漓,皮肤眼睛发黄,还未来得及送到医院,就一命呜呼了。

死后经尸体解剖发现,蛔虫窜入胃、胆囊、胰腺(蛔虫被称为"习性钻孔,无孔不入"),引起胃与胆囊穿孔,急性胰腺炎与腹膜炎。

……

与寄生虫和平共处的人,随时都有被寄生虫吃掉的危险啊!

(《医药与保健》)

10.胖翁床上暴亡案

·穷溪·

古城一位瘦骨嶙峋的老翁,近年趁着社会改革与发展市场经济大潮,投机钻营,不仅一夜间暴富,体态也变得大腹便便。"男人有钱便变坏"。有钱后他一脚踢开了与自己同甘共苦多年的糟糠之妻,不顾年老体衰,竟娶了个比他小40多岁的黄花姑娘为妻,整天风流。

人有旦夕祸福,一个风雨交加之夜,大病初愈的胖翁于酒足饭饱之后,吃了几片"春药"便迫不及待地抱起少妇在床上纵情风流作乐之事。

不料乐极生悲,只听胖翁突然一声惨叫,很快便气绝身亡。

第二天,胖翁家属将小妻告上了法庭,诉其"谋财害命"。法医详细检查后认为,胖翁因急性广泛性心肌梗死与脑室大量出血致死,并非小妻"谋财害命"所为;并认为胖翁服用的"伟哥""虎哥""雄哥"才是诱发胖翁猝死的真正元凶!法医还向众人讲,早在唐代名医孙思邈就告诫人们:"服房之药者……皆贪心未止,兼饵补药,倍力行房,不过半年,精髓枯竭,性向死近,极汲慎之了。"又讲"六十(岁)者闭精匆泄;若体力犹壮者,一月一泄"。还提出忌气候险恶行房、忌病后行房、忌疲劳行房、忌酒后行房等行房大忌。而胖翁所犯行房忌讳太多!一席话说得胖翁家属心悦诚服,纷纷向少妇道歉。

……

传统的各种"春药"与当今众多的"哥"儿们,使用不当都可能变成杀人的"笑面虎"!

附记:现代医学研究表明,性交时血压可升高 30～50 毫米汞柱,心率短时间内在原来水平上可增加 50～100 次/分,心肌耗氧量明显增加,呼吸次数增加,造成换气过度,可出现呼吸性碱中毒,每克血红蛋白的释氧量减少。

(西安《医药与保健》2001 年第 2 期)

11. 狼孩与青年

·乔富渠·

18 年前,死了刚生出不久的小崽的狼,从农舍里偷来一个刚满半岁的女孩,把她当狼崽一样哺育。日新月异,小女孩变成了一个吃生肉,能爬行的狼孩,直至 2 年前才被地质人员从狼洞里救了出来。

经过人们的精心养育调教,小女孩变成了个聪明美丽、能歌善舞的姑娘,但却对老狼不时有着思念之情,并偶有狼的野性发作表现。

这天,她同青年恋人到狼洞里看望老狼,转告她要同青年结婚。当她俩刚走到狼洞口,多病的老狼忽地一下窜出洞口,同姑娘拥抱接吻,而对青年却怒目圆睁,垂涎欲滴。青年看见狼洞满地骷髅时,立即明白了一切,后悔痴情地轻信了狼孩对老狼的赞美。青年怒不可遏地奔上前去同老狼勇猛搏斗起来,不料狼孩从身后咬着他的脖子,可怜的青年就这样变成了狼洞里的一堆新骷髅。

(《陕西公安》1990 年第 4 期)

12. 岩松与溪柳

这天,春光明媚,风和日丽,手舞足蹈着的溪柳嘲弄着岩松道:"岩松呵,咱们同为 20 多岁,你怎么如今还像个先天不足的小孩子,微风都把你吹得直不起腰……"

天有不测风云,还没等溪柳把话说完,山涧突然刮起了一阵大风,沟溪卷起了一阵巨浪。而当风平浪静之后,年轻的岩松依然挺立在山峰岩的峭壁上;而溪柳呢,只见它却被连根拔出,叶落、枝断、干折,并露出早已衰老腐烂的空虚的内脏。

(《西安晚报》1990 年 5 月 17 日第 5 版)

13. 火箭与蜗牛

·乔富渠·

火箭要启程上天了,它看到旁边污泥坑里那只举动笨重的蜗牛,连忙微笑着说:"亲爱的小蜗牛,你不是也要上天堂吗,跟我来,我带你一块飞上去。"

谁知蜗牛却不知好歹地说:"去你的吧,冒险主义者! 谁敢像你那样冒失,不遵守稳步前进的规律!"

可是,火箭很快地飞进了云霄,而那只可怜的固执的蜗牛,步子倒"稳",但还在污泥里原地踏步。

(《西安青年报》1959 年 1 月 3 日)

14. 小白兔与月亮

·乔富渠·

一天晚上,小白兔由于贪玩回家迷了路,正在着急时,月亮出来了,小白兔连忙道谢:"月亮婆婆,你真是我的大恩人,我永远也不能忘掉你的恩情!"接着小白兔又怪声怪气地发着牢骚:"冷酷的太阳,你真是个大吝啬鬼,不给我一点光明……"

"小白兔,你不该忘本,不该责怪太阳。"月亮说,"我们宇宙万物,都应当牢牢记住太阳的伟大功劳,正是它天天辛勤地关照着我们,无私地给我们光和热,就是我现在给你的这点光明,也是从太阳那里获得的。我们谁要离开了太阳,一天也不能生存!"

……

在我们现实生活中,不也有像小白兔那样的人么,他们往往把私人、朋友所给予的一点小恩小惠,看得重如泰山,而把党所给予的根本利益,却视而不见。不也有些人,并没有故事中月亮那样的自觉和见识,把在党的阳光普照下取得的成绩,不首先归功于党,而统统归功于自己吗? 这个童话故事,值得我们深思。

(《西安晚报》1961 年 2 月 24 日)

15. 群羊与狼

一群温顺的绵羊,一边下山一边贪婪地吃着青草。突然,传来一阵呼救声——走在羊群后边的一只肥大的绵羊,被灰狼狠狠地咬住了!绵羊们回头张望时,灰狼连忙笑呵呵地解释道:"我已细心观察多日了,这只胖家伙总是同大家争草吃,太可恶了,我今天除掉它,正是替你们出口气。"群羊听了,觉得有"理",也就不理会后面那只羊了。

几天后,羊群外出吃草时,一只瘦弱的绵羊又被灰狼咬住了。当群羊以吃惊的眼光投向灰狼时,灰狼摇动巧舌:"这个瘦鬼,得了瘟疫,要不除掉它,整个羊群都要染上疫病!"于是,群羊又默默地走开了。几天后一个傍晚,这只灰狼再次咬住了羊群中一只不胖不瘦的绵羊。面对睽睽众目,灰狼刚想张口解释什么时,绵羊们怒不可遏,它们群起攻之,用坚强的犄角把灰狼抵得粉身碎骨。

……

恶狼吃羊绝不会有罢休的时候,它们总会编造出种种借口。善良的绵羊应当懂得,不团结起来保护羊群里的每一个成员,到头来自己也有被狼吃掉的危险。

对待有狼性的人或国,应时刻保持警惕!

(《西安法制报》1986 年 4 月 25 日)

16. 向日葵与黄蒿草

·乔富渠·

花园篱边生长着茁壮的向日葵,阴湿的右边长着一棵矮矮的黄蒿草,它们要算老邻居了。

一天,黄蒿草问向日葵道:"我真不理解,为啥你的眼睛总是向着太阳,为啥每当人们明明是夸你的成绩时,你却总把太阳拉扯上,认为自己的成绩应该归于太阳!"

向日葵听了,毫不犹豫地向黄蒿草解释道:"道理很简单,因为没有太阳就没有我,离开了太阳,我就根本不能生存,太阳是我的命根子。我总是尽情地从她那甜香的乳汁——光照,取得更多的营养和温暖,要不,我将冻饿而死。因为有太阳,我才能开出灿烂的花朵,结出丰硕的果实,博得人们的喜爱和夸奖。"

一向目空一切,妄自尊大的黄蒿草,低着头哑口无言了。

(《西安青年》1958 年 11 月 2 日)

17. 公鸡与蚂蚱

·乔富渠·

公鸡正在田野里唱歌的时候,突然发现一个小小的蚂蚱正在田垄边较矮的那株麦穗上,屁股一撅一撅地拼命咬着麦脖子。公鸡马上展着翅膀,伸着脖子,迅速飞去把它啄食了。

卧在柳树上的斑鸠,见到这些日子大群的蝗虫蚂蚱被消灭了,现在公鸡对这一只小蚂蚱仍不放松,并像喷气式飞机似的追捕,不觉好笑,于是讽刺公鸡道:"哈哈,真是宜将剩勇追穷寇呀!"

"又有什么办法呢?"公鸡回答说,"我们总不能留下一个坏种,让它滋生繁衍吧!"

(《西安医学院刊》1957 年 8 月)

18. 乌鸦

·乔富渠·

乌鸦把从孔雀那里骗得的几根五光十色十分漂亮的羽毛插在自己身上,并学着孔雀的举动,来到松树下的一群鸟儿们面前。果然,它那身五光十色令人眼花缭乱的漂亮羽毛,迷惑住了鸟儿们的眼睛。喜鹊笑着说:"孔雀呀,你生得可真漂亮呀,让我跟你做个朋友吧!"乌鸦听后心里痒痒的,委婉地说:"您今儿不嫌我丑吗?"说着故意羞怯地用嘴啄洗着身上的孔雀羽毛。黄莺说:"你的相貌长得很英俊,我想你一定还是绝顶聪明的!"乌鸦笑嘻嘻地走近黄莺说:"朋友,你太夸奖我了。"说着尾巴翘了几下……就这样鸟儿们都夸耀着乌鸦。突然,山鸡插嘴说:"朋友们,我看它一定还能干,咱们选它为领袖吧!"鸟儿们都高兴极了,张着翅膀吱吱地叫起来。

这时,怀着野心的乌鸦得意忘形,认为这下可以领着鸟儿们兴风作浪了。于是,情不自禁地"哇"的一声展翅高飞起来。可是,用劲太大弄掉了插在身上的羽毛。鸟儿们发现它原来是个黑得难看的乌鸦,生气极了,一齐向它追去。

……

(《西安医学院院刊》1957 年 7 月)

19. 老、幼柳树与喜鹊

·乔富渠·

在一处秀美山川的山涧小溪边,岸东苗壮成长着一株细皮嫩肉纤腰少女般的小柳树,岸西则为一棵粗皮硬骨阔背强翁样的老柳树,从远处望去,俨然如终日相伴的爷孙俩。

一个风和日丽的"春风杨柳万千条"的日子,山涧蜂飞蝶舞,鸟语花香,在风摆柳的爷孙绿嫩枝上,各站着一只"喳!喳!"叫个不停欢声笑语的小喜鹊。

"柳老呀,您快百岁了吧?身体咋还这样硬棒,每年都能像小柳树一样不断长出新绿枝,还能同小柳树一样随风翩翩跳着健字舞,看上去像是位壮小伙子,真可谓'人老骨头硬',老当益壮呵!"小喜鹊突然称颂老柳道。

老柳树平时最爱听大家说它年轻力壮,今天听着小喜鹊的称颂,心里美滋滋的,兴奋而得意忘形地答道:"'生命在于运动'么!"说着更加起劲地手舞足蹈,面对小柳树似乎一点也不服老。

天有不测风云,就在老柳树拼力狂舞时,只听"喀喳"一声巨响,老柳树被山涧突然刮过来的一阵大风,拦腰折断。再看对面的小柳树,却像弹簧样的安然无恙。

当惊愕的小喜鹊再看老柳树时,却发现原来老柳树枝虽绿,可躯壳内早已枯朽不堪了。

……

"量力而行"应是生活中一项时刻应当遵循的重要原则!

20. 参天大树·树倌·偷树贼

·乔富渠·

城堡边的百年参天大树,像卫士一样日夜守候着城堡。由于枝叶繁茂,一些枝叶又伸在地面,故它既能遮阳,又能避雨,还可挡风,十分讨人喜爱与敬重。为了保护大树的安全,城堡的人们依树搭庵,并派树倌日夜守护。

城堡里住着一个远近闻名的偷树贼,当他把周围村镇的树快偷完了时,便抛开"兔子不吃窝边草"的俗论,开始打起偷窃参天大树的主意。

第一天,他手持斧头来到树倌边道:"树倌大人,我可是闻名的整修树枝能手,今天我来尽点义务,把参天大树的枯枝病叶整修一下。"

"去你的吧,谁不知道你是有名的偷树贼,看你拿着斧头就知道你没安好心!"树倌训斥道。

第二天,偷树贼手拿点着了火的艾绳来到树倌边说:"树倌大人,今天我是来熏死参天大树上的蛀虫的,你该允许了吧?"

"去你的吧,偷树贼,看见你手里拿着火把,就知道你是'黄鼠狼给鸡拜年'没安好心!"偷树贼又被树倌训斥了回去。

第三天,偷树贼气喘吁吁汗流浃背地挑着一担水来到树倌边讲:"树倌呀,我好歹也是城堡里的一员,你就让我尽点力给参天大树浇点水吧!"树倌望着满头是汗的偷树贼,再看天旱日晒,心想偷树贼给树浇水可能是诚意的,就答应了偷树贼的乞求。

谁料,自从偷树贼浇水后不久,参天大树渐渐枯萎了,原来偷树贼早早在水里下了毒药。一天夜深人静的时刻,偷树贼神不知鬼不觉地终于把参天大树偷走了!

……

善良的人们,对像偷树贼一样的坏人,要时刻警惕他们的鬼花招。

21. 啄木鸟·蝉·大树

·乔富渠·

这是一个骄阳似火的夏天,高高的树梢上,一大早就传出抑扬顿挫的蝉鸣。与此同时,还不时传出啄木鸟一阵阵"哒!哒!哒"忙碌的歌声。

蝉听着啄木鸟高昂的劳动号子,厌烦极了,讥讽啄木鸟道:"我说不自知的啄木鸟呀,不会唱歌就不要妨碍别人唱。你懂什么是音乐吗?你那单调乏味的嚎叫不是音乐,是噪声。不光这样,你每一阵嚎叫之后,树干就要落个深深的窟窿,照你这样唱下去,再大的树也会被你'唱'倒的!"

大树听着蝉的嘶叫声,忍不住打断它的话道:"蝉呀,你的歌虽然比啄木鸟唱得娓娓动听,但对我对我们家族森林来说,我们还是爱听啄木鸟的歌,爱同啄木鸟接吻。因为正是啄木鸟手术刀一样的利嘴,把寄生在我们身上的寄生虫一条条叼食掉,从而保证我们健康地成长,尽管给我们身上留下了小小的伤疤。而你呢,一方面嘴巴唱着清脆悦耳令人迷醉的歌曲,一方面却暗暗用你那吸管式的嘴巴,吮吸着我们的血液,轻则阻碍我们的发育成长,重则可置我们于死地。你的妻子还把卵产在我们体内,使我们早早叶落树枯,你们的小崽子更是在地上靠吸食我们的血液生活……""当然,人们也不能完全埋没你的用处,蝉蜕、蝉花、蝉蛹不都是知名的中药么!"大树改口气地补说了一句。

一向被人们称为"聋人歌王"的蝉,听了大树的责备又变哑了。

(《西安法制报》1990 年 12 月 28 日第 3 版)

22. 从毒蛇之变谈起

·乔富渠·

1966 年夏我在蓝田灞源乡(时称公社)山区巡回医疗中,经常接诊被毒蛇咬伤的病人,他们大多数是被毒蛇的保护色所蒙蔽。如一种叫"土布袋"的毒蛇,它栖居在黄土岗上,全身为土黄色,我几次发现它,都是由于先听到其爬行时的沙沙响声。有一次我解手时,差一点被咬了屁股。还有一种毒蛇老乡叫它"草上飞",这种毒蛇由于长期生活在绿草丛中,全身呈草绿色(又名"竹叶青"),因它爬行起来飞快,故而得名。对这种毒蛇往往凭草动而觉察。另有一种叫"乌梢蛇"的毒蛇,居住在山溪岩洞,全身灰黑,往往脚踩住它时才发现,有时难免被咬伤。也有长期生活在森林里的毒蛇,它们往往爬在树上,形同树枝,无经验的人,常遭攻击。所以,在山区要"打草惊蛇""入林戴帽"等,就是群众积累的防蛇经验。

从上述毒蛇的种种之变,我想起社会上的"毒蛇"——形形色色的不法分子,不也是变化多端吗?我们在同形形色色的犯罪分子的斗争中,必须学会善于在各种各样的环境中,准确及时地识别他们,不被他们的保护色所蒙骗。当然,对于像毒蛇一样的恶人,我们不仅要防,要打,要群起而攻之,还要"打蛇要打头"!

(《西安法制报》1988 年 9 月 9 日)

23. 爷孙俩过年前吃"忆苦思甜饭"记

·乔富渠·

爷爷新中国成立前一直给地主家扛长工,从小过着牛马不如的生活,是在苦水里泡过来的,深知旧社会之苦。而孙子呢,却是新中国蜜糖罐里长大的,从不知道"苦"是啥滋味。所以,爷爷常把孙子碗里的剩饭剩菜,甚至孙子抛撒在地上的馍块、米粒一一捡起来吃掉,并指责孙子不该忘记家里的苦难史。

最近爷爷听说某大饭店重视"忆苦思甜"教育,总是要顾客在吃大肉大鱼之中,也吃些野菜、杂粮如玉米面发糕、玉米糁稀粥等一些旧社会穷苦人家吃的粗茶淡饭(须知那时穷人连这些东西也填不饱肚子),于是在过年前的一个星期天,将孙子领到了这家饭店。

谁知这家饭店有最低消费,来此就餐的顾客,每人每次至少得消费 50 元。爷爷为了给孙子进行忆苦思甜教育,吃"忆苦思甜"饭,咬咬牙掏出了 100 元钱。当饭店把鸡、鸭、鱼、虾、蟹、蛋、奶、猪牛羊肉……上过之后,终于端来了一小碟名字叫"一撮鲜"的一筷头"野菜",指头大小的两块名叫"珍珠玉米糕",还有两小盅"大麦仁八宝粥"。爷孙俩都吃得别有"滋味",爷爷哭丧着脸怎么也尝不出过去这些东西的"真"味,而孙子呢,当让鸡、鸭、鱼、虾、蟹、蛋、奶、大肉吃腻了的嘴,尝到这些点心似的小食品时,感觉别有滋味,边吃边美滋滋地说:"爷爷,要是我也生在旧社会,天天吃这些美味野菜、杂粮该多好啊!"这时只见爷爷欲哭无泪,默不吱声。

……

吃变了味的"忆苦思甜"饭,对青少年的教育,不仅无益,反会有害!

(《卫生报》)

24. 胖翁"脓"缘

·乔富渠·

年届花甲,大腹便便的胖翁,似乎同"脓"结下了不解之缘,一年四季都摆脱不了"脓"。过了肥吃海喝的春节,不知何故胖翁一天天困乏起来,并且皮肤发痒,身上还此起彼伏地生出许多小"脓"点,于是胖翁走进了某小诊所。医生漫不经心地望了一眼胖翁便讲:"'春困'是人人皆知的,春天又是草木发芽的生发季节,你身上长几个小小的毛囊炎有啥值得大惊小怪的?"说着给开了几包抗菌消炎片。胖翁吃药后,"毛囊炎"真的渐渐好了。

盛夏,胖翁天天口干口渴,汗流浃背,喝水特多,体重也下降了,还常生疖,无奈来到某医院外科门诊。年轻的外科医生一看就说:"天热,出汗,口渴是常理,出汗多当然体重下降。夏季是细菌生长繁殖最旺盛的季节,长几个热疖有啥了不起?打几针抗生素吧。"的确,注射了抗生素也有一定的效果。

晚秋,天气转凉,胖翁却发热疮,疼痛难忍,并且又瘦了不少。于是特地找到一位外科老医生求手术。老医生讲:"你春生毛囊炎夏长疖子,秋又患病,这三者病名异,本质却是一样的。实际上你的病一次比一次重,说明你的免疫能力在降低。"老医生在为胖翁切除病的同时又用了些增强免疫力的药,使胖翁好了一些时日。

严冬,胖翁再患热病,全身长满毛囊炎、疖子以及少数痈疽而持续高热不退,神志也时清时昏。大医院会诊后,确诊为"糖尿病合并脓毒症",经医护人员奋力抢救才得以脱险。后因糖尿病得到了良好控制,胖翁终于摆脱了"脓"的纠缠。

久病成良医。死里逃生的胖翁逢人便讲:"中老年人,尤其是胖子,一年四季生'脓',千万不可忘记糖尿病。我的困乏、皮肤发痒、口渴、多汗、消瘦……都可能是糖尿病的征象呀!"听说自从胖翁当了卫生知识义务宣传员后,他周围不少糖尿病病人一一被及早发现了。

(《医药保健》)

25."认真"的故事

·穷溪·

如今,由于种种原因,"认真"二字已在一些人的心目中淡化甚至被遗忘了。但是最近发生在某医院的一则故事,颇令人振奋,特录以备尝!

一个星期五的下午,眼看快下班了,中药房的小周急得像热锅上的蚂蚁似的,慌慌张张从一楼药房跑到三楼张老的诊室。只见小周满头大汗,气喘吁吁地向张老说:"我把一个叫王林的 7 岁男孩治腹泻的中药误发给了一个也叫王林的 67 岁便秘老汉,这咋办呀?"

"小周呀,你干脆改名叫小'粗'吧!"张老半开玩笑地批评着,并很快查到了 67 岁病人王林详细而具体的家庭住址。小周望着张老的门诊日志,忍不住惊讶地喊道:"张老如此'认真'呀,记得这样详细,如果咱院的医生都像您老如此'认真'……"其实张老认真记门诊病历并非从"创三甲"开始,只不过以前的门诊日志漏掉了地址这一项目。

"快去把发错的药要回来,说不定人家已把药煎上了!"张老打断小周夸耀的话。

小周顾不上晚上与女朋友的初次约会,费了近两个小时,终于把那位叫王林的老者的药送换了去。老者端着刚泡好准备煎的药锅,激动地拉着小周的手称赞道:"小周呀,参加工作不久吧。你这样'认真',发现错误立即挽回,将来一定会成大器的!"小周听着老者的夸奖,涨红着脸,连水也不肯喝一口,马不停蹄地到女朋友家里道歉去了。

后来听说小周的女朋友不仅原谅了小周的失约,还对小周如此"认真"地对待工作大加赞赏,虽初次见面,但一口答应了婚事。院长也抓住此事,对全院医务人员再次进行了"认真"二字的教育。须知,认为"中药无毒,吃错没啥"的医务人员并非个别。

……

人命关天的医务工作要讲"认真",其他工作也不应例外。

(《卫生报》1999 年 12 月 18 日)

26. 农民与麻雀

·穷溪·

金秋收获季节,田野里四面八方正飞扬着"农家乐"的欢歌声。恰在此时,呈现在农民面前还有极不协调的景象:沉甸甸黄澄澄的穀子(小米)穗子、糜子穗上、稻谷(大米)穗上……不顾稻草人的张牙舞爪,挥棒舞鞭,到处是黑压压一片的灰麻雀,它们个个得意忘形、叽叽喳喳地鸣叫着,肆无忌惮拼命地啄食着、搔抓着。而被抓搔啄叨烂禾穗上的谷粒,像流沙似的散落在田野。

正在田野欢歌丰收年景的农民们,眼看快要入仓的颗颗粮食被如此麻雀们吞食与糟蹋着,"农夫内心如汤煮",有着撕心裂肺样的疼痛。因为农民们最懂得"锄禾日当午,汗滴禾下土,谁知盘中餐,粒粒皆辛苦"呀。但是农民仍然坚持"先礼后兵",仍是先鸣锣打鼓燃放鞭炮驱赶麻雀,而当驱赶不成,忍无可忍的情况之下,才对那些胆大妄为的抢住谷穗不放的麻雀,群起围歼之。终于,在农民群众的合力围歼下,这些吃了豹子胆的麻雀,死的死,伤的伤,逃的逃,再也不敢对农田轻举妄动,从而保住了农民们又一个基本的丰收年景。

但就在农民对那些胆大妄为、一意孤行的麻雀们动真格的时候,它们却"恶人先告状",声嘶力竭地骂骂咧咧道:"现如今啥年月了,你们还敢像 1958 年那样来残害我们。你们真是不识时务的家伙,你们咋不去看看报纸上有多少文章,甚至不惜腾出整版整版的篇幅,三番五次地为我们家族翻案,还屡屡在公祭(西安某报就曾以'麻雀祭'为题发表文章)我们的先辈'烈士',在讥讽嘲笑1958年错把我们划为'四害'而大批杀戮……"

"去你们的吧,麻雀!"农民们没等麻雀骂完,便斥责道。"你们虽然能吃掉一些害虫,但咋不说说你们每年吃掉与糟蹋农民们多少粮食。也正因为你们能吃掉一些害虫,所以我们总是先用稻草人吓唬你们,警告你们,用敲锣打鼓鸣放鞭炮来驱赶你们。谁料你们这些年来,被那些'四体不勤,五谷不分',缺乏广大劳动人民情感的文人墨客闭门造车,纸上谈兵,一味地夸得天花乱坠,怂恿而壮大了你们的胆子,让你们毫无忌讳地糟蹋着我们用血汗换得的粮食。你们咋不睁大眼睛看看田野遍地厚厚的一层谷粒,那不就是你们的铁的罪过罪证吗?你们又繁殖得那样快,如此一年一年泛滥下去,让我们农民还咋活呀!"农民们有理有据地反驳着麻雀。

……

看来,尽管一些人三番五次地在为麻雀翻案,但农民们季节性地驱赶与围歼麻雀的事,恐怕可能还要"我行我素",世世代代地传下去而无可奈何吧!须知人民是最讲究"功过分明"的!

27. 花姑娘的悲剧

· 乔富渠 ·

说起花姑娘的名字,还有一段来历。花姑娘原本并不姓花,也有父母给起的名字,自幼生长在延安南郊杜甫川巾帼英雄花木兰的故乡万花山。花姑娘天生丽质,又从小嗜花如命,几乎吃遍了万花山上的牡丹、玫瑰、芍药、山丹丹花……加之长的柳眉、杏眼、樱桃小嘴,面若桃花,发似墨染,齿若碎玉,声赛铜铃,冰肤玉肌,宛若天仙……再者,生性温柔,活泼勤快,贤良孝顺,又像花一样招蜂引蝶般地吸引众人,故而被村民们异口同声地称颂为"花姑娘"!

真是"天有不测风云,人有旦夕祸福"。这年秋天,花姑娘第一次到山外游玩。看到平原上一片片盛开着娇艳的长喇叭花,朵朵长在野茄子的枝端上,见花就采就吃的花姑娘喜出望外地边采边吃,一下子采了一大袋。第2天已日上山岗,但家里人惊奇地发现一向勤快早起的花姑娘却不见踪影,到花姑娘住的深窑洞敲门不应,撬开窑门,才发现花姑娘已气绝身僵了,身旁还有未吃完的喇叭花。后经医生检验,诊断为莨菪碱过量中毒。姑娘吃的花,叫洋金花,尽管还可当药用,但含有一定的毒性很高的莨菪碱!

爱花可以说是人类的天性,花里也确实有不少对人们健康有益的营养素,包括珍贵的维生素与微量元素,有美容价值,或者有药用价值。但也有不少花里,还含危害人们健康或生命的毒素,中看不中吃,甚至还会中毒。如对花粉过敏的特异体质的人,一见到花,一接触花粉,便会出荨麻疹、哮喘……寓言里花姑娘的悲剧,就是对当今盛行的爱吃花及花类食品的人敲响的警钟:拈花惹草须谨慎!

28. 肥嫂"粪"变细之谜

·乔富渠·

肥嫂一向健康,只是因长期坐着工作等原因患有痔疮,已近 50 岁的肥嫂,近时大便变得秘结,肛门附近胀痛不适,全身逐日感到困乏,于是到附近诊所检查。医生匆匆一看,便讲:"你有痔疮,'十人九痔',没有什么了不起!"便给开了点果导片与痔疮膏。

结果肥嫂的症状越来越明显,并且发现大便比以前变细了,身体也渐渐消瘦,于是又到医院找医生检查。医生讲:"你又长有痔疮,又得了直肠息肉,大便自然要变得细一些。"说着给开了几包便通灵与消痔灵。

又过了些日子,肥嫂越感到身体虚弱了,并且肥嫂也变成了"瘦"嫂,大便变得红红的,于是特地找当地一位声望高的老医生检查。老医生全面分析肥嫂粪便的一系列改变:秘结→变细→变红,体态由肥到瘦,又年近五旬,立刻想到了直肠癌。后经直肠镜及取材活检,均证实了老医生的判断,并很快做了根治手术。

如今,肥嫂逢人便说:"中老年大便顽固的性状改变,千万不要忘掉直肠癌!"其实,肥嫂的痔疮、息肉以及它们伴随的粪证,往往是大肠癌的诱发因素或癌前变疾病。

29. "神仙餐馆"栽跟头之谜

·乔富渠·

在一个城乡接合部的小镇上,有个名叫"神仙餐馆"的小饭店。俗话说得好,"庙不在大,有神则灵"。小店"庙小神通大",由于绰号"小神仙"的老板经营有方,善于投机钻营,开张不久,便一传十,十传百,招来顾客盈门。每天店门一开,便门庭若市,真正是"汉三杰闻香下马,周八士知味停车"。"神仙餐馆"异常红火,正如其门联所写"生意兴隆通四海,财源茂盛达三江",获得了滚滚财源!俗话说:"贫居大道无人问,富住深山有远亲。""神仙餐馆"神奇的红火生意,很快迎来了东西南北各家餐馆酒店人员登门造访求取"真经",一时间小镇上呈现出车水马龙、人山人海的繁荣景象。但财大气粗的"神仙餐馆"老板,总是一言以蔽之,曰:"天机不可泄露,我靠的就是祖传下来的一个调料'神方',是祖上从神仙那里得到的,既不外传,也不卖出,否则必遭神仙惩罚而招致灭顶之灾!"使到访的一个个商贾,高兴而来,扫兴而归。

日子久了,不知是谁给"神仙餐馆"编了个令人吃惊的顺口溜:"'神仙餐馆'真神奇,吃了一顿长神气,吃过一月能减肥,吃过一年穿寿衣,不死天天来吃席。"顺口溜立即引起了政府与卫生等有关部门的重视,他们决心弄清"神仙餐馆""神奇"的秘密。因碍于这时老板已身兼多种要职,诸如"人大代表""政协委员""工商联主席"……只得委托防疫人员悄悄从餐馆的残羹剩饭里寻求答案。终于,水落石出、真相大白了,原来店老板诡称的"祖传""调料""神方",根本不是什么祖传,其"神"便是老板悄悄给调料中掺的中药米壳(群众俗称"大烟壳")!之后,"神仙餐馆"被要求停业整顿,老板被拘留审查。

30. 赌麻将者的"新观念"

· 穷溪 ·

近闻某医院发生这样一件事:该院由于近年不景气,门前冷落车马稀,病员寥寥无几,所以上班时间尤其是夜班时耍麻将牌已司空见惯。最近更是变本加厉,用耍麻将公开搞赌博,实在有伤医院风貌。于是这天晚上夜深人静之时,院长带领保卫人员来了个突然袭击,出其不意地闯入赌场厉声斥责与制止,并宣布要给予严厉处罚!

"院长,你的脑筋也太陈旧了点吧,你没看新近的报纸上登的,麻将如今已被国家列为一项体育锻炼活动项目了,胜者赢点钱自然属体育奖呢,又不要国家的钱。"赌徒们振振有词地反驳着。

"啊?!……"院长与保卫人员听着赌麻将者们据"理"相争竟一时愕然无语了。

……

当今,借"观念更新"把"假恶丑"说成是"真善美"的事,大概绝非赌麻将牌一端吧。麻将牌可以玩玩,搞赌博可是违法的呀!

31."治脓一把刀"的困惑

· 乔富渠 ·

有这么一位乡村医生,他虽然没受过多少系统的医学教育与专门训练,但眼疾手快,曾利索地给乡亲们做了成千上万例五花八门的脓肿切除术,因而被誉为"治脓一把刀"!

"天有不测风云",这位"常胜将军"似的"治脓一把刀",最后在治疗一位脓肿病人中却感到了困惑。事情是这样的:

某中年胖子第一次找"治脓一把刀"时,是因臀部长了个大脓疱,"一把刀"不问青红皂白地凭着老经验,只几分钟就结束了手术。第二次胖子再找"一把刀"时,背上长了多个疖肿,还有融合成痈,但"一把刀"仍未加思索地将胖子的脓包一一切除。第三次来找"一把刀"时的胖子,已变成了"瘦子",而且还是家人抬来的,他遍身密密麻麻布满了无数大大小小的脓肿,还发着高烧,说着胡话……"一把刀"面对与"脓"结下不解之缘的"胖子",感到困惑与束手无策了,让家属赶快把胖子抬到大医院。

……

后来听说,胖子脓疱的病根是糖尿病,是由于糖尿病使免疫力降低,病邪病菌乘虚而入,才使他一次次地患"脓"病,第三次得的是则是严重的"脓毒败血症"。

医学界把只会动刀子不甚懂病因病理的外科医生称作"手术匠","一把刀"就是一个"手术匠"!

治社会上的"脓"症,大概也不能光靠"一把刀"吧!

(《卫生报》2000 年 7 月 8 日第 27 期总 859 期)

32. 懒猫授奖风波

· 乔富渠 ·

主人富,猫懒惰。有这样一个故事:

从前有一"朱门酒肉臭"的富豪人家,爱猫胜过尊老,天天给爱猫大鱼大肉吃,把猫养得肥头大耳。猫每天是吃了睡,睡了吃,懒惰得要命,从不肯尽天职捉鼠,以至于大白天老鼠成群结队"大摇大摆"从它身边溜过。

一向钻到钱眼里外号"铁毛猴""铁公鸡"的猫东家,听说村里要评"猫抓老鼠奖",便也无孔不入地想争点猫奖金。得知其评奖标准是:①抓鼠数;②时间为 1 周;③地点限在自家抓。于是"铁公鸡""为富不仁"地提前限制猫的吃喝,使猫饿得肚子咕咕直叫,不得不因被"逼上梁山"似的拼命捉鼠以填饱肚皮。

1 周结束后,懒猫捉了 30 只老鼠,名列前茅;而村里一户养一向被送绰号"抓鼠大王"的花猫 1 周来连 1 只老鼠也未抓到,名落孙山。

这天,当"铁毛猴"兴冲冲地到村官处领奖时,却遭到村民群起而攻之,理由是:评奖标准不公平,第一,懒猫家的老鼠多,密度大,老鼠也胆大成习,当然容易抓到;第二,评奖不能只看一时一事的成绩,而应参考平素一贯的表现;第三……结果"铁公鸡"一毛钱的奖金也未领到。

看来,奖惩标准的制定也是大有学问的。

33.吹毛求疵的病理学家

·乔富渠·

一位肝硬化腹水病人,由于吃鱼时不慎吞进了一个小鱼刺,刺破了曲张的食道静脉,导致大出血,并很快肝昏迷而死。死后,吹毛求疵的病理学家,对患者肝脏进行了详尽的病理检查。在检查中,病理学家在数以万计的肝小叶中,偶然发现几个病变严重的肝小叶里,散见几个癌细胞。于是病理学家声嘶力竭地大声议论道:"病人是得了肝癌死亡的,要是能早找到我……"

"病理学家,你不要太片面了!"身旁一位临床权威打断了病理学家的话。接着这位学识渊博、诊断高明、德高望重的临床家言之有理地讲:"人们身上的癌细胞多是由正常的细胞逐渐演化而成的,如慢性萎缩性胃炎病人的胃黏膜上皮细胞化生为癌细胞等。当代学者已经发现,从某种程度上讲,几乎每个人身上都可以找到少数这种或那种癌细胞,甚至一小簇癌细胞,即当今学者统称的所谓'微小癌',而这种'微小癌'并不影响健康,更不能导致人死亡。正由于此,新近还有学者对既往倡导癌症要'早发现,早治疗'提出异议,因为过早发现会给病人造成不必要的沉重心理负担,放疗、化疗更是对病人健康的严重摧残……弄不好还能加速病人死亡的进程。"

临床学家呷了一口水,继续讲道:"毛主席在《矛盾论》对量变与质变演变的关系由量变到质变的道理讲得很精辟。一个或一小簇癌细胞的发现,不能贸然下癌症的诊断,正像在病人血液里找到几个幼稚白细胞,尽管它是白血病诊断的重要依据,但不能下白血病诊断的道理一样。如传染性单核细胞增多症、严重结核病、百日咳、出血热……许多疾病都可以见到幼稚白细胞,但这些病的白细胞都没有白血病高,多低于10%,医学上称其为'类白血病反应'。再如,拔牙后在血液找见几个细菌,尽管它是败血症的特殊诊断依据,但不能就凭这下败血症的诊断,这属于医学上的'菌血症'。在偌大的肝脏里仅仅找到屈指可数的几个小小癌细胞就认定病人得了癌症,正如一个小孩子头上发现了几根白头发,就认定小孩得了'白化病'(毛发皮肤皆白了),在一个身强力壮的小伙子头上找到了几根白发,就说小伙子已经老了一样可笑!"

……

如果把拥有亿万人口的国家中,仅仅有一个或几个坏人或几个单位、工厂、乡村烧掉了,就贸然下定论说这个国家整个烂掉了,那这个人大概是"吹毛求疵"的社会病理学家了吧?

(1995 年 2 月 18 日于西安南郊寒舍)

34. "阔少" 夭折之谜

· 乔富渠 ·

听说某家产亿万暴发户的"阔少",整日烟酒不离口,吃喝嫖赌又吸毒,还一心要"长生不老"。他从广播、电视以及各种报刊上得知全国各地有数以千万计的能延年益寿的"药物保健品",便不惜重金一一购买享用。

"阔少"认为用"药物保健品"多多益善,只见他头戴"保健药物帽",眼、耳、鼻、口捂上"保健药罩",颈系"药物保健领带"与"保健药物围巾",身穿"保健药物背心""保健药物裤",腰缠"药物保健腰带",手戴"药物保健手套",足蹬"药物保健鞋""药物保健鞋垫""保健药物袜子",还戴有"保健药物胸罩""保健药物护膝"……睡觉头枕"药物枕头",身盖"保健药物被子",床上铺有"保健药物床单"与"保健药物褥子",卧室沙发、桌椅皆放置有"保健药物垫子",吃的是各种"保健药膳""保健药物长寿膏""还少丹""延年露""壮阳精"……天天端着"保健药物饮料"……屋内不分昼夜地燃着"保健药香"……

可事与愿违,欲速则不达。正当这位"阔少"横行乡里夸下海口"要创世界长寿基尼斯纪录并活到 200 岁以上"的时候,一天夜里突然出人意料地死在室内药物保健品堆积如山的"药物保健床"上!医生对他的死亡鉴定意见是:①全身经络腧穴闭阻;②严重广泛性营养失调;③慢性复杂性药物及烟酒中毒。

"阔少"的"英年"早逝,大概也是一种"物极必反"吧!

(《大众中医药》(双月刊)总第六十三期)

35. 猴山羊与刁狐狸

· 乔富渠 ·

这天,羊倌刚将羊圈的门打开,一向爱挑草的绰号"猴山羊"的一只山羊便像脱了缰的野马,毫无顾忌地向远处的群山奔去。猴山羊一边跑着,一边暗自庆幸:"这下好了,我总算摆脱了羊倌的监护,可以自由自在地去挑选水美地肥草旺的远山坡,尽情地吃个肚子圆!"

谁料,"这山看见那山高"的猴山羊,跑上这个山坡刚吃了几口鲜草,就觉得乏味,又跑上了另一个山坡,匆匆吃了几口壮草,又看到另一个山头草旺,于是又气喘吁吁在奔了过去,而不肯停下来驻足一个地方专心致志地吃个大腹便便。

猴山羊一连跑了几个山坡,眼看着太阳就要下山了,还是饥肠辘辘的。正在这时,躲在旁边草丛里的刁狐狸关切地发话了:"山羊兄弟,我看你快饿坏了吧。眼看天色已晚，我领你到一个'世外桃源'似的青草地，那里保准你能很快吃饱肚子，也好早些回家!"猴山羊尽管对声名狼藉的刁狐狸心存疑虑，但眼见已日落西山，只得半信半疑地跟着狐狸来到一个人迹罕至的山坳里。果见一片茂密油绿的鲜草丛，便饥不择食地狼吞虎咽起来，心里暗自埋怨着人们对恩人似的刁狐狸的偏见。谁知猴山羊刚吞了几口草，便晕头转向东倒西歪起来，而当它正要挣扎着摆脱刁狐狸往回跑时，喉管已被刁狐狸的血盆大口紧紧咬住了。

原来猴山羊误上了狐狸的贼船，吃上了一种名叫"麻醉灵芝"的草!

36. 胖翁误中"钙弹"记

·乔富渠·

这天应邀会诊来到了胖翁的床边。只见胖翁循衣摸床，幻听幻视，神志恍惚，答非所问……询问家属，异口同声地讲:"自从在报纸上、广播里、电视屏幕中看到、听到对'钙'五花八门与天花乱坠的宣传之后，老汉对'钙'简直是奉若神明，像入了魔似的，如痴如醉地迷上了'钙'，整天嘴里还不住地念叨着'上了年纪，谁能不缺钙，吃了某某钙，腰也不痛了，腿也不酸了，吃饭也香了，浑身也有劲了'。可自从老汉吃了一段时间'钙'后，饭也不想吃了，却口渴得要命，一个劲地抱住水壶不放。尿多得很，浑身疼痛，整天倦怠嗜睡，并不时地出现幻听幻视的症状。"家属一方面诉说着，顺手又拉开老汉的床头柜，里面摆满了各种各样的钙剂，有吃的、喝的，有打针的，有含钙的食品如豆粉、奶粉、维 D 钙……

经过对家属的病史询问与对胖翁的全身查体之后，初步诊断胖翁的病为:钙中毒——高钙血症，并将"高钙血症"的常见症状向家属作了以下简述:①一般症状:倦怠感，乏力感。②精神神经症状:注意力不集中、记忆力下降、头痛、失眠、视觉障碍、幻觉、抑郁、动作失调、神经错乱、昏迷。③神经、肌肉症状:肌力降低，肌肉、关节与骨骼疼痛，肌腱反射减弱或消失。④消化器官症状:食欲不良、口渴、多饮、恶心呕吐、便秘、腹痛、胰腺炎、消化性溃疡等。⑤肾脏症状:多尿、肾脏钙化、尿路结石、肾功能不全与尿毒症。⑥心血管系统症状:高血压、心动过缓、心律不齐，心电图示 QT 时间缩短。⑦异位性钙化症:如皮肤带状钙沉积，结合膜钙化症，皮肤钙盐沉积引起的瘙痒症……

后经化验证实，胖翁血钙显著高过正常标准，经停服钙剂及降血钙治疗后，胖翁的身体逐渐得到了康复。

吃一堑，长一智。胖翁经历了这次误中"钙弹"的磨难之后，逢人便说:"是药三分毒，对任何药品及保健品，都得听从医生指导，切不可擅自服用呀!"

(《医药与保健》)

37."炎二素"医生碰壁记

· 乔富渠 ·

有这么一位乡村游医,姓"炎"外号"二素",人称"炎二素"。人们之所以称他为"炎二素",是因为他不论治什么"炎症",一律用"二素",即肾上腺皮质激素加广谱抗生素。"炎二素"原来为地地道道的斗大的字不识一升的农民,"二素"疗法是他悄悄从乡村医生那里偷来的。可他就凭这一招,走乡串户,招摇撞骗,很快暴富起来。当他正在心猿意马做着发横财的美梦时,患鹅口疮的产妇用"二素"疗法治疗中,碰得头破血流。事情是这样的:

那天,"炎二素"匆匆看了一眼颜面苍白虚浮的产妇的"雪口"(鹅口疮的俗称),便喋喋不休,老王卖瓜地炫耀自己"治好"的一个个"炎"症病例,使不懂医理的产妇听得入了迷,并满怀希望地接受了他的"二素"疗法。谁料治疗1周后,产妇的病情不但丝毫未减轻,反而出现高烧及血压下降,并很快不省人事,死于非命。"炎二素"治死人的消息不胫而走,一些曾经接受过"炎二素"的"二素"疗法治疗的病人,有这样或那样的并发症、后遗症的病人,纷纷找上门来。根本不懂医理的"炎二素"丈二和尚摸不着头脑。

后经法医详细鉴定,产妇系死于败血症,而"二素"则是诱发败血症的罪魁祸首!这是因为激素的应用使产妇原来很低的免疫力(鹅口疮多因免疫力低而发生)雪上加霜,更加急剧下降,使产妇的免疫力消失殆尽;另外,广谱抗生素(多对霉菌不起作用)的应用,又抑制了念珠菌的种种天敌——其他多种多样的细菌,从而助纣为虐,使念珠菌如入无敌之阵,肆无忌惮地肆虐产妇,终致产妇死于医学上所称的"菌群失调症"。"炎二素"理所当然地受到了法律的惩处。

当今,像故事中"炎二素"的医生并非少数。须知"二素"疗法虽能治一些"炎"症,但其潜在的危险确实很大!

(《医药与保健》2001 年第 3 期)

38.甜食店的风波

· 乔富渠 ·

某小火车站旁有一家远近闻名的小甜食店,店主绰号"甜食王",因做甜食的绝技为祖传,生意异常红火,常常是顾客盈门。

元宵节这一天,甜食店更是门庭若市。一群刚下火车饥肠辘辘的青壮年男女慕名而来,一进店马上狼吞虎咽美美地饱餐了一顿甜年糕、甜米饭、油炸元宵、元宵汤、八宝粥……谁料,正当"甜食王"眉开眼笑地来收饭钱时,却见这伙青壮年男女中,有五个突然瘫倒在地!"甜食王"望着瘫倒在地的食客,目瞪口呆。未瘫倒的食客们认定这是一起严重的"食物中毒"事物,把甜食店告到镇政府。

后经镇司法部门、防疫站与临床医务人员联合调查发现,甜食店里的所有甜食,均不含任何毒素,细菌性的,化学性的……只不过含糖量高了点。

而瘫倒的食客中,均发现患有低钾血症,其中有患者有低钾型周期性瘫痪症的、有甲状腺功能亢进症的、有原发性醛固酮增多症的、有糖尿病的、有慢性棉籽油棉酚中毒低钾软病的(食用粗制棉籽油棉酚高所致)。原来血糖升高,可使血钾转移,导致血钾更低,造成低钾性麻痹。

从此,"甜食王"和他的顾客们知道了:吃甜食也是有学问的。

（《现代保健报》2001 年 3 月 22 日）

39."综合征医生"及其他

·穷溪·

听说有这么一位医生,什么疑难病、稀奇病,经他一瞧,便能很快作出诊断,可谓"望而知之为神医"!但由于他总是下的"某某综合征""某某某综合征""某某某某综合征"的诊断,故人们称他为"综合征医生"。

一个星期天,有位病人匆忙跑来找他看病,"综合征医生"从睡梦中被叫醒,用睡眼蒙眬的眼一看,赶快翻开日历,不加思索地做出"星期日综合征"的诊断。翌日,又一位病人匆匆跑来找他看病,他连眼也不全睁开,便下了个"星期一综合征"。

这位老者离开诊室不久,一位蓬头垢面、汗流浃背、气喘吁吁的农村装卸工匆匆赶来。"综合征医生"斜着眼,掩着鼻,摆着手道:"你的病很明确,疲劳综合征,有什么可看的!"

后来听说"综合征医生"开诊时间不长,便退避三舍销声匿迹了,原因是他所下的不少"综合征"诊断中,后来被确诊为"冠心病""肝硬化""糖尿病""慢性肾衰""红斑性狼疮"以及"癌瘤"……

医学上的"综合征"(也叫症候群,英文为 Syndrome),多半不是一个独立的疾病的病名,都有多种病因,而这些真实的病因往往难以很快查明白。所以,一位有经验的临床医生,绝不满足于"综合征"的诊断,而是要进一步追踪造成该"综合征"背后的真正元凶,以尽早采用特效的疗法。而在"综合征"一词多如牛毛的当今(已有许多部上百万字的"综合征"专著出版),尤其不可将轻易做出"综合征"的诊断自诩为"高明"而贻误病情!

（《卫生报》1997 年 9 月 13 日第 4 版）

40. 激素与中药"将相和"

·乔富渠·

俗话说："商场如战场""同行是冤家""卖面的见不得卖石灰的"，激素与中药的唇枪舌剑又开始了。

激素先发制人地讲："自从有了我，高热、哮喘、荨麻疹可立解，顽固的红斑狼疮、肾病综合征的治疗已打开了新局面……而你中药呢，早就有人讲，'鸡叫天亮，鸡不叫天也亮'！"

中药："你激素算老几，才出世几天，千百年来没有你，我治过多少病，救了多少命！再看看，自从有了你，把苗条秀丽的姑娘变成了满月脸、水牛背、满脸粉刺的丑八怪，还长出小胡须，血压升高了，骨质疏松，股骨头坏死腿瘸了，低钾麻痹了……弄得人们视'激'如虎，远你而近我！"

病人："别各说各有理了，我明着吃激素，暗里服着中药，取你两所长，病很快好了，也没什么并发症，你俩团结起来该多好呀！"。

病人是"上帝"，激素、中药听了病人的话，面带羞愧地合手言欢"将相和"了。

西药中药各有利弊，西医中医各有长短，中西结合，取利去弊，取长补短，相得益彰，威力大无比！

（《卫生报》1997 年 12 月 6 日第 4 版）

41. 新"完璧归赵"

·穷溪·

陕北农民赵某聪明伶俐的女儿得了脑瘤，来西安某医院做手术。手术前一天晚上，女儿父母来到张主任家，送了一包大红枣与一包小米。张主任放红枣时，却发现红枣里夹有一只小红包，里面包有 300 元现金。这使张主任心里忐忑不安，因为西安附近的病人都知道，身为共产党员的张主任从来不收"红包"，何况中央又刚开过"十五大"。

第二天，张主任一大早便把"红包"交给党支书，也没说"红包"里有多少钱，便匆匆进了手术室。党支书想，家属的心理无非是请求张主任把手术做好些，为使家属心理平衡，决定等手术后病女病情稳定家属放心时再还给。

术后伤口顺利 1 期愈合，谁料线刚拆掉，病儿父母就连忙买了返程的车票。而这些天党支书正在市郊开会，当他从电话里得到病儿及父母已出院去车站时，急忙到车站把"红包"交给了已上汽车的病儿父亲。当书记正在擦汗，病儿父母还未弄清是怎么回事时,车已开动了。

半个月后,党支部突然收到了书写有"医术精湛,医德高尚,共产党是我女儿的救命恩人!"的大红旗,还有一张200元的汇款单及附言:"红包只有300元,咋成了500元,将此退回。"

原来,张主任想到病儿家庭生活尚不富裕,给点钱让其补充营养。

(《卫生报》1997年12月13日第4版)

42. 新编"杀狗"劝妻

·穷溪·

近闻某地一位少妇,凭其"绝代佳人"姿色,被丈夫视如掌上明珠。丈夫近年生意越做越红火,家产万贯,绰号"百万富翁",她俩又是"老夫少妻",少妇雇有贴身"丫环"保姆侍候,又有用人操持家务,所以是衣来伸手,饭来张口。由于丈夫白天在外忙生意,少妇整日与"高级"小狗为伴。

久而久之,少妇与小狗有了一般人难以想象的"特殊"感情,与狗拥抱,与狗接吻,与狗同舞,与狗同睡,还与狗同吃。而同吃时不仅是同锅、同桌、同碗、同盘,还是同筷、同叉、同勺,你一口我一口,相敬如宾,俨若一对"恩爱情侣"。

可谁也料想不到,一种"发烧病"拆散了这对"婚外恋人"。先是小狗发烧,但没几天发烧很快康复了。后是少妇发烧,少妇这一发烧则非同小可,热浪起伏,绵延数月,全身关节尤其是骶髂关节痛如刀割,又像锥刺,发烧过后,满身臭汗,极度疲乏,娇艳的少妇很快变得面色惨白,骨瘦如柴,宛若临终前的"林黛玉"……

后经医生各方面检查,确认为"布鲁氏杆菌病",俗称"波状热"。但这位阔少妇整日"闭门绣楼"的,传染源究竟是谁呢?因为这种病主要流行在牧区呀!医生们详细询问少妇丈夫之后,很快想到小狗可能是造成少妇生病的罪魁祸首,果然狗的唾液、血液、小便、淋巴结检查发现,小狗身上到处生长繁殖有布鲁氏杆菌!

少妇病愈出院进家门正想与小狗拥抱狂吻时,丈夫当着娇妻的面愤怒地将小狗一棍打死。把小狗处死之后,丈夫把从医生那里学到的狗能传播许多病的知识一一向娇妻讲解,如狗能传播致命的狂犬病……又讲了养猫可得"猫抓热",养鸟要防"饲鸟病"等,劝妻再莫像爱小狗那样视"兽"如尊!

(《卫生报》)

43. 治"脓""神医"

·穷溪·

近闻一位德才兼备的治"脓"专家,由于治"脓"出奇制胜,被群众称为治"脓""神医"。这里介绍其治"脓"数案:

其一,一位腹部手术后多年的病人,刀口处反复生出黄豆大的小脓点,每次脓点生出后,经小诊所医生简单一治,很快就脓尽痊愈。但没过多长时间,又生出新的脓点来,弄得病人哭笑不得,无奈找到了治"脓"专家。专家详细地问闻切望触叩听之后,断定是"异物"在作祟。果然,经专家把刀口处皮下遗留的线头一一清除之后,病人的"脓"点再无复生。

其二,一人大腿窝(医学上称"腹股沟")处长一"寒性脓疡"(无热感的脓疱),时好时坏,时愈(抽脓后)时溃,缠绵数年。经治"脓"专家详细询问与检查之后,依据"水往低处流"的道理,断定"脓"源在上。遂循顺藤摸瓜道理,搜寻到溃烂生脓的腰椎(结核),经"刮骨疗毒"之后,再未复发。

其三,一位年近花甲的病人近年来一年四季,全身皮肤此起彼伏地生脓疖,久治不愈。经治"脓"专家详问细查之后,断定脓疖只不过是糖尿病的并发症,关键的问题是要尽快控制糖尿病。后经对病人的糖尿病治疗之后,脓疖也随之销声匿迹了。

其四……

生"脓"的原因千奇百怪,治"脓"的方法五花八门,而要想取得理想的与根治性的治"脓"效果,必须首先弄清楚生"脓"的真正原因。治病人的"脓"如此,治社会上的"脓"大概亦如此。不少长期治不愈的病,应当想到诊断上的不精准!

(《卫生报》)

44. 骄傲的免疫细胞

·乔富渠·

当细菌、病毒、突变(癌)细胞等异己分子神不知鬼不觉地出现于机体时,善于知己知彼识别异物的免疫细胞(淋巴细胞及单核、吞噬细胞等)立即团团将它们包围起来,并以多种秘密武器(趋化因子、淋巴因素、各种各样的酶……)迅速将这些异己分子消除掉,避免了传染病、肿瘤等疾病的发生。免疫细胞为捍卫机体再次立下了汗马功劳,于是又情不自禁地哗众取宠起来。

"神经细胞有什么了不起,过去苏联生理学家巴甫洛夫把你吹得天花乱坠,称为机体之统帅。其实我被称作'移动的大脑',也有感觉功能,可以在身体各处巡游,时刻在盯着异己分子,包括内部蜕化腐败变质的家伙,保卫着机体,而你对这些祸国殃民的害群之马却不能觉察。内分泌细胞又有什么了不起,你们传递信息的速度比神经细胞还要慢,你也没有识别异己分子的能力。你能产生激素,我也能产生激素……"

"别太骄傲自大了吧,免疫细胞!我之所以能保持健康无损,不但依赖你,也须依赖神经细胞、内分泌细胞的能力,并且只有当你们三者在体内保持平衡协调的情况下,才能共同完成对体内环境及循环、呼吸、消化、泌尿、生殖等各系统的调节功能。"机体忍不住插嘴道。"再说,你并非全能人才,一些细菌如伤寒杆菌等革兰氏阴性杆菌的内毒素、破伤风杆菌的外毒素等,都可以麻痹你们。再如许许多多自身免疫性疾病,如系统性红斑狼疮、肾病综合征、支气管哮喘、血小板减少症、肾小球肾炎、溃疡性结肠类、接触性皮炎、恶性肿瘤等等以及器官移植排斥反应……都同你们的失误有关!……"机体口若悬河地讲个不停。

免疫细胞听着机体的讲述,面红耳赤,哑口无言了。

(《陕西科技报》1998年7月9日)

45. 神童与小偷

· 穷溪 ·

邻居有一"神童",两岁识字上百,三岁能背唐诗。子聪父母荣,人们都称颂这家父母教子有方,夸奖神童将来会有出息。

这天,"神童"在马路边捡回了一分硬币,高兴地交给妈妈储存,妈妈夸奖说:"乖乖真聪明,从小都有市场经济头脑,知道钱的珍贵,就像一首儿歌唱的,把它交给警察叔叔去!""神童"马上把一分钱交给了警察叔叔。

又一天,"神童"在马路上捡到了一张"大团结",妈妈问:"你捡钱时有谁在旁边?""没有一个人。""神童"答道。妈妈笑眯眯地又把"神童"夸奖了一番,并奖给"神童"一元钱。

再一天,"神童"从亲戚家偷了一张100元,但交给妈妈时却说是在马路上捡的,妈妈大大夸奖了一番,并奖给他一张"大团结"。

日积月累,年复一年,"神童"识字不那么快了,唐诗也背的不多了,俗语:"小时偷针,长大偷金",神童终于变成了一个"聪明绝顶"的习惯难改的小偷!

(《西安法制报》1998年8月28日)

46."怪医"与"怪方"

·穷溪·

近闻一事,颇感惊奇,录以备考:

某城有一耄耋个体医,凡是从他手里开出的处方,全城大小药店别想取出,却都能在他的看上去小得可怜的药橱里一一取到。久而久之,人们称老头为"怪医",开的处方为"怪方"。乍听起来,还以为是老先生处方上的药名写的是代号、佛语或外文呢,但是写的是真正的汉字药名。于是笔者决心弄个明白!

这天,我让夫人到老先生那里破费点脉诊费讨个方子来看个究竟。我内人素有贫血,面色苍白,浮肿,脉细弱无力,老先生一看色,二查舌,三摸脉就说血虚,并说开几付补血药再加点消肿药,很快就会见效的。我家人说自己家有中药房,把方子拿回家取,老先生连连点头,满口答应。

我拿过方子一看莫名惊诧,方子上写着这样5味药:文天15克,肠精20克,殿春膏19克,蛤蟆衣20克(包),山鞠芎9克。

好在我药书众多,经过几昼夜的查找,发现原来这五味药的常用名为当归、熟地、芍药、车前子、川芎。这些都是几乎家喻户晓的药,而老先生写的都全是这几味药的异名或别名!

看来,有意开让人看不懂的处方的医生,可能有私心在作祟!

(《卫生报》1998 年 8 月 29 日)

47.老鱼和渔翁

·穷溪·

鱼像人一样,也是越老经验越多,老鱼大都狡猾万分。

这天傍晚,凉风习习,湖面如镜,碧波荡漾,沉在湖底一天的老鱼,循着钩饵的香味,游向湖面。但当它望见岸边鹤发童颜宛若当年的姜太公时,禁不住打了个冷战,连忙转头游向远方。然而,必定是"身经百战"的老鱼,尤其是那阵阵扑鼻的钓饵香味,老鱼怎忍轻易离去,于是躲在一旁窥视着老渔翁的动静。当老鱼看见老渔翁打盹的刹那间,飞快地游到鱼钩边,用尾巴轻轻一甩,钓饵便掉了下来。原来渔翁的钓钩竟是直的。老鱼一面美滋滋地品尝着钓饵,一面暗暗嘲笑老渔翁大概是个"愚翁"吧,并埋怨渔翁是个吝啬鬼,投的钓饵太少了。老鱼这时胆子也大了一些。

钓饵不见了,渔翁不慌不忙地又放上了一块大大的钓饵。这时老鱼经过短暂的思索,决定尝试一下。它的嘴慢慢咬取了钓饵,一看仍是有钓无钩,老鱼想,今天真是"活猫"碰见了死老鼠,大概是口福来了吧。但当老鱼第三次不加思索地扑向钓竿线上的牛蛙时,却被满身是利钩的钓竿头紧紧地钓上了。

人为财死,鸟为食亡,贪食成性的家伙,总有一天会作法自毙,自投罗网的!

（《西安法制报》1998 年 9 月 4 日）

48.“阔少”的啤酒肚

·乔富渠·

听说有这么一位"阔少",原先一贫如洗,故而枯瘦如柴。近些年其父生意红火,家里一跃变成了"暴发户","阔少"的身体也一下"发福"了。"饭饱生余事","阔少"手里的钱多了,别的坏毛病尚未学会,却学会了喝酒,且嗜酒如命,每次喝酒总一醉方休,有人送其绰号"酒鬼"。

"阔少"开始喝了一段时间酒,肚子渐渐鼓了起来,每当人们说起他的"啤酒肚""将军肚"时,"阔少"心里总是乐滋滋的。因为如今的体态虽说不上"美",但比原来的"瘦猴"要好得多。

没想到,随着"阔少"喝酒时间的延长,喝酒量的加大,"啤酒肚""将军肚"慢慢变成了大腹便便如临产的孕妇。当时肝区时有隐隐作痛,身体也常有倦意,邻居医生说他:"怕是得了酒精性肝炎,快到医院检查一下吧!"经 B 超检查肝脏稍大,化验肝正常,"阔少"毫不在意。过了一段时间,"阔少"茶不思饭不想,每日只能以酒充饥,腹大未减,但肚皮变薄,青筋暴露,四肢也变细了。经 B 超检查示"肝硬化腹水"。后来在一次喝酒后突然呕血、黑便、黄疸,昏迷后再未醒来……"享年"仅 28 岁!

"阔少""啤酒肚"变迁三部曲:"酒精性肝炎"—"酒精性脂肪肝"—"酒精性肝硬化",在当今日益盛行的饮酒习惯,这绝非"天方夜谭"!

（《陕西科技报》1998 年 10 月 8 日第 4 版）

49.治脓絮语

"脓"属腐败之物,由病菌引起,故如今论起治脓之道,谁都会说,用点抗生素了事。但实际上并不那么简单,时下抗生素多如牛毛,到底选用哪种抗生素呢? 这里边就大有学问了。粗略地讲,如为链球菌引起,用点青霉素、红霉素、利君沙或磺胺类药,多能迅即取效;如脓液颜色发黄,可能为金黄色葡萄球菌所致,就须用新型青霉素、头孢菌素等,并且应大剂量联合应用方能控制;如脓液发绿,则多半为绿脓杆菌引起,则须用多黏菌素,治疗颇为棘手;如为医学上称为的"寒性脓疡"（局部无红肿热痛的）,常由结核杆菌引起,须用抗结核药链霉素、异烟肼、利福平等;尚有因霉菌引起者,又须用制霉菌素……另外,有一些人平时一伤风感冒就随意用抗生素,时间长了,对这种或那种抗生素就产生了耐药性,再用同样的抗生素就不起作用了。所以,有条件的大医院还要对脓液进行细菌培养与药物敏感试验,以指导抗生素的正确使用。

由上述可以想见,就仅仅治疗是否需要内外科有机结合治"脓"亦有学问,如对寒性脓病就不可轻易动刀,以免脓液扩散,病情恶化。更有学问的是,为什么张三易得"脓"症,而李四却不得? 王五只在每年易腐夏秋季得"脓"症,而赵六却一年四季都得呢? ……哲学伟人曾讲过:"外因是变化的条件,内因是变化的根据,外因通过内因而起作用。"中医学亦讲"正气存内,邪不可干;邪之所凑,其气必虚"。病菌即是病邪,是外因,它能否致病很大程度上取决于机体的正气,机体的免疫力。俗语说得好,"苍蝇不叮无缝的蛋",譬如糖尿病(中医称消渴病)病人,早在距今 2000 年前的医籍上就记载"易生大疔",最易生疔长脓,而单纯地应用抗生素又难以奏效,原因正是由于糖尿病病人免疫力低下。艾滋病更甚于此,艾滋病不是又称免疫缺陷症吗? 对这类病人,须从根本上提高其内在免疫力(正气),抗生素才能发挥效用……

治躯体的"脓"为此,治社会上的"脓"亦应如此,都不能把脓看得太简单了,不能有一刀割下,一劳永逸的天真想法。须知脓自古有,但为何难以绝迹,这里学问多多!

(《卫生报》1994 年 4 月 17 日)

50. 被尿憋死的青年

· 穷溪 ·

大千世界,无奇不有。俗话说:"活人哪能被尿憋死?"可笔者最近就听到了一个年轻人活活被尿"憋死"的故事。

这是一个在日商企业工作的青年小伙子,由于工作与生活节奏异常紧张,小伙子经常憋尿,把膀胱憋得胀胀的。开始,有机会排尿时,都能顺利地排出一大泡尿,但天长日久,渐渐地出现了排尿困难,排尿时往往需要等待一阵子,才能排出尿来,小伙子对此却满不在乎。过了一些日子,尿等待的时间更长了,并且尿后滴沥不尽,还免不了滴湿裤头。这时同伴告诉他,可能是得上了"前列腺炎",并劝他赶快到医院检查。小伙子却胸有成竹地讲:"哪能是什么前列腺炎,前列腺病是老年人的事!"

又过了一些时日,小伙子腰疼,脸也有些发胀(肿),同伴们都劝他赶快到医院查查肾脏,因为有"脸肿腰痛,当心肾病"的顺口溜。小伙子依然不愿意离开岗位。

再过了一些日子，小伙子周身浮肿，面色苍白，纳呆恶呕，心慌气短，实在坚持不了才到了医院。经医生检查后诊断为慢性肾衰竭，尿毒症，并告诉他是由于前列腺炎未及时治疗，发展成了肾盂肾炎进而造成肾衰竭的。青年听了医生的话，后悔不已，恳求医生费心治疗。令人惋惜的是，虽经医院救治，终而招致"英年早逝"的后果！

在小伙子死后很长一段时间里，周围同伴们天天在沉痛地重复着一句话："小伙子硬是活活被尿憋死了的！"并且牢牢记下了小伙子这个"前列腺炎→肾盂肾炎→慢性肾衰"终致死亡的"三部曲"！

（《卫生报》1995 年 5 月 22 日星期六第 3 版）

51. 青年"壮牛"的悲剧

·乔富渠·

"呀！壮牛，你脖颈上长了个小脓点！""去你的吧，一个小小的毛囊炎，有什么大惊小怪的，吹毛求疵！"外号"壮牛"的青年听着背后的呼喊，连头也不回地讲。

"呀！壮牛，你背上长了个疖子！""那有什么了不起，疖子不过是几个毛囊炎的融合体！"这是第二天的对答。

第三天，"壮牛"实在忍不住发烧疼痛，经医生检查疖子又融合成了痈。但"壮牛"只要了几片解热止痛片，而拒打抗生素与开刀，自信体壮如牛可把病扛过去。

第四天，"壮牛"变得神志不清了，身上多处都有小脓疱，经医生奋力抢救，终未能挽救"壮牛"的性命。医生说"壮牛"的病是"毛囊炎—疖—痈—脓毒败血症"发展演变的"四部曲"，并对其拒医拒药深表惋惜！

生了病，一味地相信自己的抗病力，而拒医拒药延误治疗丧命的，何止"壮牛"一个！

（《陕西科技报》1999 年 6 月 24 日第 4 版第 2039 期）

52. 说蛔

·乔富渠·

蛔，蛔虫也。民间俗语"十人九虫"，多半指的蛔虫。因为其一，蛔虫在人群中尤其在农村，发病率极高，低则 5%，高者达 80%～90%，全世界约有 10 亿人感染，其发病率属各种肠道寄生虫之首；其二，蛔虫常排出体外，状如蚯蚓之大，蛔虫体长，最长者可达 50 厘米，易被发现。与此同时，民间一向称蛔虫为"消食虫",认为蛔虫有"帮助消化"作用,因为司空见惯,就对其熟视无睹,这也是蛔虫流行率居高不下,猖獗肆虐的人为原因之一。

其实,蛔虫之害,非常之大。首先,它遍布东西南北中各地,侵犯男女老少强弱,发病率极高,体内寄生条数数以千计。文献记述一个人体内竟有2000多余条! 蛔虫产卵极多。据统计,一条蛔虫体内卵数可达2700万个,日产卵达20万个,其卵在外界生存力与抵抗体极强,感染性极大,如此说来就其"消食"一项,就足以造成严重营养不良,小儿发育障碍。蛔虫的毒素,则可引起头昏、失眠、心烦、记忆力减退,心烦意乱,身困乏力,全身骨节酸痛,睡觉磨牙,口流污水,鼻子发痒,嗜异症(喜吃生米、破布、土瓣……)以及荨麻疹(民间称"风团"),过敏性紫斑、哮喘、喘息性肺炎……且常不被人认识。蛔虫的"钻孔习性""扭团习惯",更可引起严重的并发症,并足以致命。诸如窜入胆道,可引起剧痛难忍的胆道蛔虫病。我国的胆结石病人中,70%是以蛔虫虫体或虫卵为核心;钻入阑尾,可引起阑尾炎、腹膜炎及肠穿孔;在肠中"扭结成团"可引起致命性肠套叠、肠梗阻,窜入肝脏可造成肝脓疡。

医学家又谆谆告诫我们,对待蛔虫光靠吃打虫药是不行的,关键在于提高人群家庭的卫生水平,预防意识,尤其要把好"病从口入"关。要坚持饭前便后洗手,要常剪指甲,常洗头,洗澡理发,勤换衣服,定期到医疗单位检查粪便虫卵,必要时定期驱虫。还要搞好环境卫生,加强蔬菜、饮食和卫生与粪便管理等。

一句话,要采取综合防治措施。由蛔虫笔者想到,对待社会上的"蛔虫"螫蟊,诸如鸡鸣狗盗的"梁上君子",鼠窃狗偷的娄阿鼠之辈,亦应一要高度重视,牢记"蝼蚁之穴可溃大堤"古训;二要坚持全民动员,打一场"综合战"与"持久战"!

(《卫生报》1997 年 7 月 12 日)

53. 一碗剩面条夺走一条命

·穷溪·

有这样一件真实的事:

我同事年逾七旬的岳父,一向生活俭朴,从不浪费一粥一饭,吃饭中掉在地上的一粒米,也总习惯性地捡起来。炎夏一天他擀的面未吃完,放在案板上,第二天发现面条发黏有异味,但又不忍心扔掉,便下锅吃了。像这样的事以前也曾有过多次,谁料这次吃面后三四个小时,他便觉得肚子疼、发恶心,继之又发烧拉肚子。开始拉的稀黄水,遂则夹杂脓血,最后变得大便失禁,泻下纯血。经住院检查确认为鼠伤寒沙门氏菌食物中毒,虽经医护人员全力抢救,终因病情严重又年老体弱,不到 5 天丧了性命。

夏季是细菌性食物中毒高发季节,当今我国细菌性食物中毒的致病菌中鼠伤寒沙门氏菌高达 70% 以上。该菌在食物中 12 小时可繁殖数千倍,36 小时达百万倍,而且毒力增强 1000 倍。该老人血的教训是:"夏季莫食剩饭!""一碗剩面"能值"五天住院抢救费",又能抵"一条命"吗?! ……

夏秋季节,气温高,皮肤扩张充血,内脏相对缺血而抵抗力下降;天热汗多,喝水多冲淡了胃液("葬身细菌的汪洋大海")使其杀菌力减弱;一般常见的食物中毒致病菌适应在 20 ~ 30℃ 下生长繁殖,人们又易于食生冷与剩饭(菜),故极易患细菌性食物中毒。而所谓"食物中毒"即"病从口入",所以防治本病的关键在于预防为主,把好"病从口入"关!

(《卫生报》1997 年 8 月 23 日第 2 版)

54. 狼孩的遭遇

·乔富渠·

狼孩还在摇篮里时就被老狼叼走了。当年由于狼刚吃了绵羊、肥猪、肉鸡……大腹便便,是贪得无厌的心理驱使它把孩子作为备用"点心"带走的。加之当时老狼刚死了崽子,奶头胀得发慌,才让孩子吸它的奶,发"善心"放生的。

长大的孩子,也同狼一样地爬着走路,一样地嗥叫,一样地吃生肉喝生血,也吃老狼带回的人肉人血,长得毛茸茸的,膘肥体壮,心里美滋滋地认为老狼的国度是真正的世外桃源,人间天堂。

由于老狼一次又一次偷走四周村寨的人畜,引起了人们的公愤,人少难对付狡诈万分的老狼,于是这几天他们采取联合行动,从四面八方向狼山围歼而来。老狼吃完窝里的残羹剩饭,开始咬骨头。这天,肚皮已饿扁了的老狼垂涎欲滴地对狼孩讲:"孩子,'虎毒不伤子',不是妈心狠毒,实在是饿得受不了,快把你身上的肉挖点给娘吃吧。"狼孩为报娘恩献孝心,忍痛把身上的肉一块一块给老狼吃,渐渐地狼孩也变得软弱无力了。老狼觉得狼孩的肉越吃越香,禁不住狼性大发,趁着狼孩打盹的一刹那,猛地扑向狼孩,死死地咬住狼孩的喉咙,这时惊恐地睁大两眼的狼孩已无力反抗老狼了。

……

被拐骗到西方"天堂"狼怀抱的青年,大概也会像寓言故事里的"狼孩"那样有可能被"天堂"里的老狼吞噬吧!

(《西安法制报》1995 年 4 月 7 日)

55. 顽咳的罪魁

·乔富渠·

我们医院（陕西中医学院附属医院）食堂管理员的父亲王某,是陕西泾阳县永乐店一位平素体壮如牛,但嗜好吸烟的农民,48 岁却得了一种久治不愈的顽咳病。管理员带父亲几乎跑遍了市里各家大医院,也找了不少名老医生,多次胸部 X 光透析报告都为"慢性支气管炎",虽经各方治疗不但没有好转反而病情日趋加重。

这天,管理员找到了我。我这个经常接诊疑难杂症的医生,养成了一个诊查习惯,那便是对第一次来就诊的病人,坚持从头到脚、从外到里,全面详细地进行检查。功夫不负有心人,我像哥伦布发现新大陆似的,奇迹般地发现他的手指明显呈鼓槌状(医学上称其为"杵状指")。我当即给开拍胸部 X 线片,报告为右肺中部有片模糊阴影。再做断层摄影,报告为"炎性包块"。我暗告管理员他父亲"怕是得了肺癌"。管理员平素同我要好,又对我的医术有一定的信任,加之他对父亲的孝心,立即请某医大胸外科蔡教授做了手术。手术记录这样写着:"……肺门部有两个肿大的淋巴结。术后诊断为右肺中叶炎性包块。"管理员迫不及待地跑来告诉我:"乔大夫,我爸不是肺癌!"我告诉他,现在还不是做最后结论的时候。

4 天之后,病理医师出具报告:"肺鳞状上皮细胞癌 II 级。"管理员困惑不安地对我讲:"要是大教授对你这个小医生在门诊病历上的臆断稍加一注意,要是病变部位切的大一些,要是把肺门周围的淋巴结予以清除……"管理员说着忍不住泪水夺眶而出,他呜咽了。他父亲术后仅活了数月。

说实在的,对我来说这次的正确诊断实在是愚者之"千虑一得"。其实,如把"中老年""吸烟嗜好""进行性干咳""杵状手指"(肺癌性骨病)、肺部包块联系起来进行分析,肺部癌肿的诊断是不难想到的……

这正是见微知著为高明,上智下愚宜互补。

(《陕西科技报》1995 年 3 月 28 日第 1388 期第 4 版)

56. 苍蝇不叮无缝的蛋

·乔富渠·

这些天来,鸡蛋罐里散发出一阵阵难闻的腐臭味,老眼昏花的奶奶认定是罐里有坏了的鸡蛋,就唤孙儿去把罐里坏了的鸡蛋拣出来,以免相互传染,越坏越多。可孙儿在罐里翻了大半天,连一个坏蛋也找不出来,他告诉奶奶个个鸡蛋都完好无损。

　　奶奶笑着对孙儿说:"你把罐打开,等一会再看看。"孙儿照着奶奶的吩咐办了。不一会儿,只见苍蝇一个个向罐里飞去。奶奶说:"你把爬的苍蝇最多的那个鸡蛋拣出来,仔细看看。"孙儿马上拣出了个鸡蛋,臭不可闻,仔细看去,果然蛋壳上有几条黑线似的裂缝。

　　奶奶意味深长地告诉孙儿:"苍蝇不叮无缝的蛋!"

(《少年月刊》1995 年第 3 期)

57. 爷孙辩论会

·穷溪·

　　孙子是棵独苗,爷爷对他从小爱如掌上明珠,娇生惯养。每当孙子言行"不规"遭父母训斥时,爷爷总是不顾一切地袒护孙子,以至于如今长大上中学了,仍"饭来张口,衣来伸手",尤其是常把刚吃了几口的大碗米饭,啃了三两下的雪白馒头,毫不心痛地抛撒掉,还任性得很……看到这些,爷爷决心把孙子调教一下,并首先从"忆苦思甜"教育入手。

　　这天晚上,当孙子又要把白生生的大米饭抛撒时,爷爷忍不住开口了:"乖孙子呀,你真是在蜜糖罐里长大的,不知老一辈的苦呀! 新中国成立前咱家受尽地主恶霸剥削压迫,总是度日如年,糠菜半年粮……"

　　"吃糠咽菜那多好呀,听老师讲糠皮里含有丰富的 B 族维生素,野草如今还被请上大酒店的餐桌呢!"孙子插嘴道。

　　"新中国成立后翻了身,但还是舍不得吃细米白面,每天总要吃相当多粗粮与红苕。"爷爷说。

　　"粗粮好呀,如今大饭店餐桌上不是也摆出白玉米发糕,玉米糁汤吗?"孙子蛮有理地讲。

　　"五六十年代,生活改善了,还能经常吃点肉,但那时肥肉贵,咱家总是买些三四级的瘦肉吃。"爷爷讲。

　　"瘦肉多好呀,如今买肉不都是挑点瘦的!"孙子理直气壮地说。

　　……

　　寓言里爷孙俩各执一词地辩论。

　　为使青少年善于透过社会现象看到本质,尚须家庭、学校、社会通力协作下大功夫!

(《卫生报》1999 年 8 月 21 日)

58. 罂粟与虞美人

·乔富渠·

雨过天晴,风和日丽的植物园里,百花盛开,争芳斗艳,鸟语花香,蜂飞蝶舞,迎来了一批又一批游客。

中午时分,一队戴着红领巾的儿童,仍无累意,正围在一片虞美人旁边,像遇到了磁铁样地被五光十色的虞美人花紧紧吸引着。这时,老园丁走过来将其中一貌似虞美人的罂粟拔了出来。大家看着园丁的举动,惊讶地向园丁道:"园丁爷爷,您不是经常教育我们要热爱园里的一草一木,今天怎么轻易地把开得蛮喜人的虞美人拔掉,太可惜了!"老园丁听了儿童们的话,解说道:"小朋友,你们年幼,怎能认出这一株不是虞美人,而是货真价实的罂粟呀!"接着,老人又耐心地讲解了罂粟与虞美人虽是一个家族,但有许多不同,还把罂粟、鸦片危害民族国家的事讲了许多,说罂粟虽是一名贵药物,但不能到处栽种。儿童听了园丁的一番话,对园丁报以钦佩的目光。

(《卫生报》1997 年 5 月 17 日)

59. 新"指鹿为马"

·穷溪·

"千里马"鉴定会开始了。

主持会议的赵先生(据说为秦朝赵高的后裔)先来了个开场白:"诸位先生,女士,今天召开的鉴定会叫'千里马'鉴定会。'千里马'可是咱们地区培育出的良马,这是咱这里了不起的创举,大家一定要珍惜这一创造发明,维护咱地区利益,鉴定这一重大成果!"接着一位眼力不大好的先生牵出来一匹瘦骨嶙峋的蹩脚马鹿。在座的鉴定委员中的一些委员为之一震。接着有几个头脑转得快的先生,表示赞赏:"这真是头'千里马'呀!"另一些委员则默不作声,赵主席如坐针毡。

"伯老,您是伯乐的后代,你一定有双祖传的识别'千里马'的慧眼,这么好的'千里马'在座的见得少,你启发启发大家吧!"赵教授像热锅上的蚂蚁似的跳起来道。"明明是跛腿的瘦马鹿,怎么叫我昧着良心说它是什么'千里马'?!"伯老激动地讲,会场一片哄笑声。"好吧,看来在座不少先生知识老化了,眼睛看花了,这样好的'千里马'站在面前都认不出来,下次开会再鉴定吧!"赵气急败坏,口角白沫四溅地叫喊着。

第二次鉴定会果然顺利通过了"千里马"的成果鉴定,只不过第一次不表态的人名字都不在鉴定委员会的名单里了,伯老的名字也销声匿迹……

(《卫生报》1997 年 6 月 14 日)

60. 小宝·苍蝇·蜜蜂

·乔富渠·

阑尾术后,小宝的床头柜上放着一束五彩缤纷的鲜花,不时地引来一只只小蜜蜂,小宝兴奋不已。

这天中午,正午睡着的小宝突然觉得肚脐附近不大舒服,眯着蒙眬的睡眼一看,肚脐上爬着一只小"蜜蜂"。小宝惊喜地叫道:"病友叔叔们,我的肚脐上是否也有一朵花,招来小蜜蜂采蜜!"床边病友定睛一看,是一只苍蝇,连忙叫医生来检查,原来是小宝的脐部发炎了。事后,小宝惊奇地问:"叔叔,您怎么一看到我的肚脐上有苍蝇,就连忙去找医生?"病友叔叔说:"凭我多年的经验,苍蝇爱叮的部位,大半那里已有腐败迹象,因为苍蝇的嗅觉极为灵敏!"

……

贪污腐败分子身边也常常围有"苍蝇"呀!

(《卫生报》1997 年 7 月 5 日)

61. 捉鬼

·穷溪·

这是一件真实的事:

盛夏时节,一户刚迁入新居的人家中了"邪",只短短 3～5 天,十几口人接二连三地"发烧、腹泻",一个个倒在床上。由于病因不明,疗效不著,不知从哪里冒出来的神汉巫婆忙活起来,四下散布什么"盖新房不请风水先生,破土不敬神灵,上梁不放鞭炮……招惹'小鬼'抢占新房。要想治好病,非得请我们驱鬼不可!"一时间闹得村民惶恐不安。后来村里干部请来防疫站人员进行调查化验,证实为一起由不讲卫生造成的鼠伤害沙门氏菌食物中毒。

经用特效抗生素很快治好了一家人的病,又对新房及家具进行彻底消毒;疫情终于被扑灭了,神汉巫婆们也销声匿迹了。

事后,病人家属及村民们给防疫人员送了一面上书"驱瘟捉鬼,科学精英"的锦旗。只不过这里捉到的"邪""瘟神""小鬼"并非神汉巫婆宣扬的"神""鬼""魔",而是用显微镜可以看得见的病菌!

……

暂时原因不明的一些自然现象(风、雷、电、闪……)与社会现象(生、老、病、死……)绝非"鬼神"所使!

(《卫生报》1997 年 7 月 19 日第 4 版)

62. 围歼癌细胞

·穷溪·

当一个面貌丑陋的小小癌细胞刚刚冒出来的时候(这种情况几乎人人皆有,尤其是中老年),体内免疫监控系统马上发出信息燃起狼烟。狼烟如命令,顷刻间各路大军蜂拥而来,人体卫士巨噬细胞与白细胞两大将军为急先锋,紧接着效应细胞、K 细胞与自然杀伤细胞等杀伤细胞都一一来到。抗肿瘤抗体立即激活血补体系统,大家同仇敌忾,个个把枪口对准癌细胞。这时癌细胞狡诈地说:"我还是正常细胞,只不过长得比一般细胞幼稚些,你们何必大惊小怪,如临大敌而兴师动众!……"癌细胞一边辩解着,一边却在暗暗调动自己的秘密武器——肿瘤细胞表面抗体、免疫抑制因子、抑制性 T 淋巴细胞等,同时让封闭因子遮掩与迷惑勇士们的视线。尽管癌细胞狡诈凶顽,毕竟寡不敌众,很快就被歼灭了。

……

对待癌一类东西,要时刻严密监控,并力争把它消灭于萌芽时期,否则后患无穷。

(《卫生报》1997 年 8 月 2 日)

63. 泡桐与翠柏

·乔富渠·

在一个山坡上,生长着同龄的泡桐与翠柏。这天为两树的 5 岁生日,泡桐看着翠柏忍不住发笑道:"翠柏呀,咱俩是同岁,我长得粗壮高大,你却长得那样瘦小低矮,是不是得上了矮小病?!……"

泡桐话音未落,突然狂风大作,雷鸣电闪,大雨倾盆。狂风雷雨之后,小小翠柏依然挺立,而泡桐却被连根拔起。原来泡桐根底太浅,体内空虚。

(《卫生报》1997 年 8 月 9 日第 4 版)

64.驱绦虫

·乔富渠·

娇生惯养又白又胖的小宝,渐渐变得面黄肌瘦,家人感到莫名其妙。这天,母亲发现小宝的内裤上有一个葱白样的肉片在蠕动,此时正好碰上在门口叫喊的游医,游医一看,说是绦虫(古代叫"寸白虫")病,于是就给小宝驱绦虫。

游医说,西药贵且毒性大,用中药好。又讲中药中雷丸、槟榔、南瓜子等有驱绦效用,但雷丸毒副作用多,槟榔不好吃,就用南瓜子吧。家人点头称是,开始用量太小一直打不下虫,后加大用量,果然排出了白片虫。小宝家人喜出望外,对游医赞赏不已,并给予重谢。但时过许久,小宝依旧黄瘦,没多久裤头上又见白虫。家人问其故,游医哑然。家人只得把小宝领到医院看,医生用南瓜子加槟榔驱虫,当天小宝就排出一条白绦虫来,并经检查虫头也下来了。自此,小宝渐渐又变得白胖起来。

原来绦虫身体分有三节:头节、颈节、体节,体节又分未成熟节、成熟节、妊娠节。头节上长有4个吸盘,绦虫用吸盘紧紧地吸附在小肠壁上。南瓜子对头节、颈节、未成熟节无效,头节驱不出,绦虫很快就会长起来。所以,高明的医生驱绦虫时,都不忘找虫头,有时尚须借助放大镜或显微镜找,而只有把头节驱除出来,才算驱虫成功。

……

游医的教训与医院医生的经验,大概对驱出社会上的寄生虫也有点启迪作用吧!

(《卫生报》1997 年 8 月 23 日)

65."神医"针下毙娇妻

·穷溪·

1969 年秋,笔者随同省地方病防治队赴永寿县山区巡诊期间,遇到迄今记忆犹新的一件医疗意外。

当时地处永寿、彬县、麟游、淳化四县交界的山区永平公社(今永平乡)。某一山村有位远近闻名的针灸"名医",他的"绝招"为"隔衣施针",即能隔着衣服(含棉衣)准确地刺进穴位,被村民们尊为"神医"。在提倡"验、便、简、廉""一根针,一把草"治病的当时,该乡医红火之极,名噪一时,来访与参观者络绎不绝,门庭若市。来访者中虽然也有不时提出这种下针法不科学,有招致感染的危险,但该乡医总是振振有词地辩解"隔衣针刺"的优越性,说针刺能提高身体的免疫力与抗感染作用,而对参观者的建议不屑一顾,置若罔闻。

一天,乡医年轻貌美的娇妻在打扫牛棚、马厩、猪圈后,累得腰酸腿痛,便来到对她百依百顺的丈夫面前,因不想当众暴露她白玉似的肌肤,便让丈夫"隔衣施针"。针刺后立竿见影,腰酸腿痛迅速缓解。

谁也没有想到,"隔衣施针"后不到一周,"神医"娇妻牙关发紧,张口困难,全身阵阵抽搐不止。开始"神医"继续"隔衣施针"治疗,不见效果,又改作针灸、中药并用,仍不见效。乡医在乡邻亲友们的督促下,将娇妻送到永平公社医院,被医院诊断为"破伤风",经抢救(笔者与其他医疗队员也参加抢救),终未能挽救"神医"娇妻25岁的生命。

……

俗话讲得好,"不怕一万,只怕万一","人命关天"的医学科学是同生命攸关的科学,马虎不得一时,侥幸不得一刻。须知:违反科学办事的人,总有一天会遭到的科学惩罚!

(《卫生报》1997年8月9日)

66. 小女就诊记

·穷溪·

小女因右下腹痛就诊小儿外科,年轻的外科医生匆匆检查了一下,便开出住院证让开刀。小女妈告诉外科医生小女肠子曾排出过蚯蚓状蛔虫,外科医生不屑一顾地道:"蛔虫钻进阑尾不是阑尾炎的常见原因吗?"

母女俩都怕住院手术受痛苦又花钱,故又找到妇产科医生。妇产科医生简单一摸,又得知小女最近刚患腮腺炎,便不加思索地说:"急性卵巢炎。"

小女妈因为外、妇科医生说法不一,又找到了神经科医生。神经科医生检查时,小女一会说这儿痛,过一会儿又说他处痛,医生摸了摸肚子软软的,便说是"神经官能症"。小女妈更是丈二和尚摸不着头脑了,便决心找知识渊博、经验丰富、绰号"全科医生"的内科老大夫。大夫经过详细地询问病史与全身检查,诊断为"肠道蛔虫症"。果然,小女用过打虫药后,很快安然无恙。

……

任何专家,如果对其专业以外尤其是周边专业知识一窍不通,必定要犯寓言中外、妇、神经科三位医生犯的错误!

67."游医"的"有效率"

·穷溪·

某游医以"治疗百病,有效率100%"而招摇过市。这天,他接诊了一位"三多一少"(喝的多,吃的多,尿的多,体重少)的糖尿病病人,而其"三多"尤以口渴多饮为突出,是中医学里名副其实的"消渴病"。

游医故弄玄虚地对病人"问、望、闻、扪、切"一番之后,便给开了付草药,让病人每付药煎7碗,1日内喝完。

3天后复诊时,游医问:"您的病好些否?"病人说:"一点也不觉得有什么好,只是这些天喝少了些。""很有效么,消渴病喝少了,是疗效的最好标志!"游医沾沾自喜地讲。"不过加上每天喝的7碗中药。"病人为病情不好辩解道。"胡说!药是药,水是水,怎能把药水算成水!"游医再三训斥。

……

寓言故事告诉我们,一些"游医""野医",他们治病的"有效率"之所以高得惊人,原来是由于他们有自己的计算与统计方法!

68.莲藕、浮萍与药农

·穷溪·

池塘里的莲藕与浮萍是老邻居,并且外貌也有些像,可说是姐妹俩。但浮萍是一年生小草,而莲藕则为多年生;浮萍叶下丛生细须根,悬垂水中,随风飘浮,仅能吸收溶解于水中的营养;莲藕则不仅能吸收溶解水中之营养,还由于其根深深扎入地下,能吸收更大量更丰富的营养。所以,虽说像姐妹,却一个身躯单薄瘦小得很,一个魁伟无比。

金秋季节,药农集中全力收莲藕,并笑容满面乐滋滋地唱着颂扬莲藕的歌,还不时地夸奖着莲藕。而对浮萍,则几乎是不屑一顾,仅仅偶尔用网子一捞一把并扔到池外……

"偏心眼的药农,我也是好药材呀!"浮萍忍不住愤愤不平地叫嚷道,又口若悬河"老王卖瓜"地自夸着:"我是鼎鼎大名的发汗利尿药,斑疹痘疮的透疹药,还能……"

"我知道你也是药,但你怎能同莲藕相比?!"药农斥责道。接着药农耐心地开导浮萍道:"你看人家莲藕,哪会像你不费劲地漂浮在水面随风飘游,只能吸取溶解于水中很少的一点营养,一年也长不到几克的五小身躯,人家莲藕多年来下力气把根深深扎在泥土里,吸取大量的、丰富的泥土里的营养,长长的粗壮的茎在大量地摄取着水中的营养,硕大的叶子与巨大的花瓣又在尽情地吸取着阳光雨露,从而个子比你大千万倍。再说,莲藕从头到脚全身都是药,莲花、花蕊、莲子、莲子心、荷叶、荷梗、藕及藕节……都是知名的中药!"

浮萍听了药农的话羞愧得哑口无言。

……

整天一味地怨天尤人的人,往往是像浮萍那样不自量的人!

（《少年月刊》）

69. 大灰狼·黄鼠狼与花狐狸

·穷溪·

金秋深夜,星光闪闪,凉风习习,虫声啾啾,忙坏了一天的农民,个个已经在做着大丰收的美梦。就在这万籁寂静的时刻,一个个不速之客,也开始忙碌起来。

先是花狐狸,它一溜烟爬上山民家墙边的树杈上,在东张西望地四下窥视着。

接着是黄鼠狼神不知鬼不觉地沿着墙根叼着鸡正向外蹿。

再是大灰狼蹲在羊圈里,垂涎三尺地在窥视着圈里的大肥羊。

这些都被躲在树杈上的花狐狸看得一清二楚。

大灰狼刚刚爬上羊圈的栅栏,正垂涎三尺地正窥视着圈里的肥羊时,俨若正人君子的花狐狸突然声嘶力竭地惊呼着:"山民朋友呀,毛贼黄鼠狼已叼走了您家的鸡,狗强盗大灰狼正要叼您家的羊!……"

山民说时迟那时快,迅速披着衣,举起木棍,赶走了大灰狼,还顺手给花狐狸扔了根骨头。花狐狸呢,一边装模作样地啃着骨头,一边耐心地等候时机。当屋里传出打呼噜的声音时,悄悄地叼走山民家一只兔,又赶上了黄鼠狼抢回了一只鸡,真可谓"后来居上""一箭双雕"的梁上君子!

70. 医书呼救记

·穷溪·

这天晚上,正当胡混医生同其酒肉朋友们饭饱酒足后,麻将牌战打得如火如荼时,突然间书柜里的医书发出阵阵呼救声:"胡医生,我得上了传染病,被折磨得要死,赶快救救我吧!""去你的吧,你同外界早已不接触了,像是生活在真空地带,还能感染什么传染病!"胡医生漫不经心地回答道。

午夜已过,夜阑人静,伴随着麻将牌阵阵的拍打声,书柜里像放有养蚕框似的不停地发出一片"沙沙"声,而这"沙沙"声已吵得胡混医生不能集中精力"摆砖头""砌长城"了。胡混医生顺手拉开了书柜的门扇,不料书架上的蛀虫成堆地蠕动着,一本本胡混医生原来珍藏的手不释卷的医书,遍体鳞伤,甚至变成了碎纸片!胡混医生目睹此状为之一震,但很快又心安理得地悄悄关上书柜的门,忙着到麻将桌上去发财捞本了。

……

国家之大,医生之多,像胡混医生的一两个书柜上的书被蛀不太可怕,怕的是更多的书柜,甚至大的图书馆里也流行这种书的传染病——书蛀虫病!

71. 换地记

· 乔富渠 ·

王大、王二是孪生兄弟,却品德迥异。王大忠厚老实,勤劳俭朴,王二刁钻油滑,好吃懒做。分家时,分地分房王大总让王二先挑。

村东的一块水浇地,王二先抢去了,将不靠水渠边的一块旱地给了王大。王二懂得水如地的血脉,"近水楼台先得月"的道理。近年王大种的玉米,王二种的小米,秋收时王大玉米大丰秋,王二的小米却歉收几成。王二望着哥俩的庄稼生长得如此悬殊,特意同王大交换土地。

第二年王大改种水稻,王二改种玉米。不料秋收时王大又喜获大丰收,王二的玉米却仅得上年王大收成的三分之一,于是王二又同王大换了地。

第三年历史上预报为天旱年,王大种的棉花,王二又学着王大种的水稻。秋收时王大又获得大丰收,王二却是个大歉收。

当王二再要求换地时,王大诚恳地对王二讲:"地无坏地,第一年你是不能因地植异,把耐旱不耐涝的小米种在了水边;第二年是因为你不能精耕细作,使地里杂草丛生,忘了俗话说的'人勤地不懒';第三年又是因为你不相信气象科学,竟在天旱年种水稻。另外,你不舍得投资施肥又常误农时,这样怎能种好地呢?"

……

一个人如果一味地埋怨客观环境,而不肯从自身寻找失败的原因,那"失败是成功之母"将永远与他无缘。

72. 石榴枝兄弟

· 乔富渠 ·

阳台花盆里的小石榴树,从主权分成了几乎相等的两部分枝梢,宛若一对难以辨认的孪生兄弟。兄弟俩虽是同根所生,但生活习性大不相同。严冬天气,弟弟生怕风吹受冻,一直蜷缩在靠室内的一面;炎夏天气,又怕日晒雨淋,依然躺在阳台里边。兄长总是让着弟弟,弟弟则自以为聪明私下里暗暗窃喜。

待到第二年的金秋季节,兄弟俩却判若两人:兄长枝壮叶茂,繁花如锦,硕果累累,深得人们的青睐。而弟弟呢,则枝细短而叶干枯,个子还不抵兄长一半,稀稀地挂着几个瘦小难看的小花苞,连一个石榴也未结出来,还免不了遭受顽皮小孩子的唾沫星与鼻涕。

可悲的是,石榴弟弟不仅不认真地总结经验教训,虚心向兄长学习,却在满腹牢骚地埋怨主人是个偏心眼!

73.路道变窄了?

·穷溪·

老农已10多年未进城了。这天,春光明媚,风和日丽,老农一来想看在城里打工的女儿,二来也想看看城里的新变化。

老汉在进城的公共汽车上,望着林立的高楼大厦,川流不息的车辆,熙熙攘攘的人群,惊叹不已,禁不住称颂道:"城里变化太大了,简直是翻天覆地!"

当他下公共汽车往女儿住地走时,老农怕被车撞,慢慢地走在人行道上,谁料人行道上摆满摊点,老汉好像在走迷魂阵似的,艰难地走一步看一步,提心吊胆,有几次差点被摊点碰到。老汉抱怨道:"怎么人行道比以前变窄了?"其实人行道比过去的街道还宽。

……

随着改革开放与市场经济的飞速发展,由于管理未跟上,"路变窄了"的现象对一般群众来说,何止老农走路一端!

今天,由于市场管理到家了,路边摊点被取缔了,道路畅通多了!

74.桃花客栈"春"茶案

·乔富渠·

"深山出俊鸟"。地处深山老林山峡谷的桃花山庄里的村民虽然还不甚富裕,但村里的姑娘们却一个个"人面桃花",如花似玉宛若天仙。"桃花客栈"便是由桃花山庄一位名叫桃花绰号"村花""绝代佳人"的姑娘开办的。"桃花客栈"开办不久,便如花引蝶似的吸引着四方客商蜂拥而至,"客位已满"的牌子经常挂着。

据说"桃花客栈"之所以能"生意兴隆通四海,财源茂盛达三江",不仅拥有一伙如花似玉的小美人,更独特的是拥有一种名叫"春茶"的高级香茶。凡是男性客商一进店,先由娇滴滴的女服务员眉飞色舞地献殷勤,紧接着就是将客人拉入包间,陪喝"春茶"。一般唱曲一个小时左右,不论客人年青年老,准让你如抽鸦片似的如入仙境,神魂飘荡,尤其性欲大发,阴茎坚挺,不少意志不坚定的客人终于落个"英雄难过美人关"!

世上没有不透风的墙。时间一长,一些中老年来客,多住一次"桃花客栈",由于房事活动长,被折腾得死去活来,诱发心绞痛的、心肌梗死的、心力衰竭的、脑中风的……风声传到了派出所,"桃花客栈"的"春茶"也终于被送上了法庭。

经法院法医调查鉴定,"桃花客栈"里的"春茶",实际上是新的"春药"伟哥(Viagra),而这种药是国家名文规定的"处方用药",它有许多禁忌证,如高血压、冠心病、糖尿病、脑血管病,服用硝酸盐类药物的人……必须在医生指导下应用。于是,公安部门封闭了"桃花客栈",逮捕了店主,并没收了店里剩余的伟哥。

……

利用药物搞犯罪活动者历来有之,但在科学高度发达并日新月异的今天与明天,将药物尤其是大家尚不熟悉的新药改头换面(药茶、饮料、食品、纸巾、香水……)进行犯罪活动,应特别值得警惕!

75. 麻雀与农民

秋收季节,田野里一片金黄,农民望着田野中沉甸甸的稻谷与小米穗喜笑颜开。正在这时,一群麻雀飞了过来,它们扑在稻谷与小米穗上,一面疯狂地啄食着,一面叽叽喳喳地鸣叫着。只见麻雀们吃一掉百,没一会儿,谷穗变得千疮百孔遍体鳞伤,地下撒了厚厚一层稻谷与小米颗粒。

农民们看着麻雀群对庄稼的疯狂肆虐,心痛得几乎要掉下眼泪,但想到它们也吃过不少害虫,便忍耐着先后用稻草人,敲锣打鼓等方法警告麻雀离开庄稼地。麻雀们从东边飞到西边,从南边飞到北边,口水四溢,肆无忌惮地越啄越凶。农民眼见即将收获的粮食被一群群麻雀发疯似的糟蹋,终于忍无可忍,于是一场围歼麻雀战展开了……

"愚蠢的农民,我们替你们吃过多少害虫,你们还敢击打我们? 你们也不看看报纸,最近还有人为我们死去的祖先开追悼会呢!"麻雀们气急败坏声嘶力竭地斥骂道。

"去你的吧! 你们吃害虫虽有小功,但你今天肆意糟蹋粮食却有大罪,过去的小功怎能抵挡今天的大罪! 给你们祖先开追悼会的大概是那些四体不勤五谷不分,不了解农民疾苦的公子哥儿们吧!"农民们火冒三丈地怒斥道。千百年来农民季节性地打麻雀的事,的确有一定的道理,谁也奈何它不得。

社会上不少曾有功劳的贪污犯,一旦犯下不可饶恕的罪行,必然要受到法律的制裁,甚至被推上断头台,像刘青山、张子善以及王宝森、胡长清等。寓言里麻雀的遭遇自然也是罪有应得。

76.狼医生与懒羊倌

·乔富渠·

盛暑酷热,由于懒羊倌很少给群羊洗澡,加之苍蝇成群,羊群里有不少羊得上了蝇蛆病,羊圈里散发着一阵阵令人作呕的臭味。这时,不速之客狼医生来到了懒羊倌的面前。

"懒羊倌,赶快让我给你的羊看看吧,要不然你的整个羊群就要完蛋了!"狼医生表现出菩萨般悲天悯人的面容。

"狡诈的老狼,谁不知道你一向是个偷羊成性的梁上君子,如今却怎么一下变成了能给羊看病的医生?"懒羊倌说着顺手甩了一声响鞭。

老狼听到懒羊倌的鞭子声,心中一惊,但又很快故作镇静地花言巧语道:"懒羊倌,现在是啥年代了,你不能再用老眼光看我了。我早已改邪归正,吃斋念佛,再不干那偷鸡摸狗的营生了。我今天来为你的羊看病,也正是抱着将功折罪的目的。"

"那就试试吧!"懒羊倌半信半疑地说。

狼医生用它那刀子般的长舌头,逐一把患有蝇蛆病的疮口舔得干干净净,并在舔去烂肉的同时,顺势咬去一些好肉。没过多久,病羊的蝇蛆病有所好转,一些羊甚至明显地肥壮了。懒羊倌开始对老狼露出了信任的表情,见到狼医生时也变得热情起来。

可是,懒羊倌那些肥嫩的羊却一天天少了下来。纳闷的懒羊倌决心弄个明白。一天,当懒羊倌顺着血迹寻到了狼窝,看到满地的羊骨头时,才恍然大悟。气愤的懒羊倌转身要寻老狼算账,然而却为时已晚,早就躲在旁边草丛中的老狼猛地扑上来,恶狠狠地咬住了懒羊倌的喉咙。

……

在同狼一类的人物打交道的时候,一刻也不能忘记它吃人的本性!

77."灭鼠奖"与黑猫

·乔富渠·

黑猫来到村里不久,这个村便由鼠患猖獗变成了"无鼠村"。村民们正要给黑猫授予"灭鼠奖"时,突然被"神童"阻止道:"逮老鼠是猫的本职工作,黑猫到底逮了多少老鼠还不清楚,怎么能贸然发奖。凭我的观察,很少见到它抓老鼠,倒是天天到池塘偷鱼,到田野抓蛇。"

村民们听了"神童"的话,回想起前一时期,可能是由于村里的老鼠的缘故,黑猫来的同时,鼠的天敌——猫头鹰、蛇突然不见了,花狗也整天忙碌着四处逮老鼠。"神童呀,怎么知道谁逮的老鼠多呢?"一个村民突然问"神童"。"神童"说:"这好办,让 X 光医生给它们检查一下吧!"X 透视的结果是出人意料的,猫头鹰肚子里的鼠骨头最多,花狗的肚子里也不少,蛇肚里还有几只小老鼠未消化完。黑猫肚子里连老鼠的影子也未找到,而鱼、蛇的骨头倒是不少。于是村民一致授予猫头鹰"兼职灭鼠干将"称号,并给"神童"以特别奖——"火眼金睛奖!"

一心要领"灭鼠奖"的黑猫,被村民开除村籍后,涨红着脸,灰溜溜地走了。

78. 蜜蜂与蚊子赛歌记

·穷溪·

金秋的傍晚,农舍屋檐下摆开了蜜蜂与蚊子的对台戏。这时,在田野忙碌一天的房主人回来了。房主人听着蜜蜂的歌唱,看着群蜂的舞姿,笑眯眯称颂着蜜蜂们。蚊子们望着被蜜蜂迷住眼睛的房主人,更加声嘶力竭地号叫着,妄图把房主人招引过去。一只蚊子还爬到房主人的脸上,结果招致房主人狠狠的一巴掌而一命呜呼。

"偏心眼的房主,我们的歌声、舞姿不比蜜蜂差多少,或者是各有千秋与特色,而你对我们俩的态度却是天壤之别。"接着,蚊子们更加撕破喉咙似的叫嚷着。

"去你们的吧贼蚊子!人家蜜蜂的歌唱,是忙碌采蜜一天后的'劳动号子',而你们的嚎叫,却是给人们传播灾难的'鬼魅'之音!"房主打断群蚊的话,并驱赶拍打着蚊子。接着又讲:"蜜蜂的辛劳是为人们采集既可食用又可药用的蜂蜜,蜂蜜含有丰富的葡萄糖、果糖、蔗糖、蛋白质、维生素 B、维生素 C 等,可润肺止咳、健脾养心、解毒疗疮、润肠通便、轻身不老……即使是蜜蜂身上的毒,也是治病的良药。而你们呢,你们在人面前唱歌跳舞是为了吸食人们的血,繁衍你们的子孙后代,同时传播致命的疟疾、脑炎、黄热病……仅疟疾一病,全世界每年有 270 万人死亡。你们又繁殖得那样快,一只雌蚊一生可产卵 6~7 次,每次产卵几十个到几百个,一年可以繁殖 7~8 代,对人们的危害是何等的大,你们被公认是威胁人类健康的头号公敌!"

蚊子听着房主的话,又加上房主的烟熏,拍打,除大半死伤外,一个个抱头鼠窜逃命去了。

……

人们永远也不会喜欢丑恶者的"美喉"与"媚舞"！

79.大海与小鱼

·穷溪·

正在海岸浅滩边忙碌地清理水中垃圾的一条小鱼,突然放慢了脚步,并扑簌扑簌地直掉眼泪。

"小鱼儿呀,你咋掉起泪来了,有啥委屈的事快告诉我!?"大海关切地问。

"啊?! ……"小鱼听着大海的话,惊讶地叫了一声。因为小鱼怎么也想不到,在波涛万顷茫茫广浩无边际的大海里,一条微不起眼的小鱼儿几滴针尖大的泪珠,竟能让大海及时地看到如此真切,可见大海在时刻关照着海里的每一个成员。小鱼儿越想心里越甜美,涨红着脸睁大眼睛欢快地说:"没啥没啥,我被一块垃圾猛撞了一下,吃到肚里的垃圾也在折腾我,挺难受的,于是我情不自禁地暗暗垂泪,心想我整天四下奔忙着,冒着难忍的伤痛甚至生命危险,不停地清理着大海的垃圾,护卫着大海的肌肤,默默无闻,可又有谁能瞧一眼我这沧海一粟呢?! 我这样的想法太不应该了……"

"鱼儿呀,我是你的母亲。俗话说'滴水汇大海',你们的每一滴口水、眼泪,都是我身心的连心肉呀! 你们整天为我奔忙着,卫护着我,我是看在眼里,记在心间呵! ……"大海深情地讲着。

"大海母亲呀,'鱼儿离不开水',我今天如此斤斤计较个人的得失,太对不起生我养我的母亲,心如明镜胸怀博大的母亲! 从今以后我一定肝脑涂地,为母亲也是为自己尽力劳作……"

鱼儿听着大海的话,再次流出了泪滴,大海看得很真切,这是小鱼心情激动的热泪盈眶!

……

社会的大集体同社会的小细胞之间,大概也有着大海与小鱼的关系吧！

80."新药"泪

·穷溪·

俗话说,"黄金有价药无价","皇帝女儿不愁嫁"。历来人们对"新药"的接受大多如此,谁不"喜新厌旧"? 但如今却并非如此,不少"新药"已变成"皇帝女儿也愁嫁"。

就拿某"新型青霉素"（新青某）来说，尽管外包装无比"艳丽"，广告满天飞，实际药效也比一般青霉素高数倍，却被长期"打入冷宫"。原因是身价太高了，价值数百元，高出普通青霉素的数十倍！

"新青某"的成本真的那么高吗？答案是否定的。仅广告费就占其"成本"费的一半！再说要给推销员付工资，进医院要通过院长与药械科主任与采购员关，层层都有"回扣"，还要付给医生处方费、药房司药费、病房护士取药费……如此"雁过拔毛"，"层层加码"，本来只值两元钱、十元钱的药，结果要卖数十元钱、百元钱甚至更贵！

如此看来，那种"好货不便宜，便宜没好货"，人人都"喜新厌旧"的说法时下未必是"真理"、是"规律"，如今人们倒是"厌新喜旧"，对普通青霉素倍加青睐与欢迎。

"新青某"的遭遇，恐是无独有偶吧！

81. 狼山与牛羊山

·乔富渠·

狼山与牛羊山隔湖相望，但自古以来牛羊山的地盘比狼山大几十倍。如今的狼山原来也是牛羊山的一部分，后来由于狼的入侵，牛羊或是被吃掉，或是被迫逃到偏远的地方，此外竟变成了狼的天下。近些年来，狼山上的老狼们，望着一天比一天郁郁葱葱的牛羊山，遍山绿草如茵，绿树成林，特别是对成长得很快的团团雪白的羊群垂涎欲滴，天天在做着重返牛羊山的美梦。

这天，几只娇嫩的小羊羔肚子吃得圆圆的，好奇地下山到湖边喝水，体魄魁伟长着犀利如剑的犄角的彪形公羊警察，威武地列队站在前边，目不转睛地密切注视着狼山上的动静，并不时吆喝着羊羔们赶快返回山上，有的还用犄角催促着已喝好水的羊羔。这时，迫不及待的老狼们开始七嘴八舌起来："长犄角的雄壮牛羊们，如今是啥时代了，还如此剥夺羊羔的权利与自由，连小羊羔到湖边喝水也如临大敌地监视着，太不人道、太无人权了。你们一个个天生好斗，还长了大大的怪吓人的犄角，难道你们要把牛羊山变成一座大监狱不成，那我们可要干涉了。"牛羊们对老狼们的恫吓不屑一顾，只是更加警觉起来。老狼们见硬的不行，没趣地把语言变得温柔动听："我们是在关心你们呀，看看你们山上的草长得还不如我们狼山上的高。我们这里可谓是牛羊的天堂，有肥美的草供牛羊吃，有清澈的泉水供牛羊喝，这里真是自由的乐园……"老狼们喋喋不休地唠叨着。

"去你们的吧，别在诱骗无知的小羊羔了！过去你们曾偷偷地溜进牛羊山，咬死了我们多少父辈与兄弟姐妹，你们狼山上的草哪一棵不浸透着我们同伴的鲜血。你们山上的草越长得旺,表明你们喝我们的血越多,你们不要睁大两眼说瞎话。看看我们牛羊山的今天,比你们在那里时发展得快得多,牛羊山的发展就是我们的自由与权利。你们口口声声说关心我们,其实是又想喝我们的血了。我们头上的犄角,正是在同你们的生死搏斗中长出来的!"

……

对于狼,不管多么花言巧语,装出多么温柔可怜,甚至化装成美女或菩萨,都要时刻保持着高度的警惕性,因为狼吃人的本性是难以改变的!

82. 鱼钓人

·穷溪·

某效益甚好的单位的人事处小刘,原来对钓鱼一窍不通,近年来差不多每周都要被请到鱼塘免费垂钓,还被招待酒肉吃喝,竟一下子变成了"钓鱼能手",钓的鱼一次比一次多,钓上来的鱼也一次比一次大,遇上比上一次钓的小些的鱼时,则不屑一顾地扔回鱼塘再钓。投之以桃,报之以李,小刘也少不了给人家招个工,办件好事。

这天,饭饱酒足醉醺醺的小刘,摇摇晃晃来到池塘钓鱼,决心再创新纪录。果然,没多大功夫,一条外观美丽的大鲤鱼向小刘的钓饵游来,醉意十足的小刘误把鲤鱼看成了美人鱼,痴心地往下张望着。就在这时,大鲤鱼机警地倒过头来,并用尾巴狠狠地向小刘的钓竿甩去,晕头转向的小刘突然跌入了池塘。要不是抢救得及时,小刘恐怕会落入鱼腹了。

小刘被鱼甩下水的事,很快被传为"鱼钓人",一时间成了邻居们茶余饭后的笑料。

……

现实生活中类似"鱼钓人"的事例(如许多腐败分子),大概也不鲜见吧!

83. 哑女、"鹦哥"与落水者

·穷溪·

雨天路滑,路人不慎跌滑到水流湍急的大渠里。

满身泥水的落水者死死地抓住渠岸边的一株小树,拼命地往渠岸上爬,但因渠岸太滑,三番五次爬不上岸。站在渠岸边人称"鹦哥"的男子,口若悬河不停地指手画脚,埋怨落水者这也不是,那也不是,眼看落水者已筋疲力尽,抓的那株小树也几乎要被连根拔掉……正在落水者即将被洪水冲走之际,突然走来一位弱女子,奋不顾身爬在泥泞的渠岸边,毫无顾忌地伸出手紧紧拉住落水者,竭尽全力将落水者拉上了岸。落水者向救他一命的弱女子又是叩头又是作揖，感激涕零，并一再追问弱女子的姓名、住址……只见弱女子用手势打着"请多保重"的手语，匆匆离去。

……

救人时，怜悯的话讲得再多，也不如伸出一只实实在在的救援之手！

84. 蜜蜂与苍蝇（1）

·乔富渠·

这天上午，雨后天晴，风和日丽，秋高气爽，奶孙俩把花盆一盆一盆搬到阳台外的栅栏上，让花草尽情地呼吸着清新的空气，吮吸着阳光雨露。奶孙俩刚刚放上花盆，载歌载舞的蜜蜂们就争先恐后地飞奔了过来，望着盛开的鲜艳花丛，与蜂飞蝶舞的景象，奶孙俩都被迷住了。正在这时，一只苍蝇也凑热闹似的飞了过来。这只苍蝇的大小、体色与蜜蜂十分相似，若眼睛不好，难以识别。但这只苍蝇和蜜蜂不一样，它行动鬼祟，不仅落在花朵上吃蜜，还不时地爬到根旁叮臭泥……说时迟，那时快，只听"啪"的一声，那只苍蝇便葬身于慈祥的奶奶的蝇拍下。

"奶奶，小苍蝇来欣赏一下花儿，尝点花蜜，有啥关系，你为什么要像对待仇敌般地对它处以极刑？"小孙子不解地发问道。

"宝贝孙孙呀，不是我心太狠，苍蝇是危害人们健康与生命的大敌啊！你可别小看了这只小苍蝇，它一生能产卵 6～10 次，每次产卵 100～200 多个，从 4 月到 10 月，平均能传宗 10～12 代。如果把一对苍蝇一年繁殖的后代加起来，这个数目就大得惊人了。你刚才没看见，苍蝇是个既闻香又扑臭的家伙，全身沾着亿万病菌，人们一旦吃了被它叮咬过的食品或水，包括花蜜，将会引起伤寒、痢疾、霍乱等肠道传染病，轻者发烧、拉肚子耗伤身体，重的还能致死人命。而蜜蜂一生忙碌，为人采得营养丰富与能治许多疾病的珍贵的蜜糖，怎能将它们一样看待？"

听了奶奶的一席话，孙孙从内心佩服奶奶分辨美与丑的眼力与憎爱分明、视恶如仇的情操。

85. 蜜蜂与苍蝇（2）

·乔富渠·

蜜蜂中之，工蜂一生辛劳，每天从早忙到晚，东奔西飞于万花丛中，采万花之蜜，而自己却极少享用。蜜蜂采集蜜糖，含有丰富的葡萄糖、果糖、蔗糖、蛋白质、维生素 B₁ 与维生素 C，以及无机盐、芳香性与树胶样物质、酵素……既是美味食品，又为珍贵药材，具有补中益气、润肠通便、养脾气、除心烦、疗口疮、解毒镇痛等效用，久服可增强心脏功能、醒神强志、延年益寿。近年还用蜂蜜治疗溃疡病、肝病，外用治疗烫伤、冻疮、角膜溃疡、电光性眼炎、鼻炎等。另外，工蜂上颚腺的分泌物，别名蜂乳、蜂王浆，有强心、健体及增强内分泌腺机能等作用，临床广泛用于治疗贫血、高血压、动脉硬化、肝炎、关节炎及神经系统疾病等。蜜蜂腹部末端毒腺内分泌物（蜂毒），作用与王浆相似，能镇痛、消炎，对新陈代谢及造血机能也有良好的影响。动物实验还显示其有类似促肾上腺皮质激素的作用（即有类似泼尼松等的效用），目前用于风湿及类风湿关节炎、过敏性疾病、神经炎等卓有成效。甚至蜂房中的蜡质（蜂蜡），也有收敛、生肌作用，与豆油熬成膏，外用治烧伤、皮肤皲裂等。蜂蜡还常用为制作丸药的蜡皮，以及各种软膏的基质、中药蜜丸等。

蜜蜂一生辛勤，无私地对人们作出巨大贡献，赢得了人们的特别爱戴和珍惜，人们千方百计地保护它、养育它，帮它们生长繁殖，并不断地培育出良种。

而苍蝇呢，虽然与蜜蜂同属于膜翅类昆虫，个子大小、外表也十分相似，乍看起来，宛如姐妹兄弟，但却一向臭名远扬，每逢苍蝇嗡嗡飞向人们，迎接它们的却是一阵"老鼠过街，人人喊打"的拍打声，只要稍稍溜得慢了，免不了招来粉身碎骨的杀身之祸。对此，苍蝇整天挖空心思地想混入蜂群。

这天，当蜂群离窝后，一只化了妆的红头绿身苍蝇，趁着晨雾，悄悄混入了蜂群的行列。苍蝇看见蜜蜂们忙碌地在花丛中采蜜，也装模作样地把尖嘴巴扎进花朵，去闻香舔蜜，周围忙碌着的蜜蜂也未注意到这位不速之客。正在这时，天空中的飞鸟拉下了一堆屎，蜜蜂们对此不屑一顾，而化了妆的苍蝇却本性难移地扑向鸟屎堆。蜜蜂们立即发现了这只化妆的苍蝇，想起苍蝇"闻香扑臭"，传播病菌危害人们的劣迹，迅速群起而攻之，没多大功夫就把苍蝇活活咬死了！

86. 黄蜂与蜜蜂

·乔富渠·

黄蜂见蜜蜂备受人们的爱戴，就来到了一个养蜂专业户的屋檐下筑起巢来。起初房东对其不屑一顾，渐渐地黄蜂咬死蜜蜂，还不时攻击主人。终于有一天主人手举火把，一心想烧掉马蜂窝。

"房东太偏心眼了，我每天与蜜蜂一样四处奔飞采蜜，我们住过的蜂巢又是很好的中药材，它能治疮肿、疗痒疾、医牙痛，治鼻窦炎、气管炎，治疮疡、癣疥，以及驱赶蚊虫……"黄蜂张开尖嘴不停地叫嚷着。

"不自量力的大黄蜂，你采的蜜与蜜蜂采的蜜相比，只不过是九牛与一毛之比。先不说你采的蜜质量如何,你忙碌采蜜又是为谁辛苦为谁忙,采的蜜全归自己与儿女享用。而人家小蜜蜂却把大量的劳动成果毫不吝啬地奉献给人类。至于蜂蜜极高的营养与药用价值,更是为广大人民所熟知。更何况你们之中尚有咬死人的'杀人蜂'呢!"房东句句是理地斥责着黄蜂。

……

黄蜂听着房东的话,无言以对,悄悄地溜走了。

87. 黄蜂、蜜蜂与山雀

·乔富渠·

初夏的山岗,百花盛开,蜂飞蝶舞,正在崖边树梢歌唱的山雀,突然发现一只大黄蜂在追逐一群小蜜蜂,小蜜蜂们拼命地奔逃,"大黄蜂,你为何如此欺侮小蜜蜂"。山雀大声呵斥黄蜂。

"我们与蜜蜂同属于节足动物,膜翅类,又都能采蜜造房。我们的房巢为良好的镇痉药,还有杀虫作用,适用于初生儿之强直症、小儿惊痫抽搐及肠寄生虫症。外用于疮肿毒、阴瘘、皮肤痒疹、湿癣、齿龈肿痛、鼻窦炎诸症……可人们对蜜蜂却是那么爱戴与珍惜,千方百计地保护它,养育它,帮它们生育繁殖,并不断地培育出良种,对我们常常是不屑一顾甚至来烧蜂房!"

山雀听了黄蜂嫉妒的表白,耐心地开导黄蜂,详细地讲了蜜蜂一生辛勤无私地为人们作出的巨大贡献,终于使黄蜂心悦诚服,同蜜蜂言归于好了。

下边便是山雀对蜜蜂功绩讲述的摘要:

蜜蜂中之工蜂一生辛劳,每天从早忙到晚,东奔西飞于万花丛中,采了花之蜜,而自己却极少享用。蜜蜂采集的蜜糖,含有丰富的葡萄糖、果糖、蔗糖、蛋白质、维生素 B_1 与维生素 C,以及无机盐、芳香性与树胶样物质、酵素……既是美味食品,又为珍贵药材,具有补中益气、润肠通便、养脾气、除心烦、疗口疮、解毒镇痛等广泛效用,久服可增强心脏功能、醒神强志、延年益寿,近年还用蜂蜜治疗溃疡病、肝病,外用治疗烫伤、冻疮、角膜溃疡、电光性眼炎、鼻炎等。

另外,工蜂上颚腺的分泌物,别名蜂乳、蜂王浆,有强心、康壮及促进内分泌腺机能等作用,临床广泛用于治疗贫血、高血压、动脉硬化、肝炎、关节炎及神经系统疾病等。蜜蜂腹部末端毒腺内分泌物(蜂毒)作用与王浆相似,还能镇痛、消炎,对新陈代谢及造血机能也有良好的影响。动物实验还显示其有类似促肾上腺皮质激素的作用(即有类似泼尼松等的效用),目前用于风湿及类风湿关节炎、过敏性疾病、神经炎等卓有成效。甚至蜂房中的蜡质(蜂蜡),也有收敛、生肌作用,与豆油熬成膏,外用治烧伤、皮肤皲裂等。蜂蜡还常用为制作丸药的蜡皮,以及各种软膏的基质、中药蜜丸等。蜂蜜中还含有植物杀菌素,如将痢疾杆菌、链球菌株放在5%的蜜汁中,5分钟内停止活动,20分钟后全部被杀死……

一只蜜蜂要酿出一千克蜂蜜,需要做2万~3万次飞行,路程大约30万千米,要采几百万以至1000多万朵花。一次采集的花蜜不能超过其体重的一半,就是说出去一次,只能带回0.5克花蜜。每次采集回来,还需要把液汁从胃里吐出,由另一只伙伴吸收到自己的胃里,如此吞吞吐吐126~360次液汁才成蜜汁。但这时候的蜂蜜,还含有大量的水分,不宜储藏,还要不断地鼓翅扇风,使水分蒸发掉,最后才能变成浓稠的蜜糖。蜜蜂在临死之前还要离开,不妨碍其他蜜蜂的生活。蜜蜂的辛勤与无私,触动了晚唐诗人罗隐的心灵,他特地作诗赞颂:"无论平地与山尖,无限风光尽被占,采得万花成蜜后,为谁辛苦为谁甜!"……

人们对谁永远都是公允的!

88."新、贵、洋"医生"天机"泄

·穷溪·

某医院一位中年医生,近年在医药市场经济大潮的冲击下,一改既往用药的"验、简、便、廉"原则,一味追求"新、贵、洋",即老药不用,用最新的药;便宜的药不用,用最贵的药;国产的药不用,用进口的药。例如遇到该用青霉素的时候,从来对医院药房里三四角一支的国产普通青霉素不屑一顾,一味地用最新进口的数百元一支的新型青霉素……久而久之,周围的医生给他送了个绰号:"新贵洋"!而当周围的医生问他为什么固执地坚持这样用药呢!"新贵洋"医生总是振振有词地讲:"俗话不是说,'一分价钱一分货',新药、贵药、洋药越贵越好么!"

这天晚上,从他偏僻的农村老家来了一位连住院费都凑不足的同乡,还是让"新贵洋"医生签了字才住上医院的发烧病人。他的下级医生接诊后,上行下效地开出了一大堆"新、贵、洋"价值近千元的抗生素处方,并很快让护士执行了医嘱。第二天"新贵洋"医生查房时,马上神经质地横眉竖眼发起无名大火来,当着众人的面对开医嘱的下级医生痛斥道:"你真的是'阎王爷不嫌鬼瘦',一点不体谅农民的苦处,你大概也是想捞把处方回扣费吧!"周围的医生听到"处方回扣费"五个字时,禁不住哄堂大笑起来,"新贵洋"医生听着大家的嘲笑声恍然大悟,觉察到自己说漏了嘴,泄漏了埋藏在自己心里的"天机",涨红着脸哑口无言了。

89.罚师奖徒

·穷溪·

接到发奖金的通知,小徒弟赶忙高高兴兴地到财务室把师傅与自己的"红包"一起领了回来。但当徒弟当着师傅的面将两个"红包"打开一看,两人都目瞪口呆了:师傅的奖金还不如徒弟的多。这究竟是怎么回事呢?要知道该中医院一向是靠师傅——当地的名老中医拉病人的呀,而过去师傅的奖金也一直是全院第一。

原来,如今医院强调药物收入与检查收入的比例,检查收入是多多益善,而药物收入多了,就要受到扣罚。师傅是老中医,主要在门诊接诊,看的病人多是些已做过许多检查诊断明确了的疑难杂症,来就诊也就是专门求高明中医开中药的。

小徒弟呢,是个西医,主要在病房工作,凡是新入院的病人,不管需要与否,只要医院能检查的——开出,病人也只能被动地接受。所以,老中青医生,上下级医生,奖金倒挂的现象就是"怪"也"不怪"了。

……

过分机械地执行某项政策,不仅不会带来预期的效果反而遗患无穷!

90.蜗蚁赛爬树

·穷溪·

这天,雨后天晴,风和日丽,栖息在梧桐下的蜗牛与蚂蚁开始忙碌起来。这时正在树梢上欢唱的小麻雀挑逗地叫道:"听说有个龟兔赛跑乌龟竟胜了兔子的故事。今天你们俩是否也来个爬树比赛……"

"好啊,小蜗牛你敢迎战吗?"小蚂蚁忍不住插嘴道。

"可以呀,锻炼锻炼身体,重在参与嘛。"小蜗牛毫不示弱。

于是在小麻雀裁判的主持下,一场蜗蚁赛爬树活动开始了。

小蚂蚁凭着苗条身躯,满不在乎地一会儿上爬,一会儿下滑,一会儿转弯,一会儿抹角,一边爬一边不停地东张西望,左顾右盼,时而又下眼观着身背重房步履蹒跚的小蜗牛窃窃发笑。小蜗牛一步一个脚印毫不懈怠地在树干留下笔直的一秒也不停地增长着的足迹。当它们都接近树梢的时候,小蚂蚁由于心不在焉,一失足掉到了树下,小蜗牛取得了最后的胜利。

……

世上许多有成就的人,往往是那些有固定目标而矢志不移,不走斜路,永不停步的"愚公式的人物"！

91. "武松打虎"新传

· 穷溪 ·

自从宋代的武松在景阳冈打死老虎之后,老虎与武松的两个家族便结下了不共戴天的世代冤仇。

这天中午,在景阳冈一棵大松树下乘凉的武松后代男(武后男),冷不防被多年来已很少见的张着血盆大口的老虎猛扑过来,并吼叫着要为祖先报仇。打虎英雄武后男亦非凡人,不仅练有一身制服虎狼豺豹的绝技,还能施点穴术,多年来为全国许多动物园捕捉了不少猛兽,被人称颂为"当代武松"。武后男被狂风似的虎啸声震醒后,猛地跃起,摆起"打虎"的架势,并警告老虎说:"俺先人当年是为了免入你前辈血口,被迫反击而误伤了你前辈性命的,怎么几百年过去了,你们家族还对此事耿耿于怀?!"谁料"大虫"们不改野性,继续张牙舞爪地向武后男扑过来,说时迟那时快,只见武后男利索地向老虎太阳穴轻轻一点,老虎便软瘫在地上,武后男则扛起"大虫"并将它放还深山老林。老虎惊奇地问武后男:"我是一心要吃掉你的,你怎么还把我放生?"武后男不慌不忙地解释道:"如今时代不同了,你家族被国家列入保护的珍稀动物之中,我怎能再结果你的性命。但我也警告你,你今后如还肆无忌惮地伤害人,也难免有一天落个你前辈的下场!"

……

对世上任何事物的判断,都不能脱离时代的背景。对当年的武松与现今的武后男打虎行动,都应当给予称颂。

92. 班门弄"符"

· 穷溪 ·

原来在农村念咒划"符"被村民们赶跑的刁巫医,如今乘着鱼龙混杂的社会办医大潮,溜入城市,摇身一变竟变成了集"教授""研究员""主任医师"头衔为一身的"临床医学专家"。并且像吃了豹子胆似的,居然把"诊所"办到了省城里一家大医院的对面。但令人吃惊的是,刁巫医的诊所开张不久,便引来熙熙攘攘的人流,门庭若市!

这天,一位常走医疗部门并对刁巫医的身世底细略知一二的记者,扮作病人,到刁巫医的诊所"看病"。记者讲明自己害的病后,只见刁巫医故弄玄虚地问、望、闻、扪、切一番之后,便画出了一般人看不懂的"符"方。记者拿着"符"

方,一方面表示再三"感谢",一方面虔诚地问道:"刁老曾在何校任过教,何所当过研究员,何医院做过主任医师?"这个……得保密,免得……原单位找我的麻烦!"刁巫医一面吞吞吐吐地支吾着,一面不停地用颤抖的手擦着额角的大汗珠……"

记者调查了解到,到刁巫医诊所的病人,十之八九是对面大医院的医生介绍来的,刁巫医也掏钱雇了不少"医托"。刁巫医对这些"有功"的医生与"医托"理所当然地要投"李"报"桃"地私下里给以丰厚的报酬。

"符"方是治不了病的,没多久,来自四面八方的病人,纷纷来要求刁巫医退款(刁医生曾声明"病不好就退款"),谁料刁巫医早已闻风而逃之夭夭了。

……

如果说对"班门弄斧"尚且能允许的话,而对班门弄"符"则是绝对不可给开绿灯的!

93."水往高处流"

·乔富渠·

雨后天晴的夏夜,皎月当空,凉风习习,阵阵野花的清香扑鼻,蛙鸣四起。正在村头纳凉的医学世家的爷孙俩,又开始在讨论着医学知识。

"爷爷,人们常说'人往高处走,水往低处流',我看在人体内水不一定往低处流吧!"孙子首先发问。

"'水往低处流'是个万古不变的真理,人体内同样如此。例如心力衰竭病人的水肿,正是因为'水往低处流',所以站立时腿脚肿,躺卧时背部肿,坐着时臀部肿!"爷爷驳斥孙子说。

"我看在体内却有相反的情况,是'水往高处流'。比方下肢的静脉血就是从下边往上边的心脏流的。头上的动脉血也是从长在头下边胸腔里的心脏流入头里的!"孙子理直气壮地辩解道。

"是啊,的确如此,是我考虑的欠周到。不过,下肢静脉血往上流是借助心脏扩张时形成的负压的吸引力与下肢肌肉的收缩力的作用,同时下肢静脉内有静脉瓣使血只能往上流,如下肢静脉瓣缺损,将导致静脉血下流而引起腿肿。而心脏的泵样的动脉血由下往上往头上流,则是凭借的心脏的收缩力。"爷爷讲解道。

"你讲的仍不全面。人体内还有一种'水往高处流'现象,如当有低蛋白血症时,水便从血管内向蛋白相对高的组织间隙流而引起水肿,饥荒年代的浮肿病就是这样造成的。"孙子自豪地补充着,得意地喝了几口竹叶凉茶,又接着讲:"人体内还有水既不往低处流,又不往高处流,而是往不低不高的中间流的……"

"你说得也太离谱了,哪有这种向不低不高的中间呢!"爷爷忍不住插嘴道。

"爷爷别急,肝硬化病人不就是腹大如鼓而上、下肢却枯瘦如柴么!"孙子不示弱地辩解说。

"肝硬化腹水多是由于门静脉压高、水漏入腹腔所致,因为正常时腹腔器官胃肠等90%以上的血流到门静脉而进入肝脏,当有肝脏病时,门静脉压高以致大量的水漏回腹腔。"爷爷一面讲解着,一面暗暗称奇:"孙子将来准是个好继承人。"

……

须知,世界上绝对永恒的真理几乎是不存在的。

94.“熊鼠”与仓倌

· 穷溪 ·

说起“熊鼠”,还有一段来历:

这是一个大丰收年景,粮仓累满,到处粮食堆积如山,粟粒遍地。

"仓倌,粮仓边有几粒老鼠屎,怕是老鼠钻进粮仓了吧!"老农警觉地喊道。

"去你的吧,仓外到处撒有粮食,老鼠何苦费力磨齿钻进仓里。"仓倌训斥道。

"不对呀,我听见粮仓里像是老鼠群在吵闹呢,赶快查看一下粮仓吧! 粮仓可是大家的命根子。"老农急切地喊。

"偌大的粮仓,即使钻进几只小老鼠有啥了不起,让它们吃去!"仓倌仍满不在乎。

又过了一些时日,一天夜里,狂风呼啸,大雨倾盆,高大的百年粮仓竟然顷刻间倒塌了。树倒猢狲散,成群成群的小熊似的老鼠四处逃窜,粮仓的墙壁尽是鼠洞,可怜的仓倌也随着粮仓的倒塌而一命呜呼了。

第二天,老农们望着倒塌了的百年粮仓,遍地似鸡蛋大的鼠粪,残粟破壳,惊呼道:"熊鼠,熊鼠,完全靠仓倌养肥的罪恶的熊鼠!"

……

世界之大有几只老鼠甚至“熊鼠”并不足惧,怕的是像寓言故事里的仓倌太多了!

(1999 年 7 月)

95. "洋狼"的逻辑

·乔富渠·

近两百年来,东山的羊屡遭狼的侵袭。而在这些狼中,既有本地的也有外地的。近些年来,由于国富民强,人强马壮,本地的"土狼"已经很少了,而西山上的"洋狼"仍时时刻刻虎视眈眈窥探着东山上的羊圈。

为了防御已长出长长獠牙的"洋狼"的侵扰,东山羊构筑起固若金汤的羊圈,不断更新着羊圈的建材,由荆条→木板→竹竿→铁棍,并准备装上电网⋯⋯

"洋狼"虽有钢牙利爪,但面对越来越坚固、铜墙铁壁似的羊圈,不断情不自禁地狂吠着:"如今世界一片升平,你们怎么还敌意浓浓,真叫外人感到忧虑⋯⋯"

"'洋狼',你这是什么逻辑?篱笆再牢固,也只是为了防御。你若不想侵扰,何来忧虑,是不是做贼心虚!"正在圈旁杨柳树梢上欢唱着的喜鹊忍不住驳斥道。"洋狼"听着喜鹊的训斥,张口结舌,夹起尾巴灰溜溜地暂时躲避起来了。

96. 在日食的刹那间

·穷溪·

炎夏正午,赤日炎炎似火烧,田中禾苗半枯焦。禾苗一个个收敛了笑容,幼稚孩子埋怨着火红的太阳,躲在阴沟与黑洞里的毒蛇、豺、豹、狼、老鼠⋯⋯声嘶力竭地诅咒着,发霉阴暗角落里的病菌们也在⋯⋯

日食发生了,顷刻间大地一片黑暗,天空已看到星星在眨着眼⋯⋯农民耕作不方便了,小孩子们又在埋怨⋯⋯与此同时,毒蛇爬出洞四处攻击人来了,豺狼开始干起偷鸡摸狗的老本行了,老鼠成群在糟蹋田地与粮食,病菌疯狂地繁衍子孙⋯⋯相比之下,人们(包括孩童)都在盼望着太阳的归来。

⋯⋯

据说在一些蜕变了的社会主义国家里,经过一段时间的新旧对比,人们尤其是广大工人农民等劳动阶层,从内心开始由衷地思念社会主义的国度。

97. 骄傲的月亮

·乔富渠·

中秋晚上,皓月当空,凉风习习,菊香四溢。小孙孙们围着慈祥的老奶奶坐在凉台上，一边品尝着新出厂的各色各样的月饼与红枣、花生、核桃、板栗、柿子、石榴、苹果等满盘满碟的瓜果，一边欣赏与赞颂着晶莹的月亮，还不住地欢呼雀跃手舞足蹈……一派莺歌燕舞的丰收景象。

就在这乐融融的时刻，一位大点的孙子若有奇想地发问道："老奶奶，我总觉得月亮是宇宙万物中最值得尊敬的。您看它多么温柔妩媚，纯洁无瑕。它又有一颗菩萨心肠，每当黑夜来临，总是无私地给千家万户送来光明。而当'天狗吃日'，大地昏暗时，它也及时地腾空而起……"

"是啊，真是小孩嘴里吐实话。可偏心眼的大人们，总是喋喋不休地称颂太阳，说什么'万物生长靠太阳'，而很少夸耀我。真是太不公平了。既然太阳那样百无挑剔，为啥一到夜色降临，便悄悄躲进西山，各啬得一点光亮也不肯恩施。还有在日食时间里，太阳更是销声匿迹，把我和星星推出，使我们费力地给人们施舍光明，普照大地。"月亮喝了口水，润润了沙哑的嗓门，继续发牢骚道："自古就有嫦娥奔月的事，如今更是有飞船频频来访，听说我这里将来还要接纳来自地球上的亿万移民呢！……"

"别再发牢骚了，骄傲自大的月亮，你怎么能贬低太阳呢？"老奶奶忍耐不住月亮口若悬河滔滔不绝地炫耀自己，打断了月亮的话。接着心平气和地说："你与太阳虽然各有所长，但你怎么能同伟大的太阳相提并论呢。你应有自知之明，你自身根本不会发光，你所发出的光亮，全是从太阳那里借来的。至于夜晚也好，日食也罢，恰恰是你的身躯遮住了太阳造成的啊！你更没有太阳给大地提供无穷热能与光照的能力，太阳的紫外线又可以杀灭滋生在阴暗潮湿角落罪恶的病菌……当然，你也有不少功劳不能埋没，中秋之夜家家户户赏月就是对你最好的赞扬，但你不能贬低太阳而妄想凌驾于太阳之上！"孙儿们听着老奶奶实事求是的话，从心眼里敬佩奶奶有着丰厚的科学知识与公允的心理。而月亮呢，听了老奶奶的话自知理亏，羞愧地躲进一块云里去了。

98. 穷生母与富干妈

· 东都 ·

近闻家乡有这么一个故事传得沸沸扬扬，说的是一个年轻人忘恩负义的事。

这位年轻人幼年丧父，家境贫寒，生母虽穷，却一心扑在孩子的教育上。只身无助的母亲，靠着几亩薄田，上山割草，养鸡喂猪，给人家打零工（含针线家务等），省吃俭用，供儿子上学。又是做妈又是当爹，整日风吹日晒雨淋，年纪刚过四十，却满头银丝，满脸皱纹，瘦骨嶙峋。

母亲是孩子的第一位老师，而母教又是家庭教育的重要环节，不少成才的学生,幼年多有良好的母教。功夫不负有心人,这孩子也确实为穷生母争气,从小勤奋好学,每个学期的成绩,都为班上的佼佼者。并终于在政府、学校与乡亲们的大力资助下顺利考取并读完了国内的名牌大学,还有幸获取了出国深造的机会。

说来也巧,这个年轻人在留学期间,认了一个百万富婆为"干妈"。而在富干妈的巨资资助下,迅速拿到了博士学位,还得到了国外一份"日进斗金"的职业。而令人感到意外与震惊的是,年轻人对"富干妈"感恩戴德,给"富干妈"又是盖别墅,又是花巨资置庄园,办事极尽"孝心"却不顾穷生母对他望眼欲穿,竟连一封家信也懒得寄,生怕沾上"穷生母"身上的"穷"气……

(2010 年 1 月中旬草于灯下)

99."舌"医与其他

·穷溪·

这里说的"舌"医之"舌",并非指舌头这一器官,而是指语言,许多外文的语言二字均可译成舌头二字,如诸葛亮"舌战群儒"。据说从前有位乡村医生,嘴很会说,人称"巧嘴八哥",因他是个医生,又被叫做"舌医"。"舌"医有这样一段故事:

一位拉肚子的病人,找他看病吃了一星期药不见效,于是问"舌"医道:"'舌'医呀,你给我开的七付药吃完了,咋一点也不见效呢?""舌"医说:"你在哪个药房抓的药?""我在镇上一家有名的中药房抓的。"病人答。"难怪你吃药不见效,要是你在我的药房抓药,早就好了。""舌"医讲。

一星期后,病人又来问"舌"医道:"我怎么吃了在你药房抓的药病情更重了,拉得更厉害了呢?""怎么会呢,你把药煎了几分钟?""舌"医不解地问。"我将药煮开后煎了 20 分钟。"病人答。"难怪你吃了我的药拉得更厉害了,我叫你水开后再煎 21 分钟,你却只煎了 20 分钟!""舌"医振振有词地说。

病人照"舌"医的话煎药又吃了 7 付,竟拉的卧床不起,后来找另一位医生只吃了 2 付药就好了。

……

对自己开出的处方疗效不好时,不去找主观原因,而一味将其推向客观原因的医生,并非罕见,那他(她)们的医技水平就好像故事里的"舌"医那样就很难提高了。

100. 高明的治脓专家

·乔富渠·

一位来自山村本很俊美的姑娘,几个月来被一种奇怪的怪病:低烧、腹痛、大腿根脓肿折腾得骨瘦如柴,人们都认定她得了"恶性肿瘤""不治之症"。

这天,家人抱着一线希望,送她到城里大天医院让一位治脓专家诊治。专家从头到尾问了病史的全过程,又进行了全面细致的全身体格检查,结论是:胸椎结核伴腹腔与鼠蹊部(大腿窝)"寒性脓肿"(不热不红),立即施行了胸椎关节根治与脓肿清扫手术,并配合抗结核病治疗,不到3个月,姑娘俊美如初。

当姑娘道谢并赞颂专家是"神医"时,专家解释说:"天下从来没有什么'神医',我之所以能找到你的病根,是由于我对你问得详细,检查得认真,尤其把你的发烧、背痛、腹痛、脓肿、消瘦联系在一起分析,并得用一个疾病诊断(诊断的第一原则)的结果。"

治脓专家的经验大概对社会上的脓肿处置也有借鉴价值吧。而对社会上的脓肿,也不可贸然地下"不治之症"的诊断!

101. 凶兽、猛禽、恶虫马戏团团长的悲剧

·乔富渠·

听说国外有这样一个知名的马戏团,专门驯养凶兽、猛禽、恶虫,如虎狼豺豹、狂雕、毒蛇……场场演出火爆,每每日进斗金,马戏团团长腰缠万贯。

一天,马戏团团长听着表演大厅阵阵雷鸣般的掌声,心猿意马,脑子里竟做起财源滚滚的"梦"来。不料,正在表演的恶狼,突然怒目圆睁,竟不听团长的指挥了。团长本能地用棒(实为电棒)朝恶狼猛捅了一下,恶狼先是一惊,立即张开血口扑向团长。说时迟,那时快,虎豹狮豺扑来了,狂雕飞来了,毒蛇也爬来了,没多大功夫,可怜的马戏团团长还未灵醒过来,皮肉就被吃光了,血也被吸干了,一下子变成了一堆不全的骷髅!

后来发现,那天马戏团团长一时大意,竟忘了给指挥棒——电棒"充电"!

……

对待社会上的凶兽、猛禽、恶虫,也应时刻记着"充电"!

102. 胡"神医"的"三把火""三大碗"

·穷溪·

扁鹊墓附近某山村来了个姓胡的"神医"的消息,通过现代信息网络,神速地传到四面八方,并很快迎来了络绎不绝"有病乱求医"的病人。

于是,胡"神医"开始大显身手,使出他最拿手的"三把火""三大碗"。

第 1 位就诊的糖尿病病人,每天喝"神医"的"三大碗"药后,果然尿量一天天地变少了。

第 2 位求诊的肥胖症病人,每天喝胡"神医""三大碗"药后,的确饭量一天天少了。

第 3 位就诊的躁狂病人,每天喝胡"神医""三大碗"药后,真的一天天变得安静了,不闹了……一时间胡"神医"名声大噪,被称为"扁鹊转世"。

然而没多久,糖尿病人完全不尿了,经过医院检查诊断为肾衰竭、尿毒症,靠血液透析维持生命;肥胖病人变得瘦骨嶙峋,经大医院检查诊断为重度萎缩性肠炎;狂躁病人瘫痪在床,精神萎靡,奄奄一息,经精神病院检查诊断为严重脱水、药中毒、低血钾……病人家属们愤怒地将胡"神医"扭送到了法庭!

……

《国际歌》讲:"从来就没有什么神仙和皇帝!"大凡自奉为"神"者,实则多半为"魔"也,切不可误上贼船。

自称为"神医"者,其实是杀人不见血的魔鬼!寓言里胡"神医"的"三大碗"实在是草菅人命的毒药;他的"三把火"实际为致命的"三板斧"!

103. 莲、浮萍与喜鹊

·乔富渠·

莲与浮萍常年生长在同一个池塘里,它们的叶子也有点像,可以说是姊妹俩了。莲菜根深,茎粗,叶大,果硕,花开季节,观赏游客络绎不绝,流连忘返,对它赞不绝口。而浮萍呢,却被硕大的莲叶遮盖着,不能露脸。对此,浮萍耿耿于怀,喋喋不休地唠叨:"偏心眼的太阳,可恶的池塘,给莲偏吃偏喝,使它长得高大粗壮,仗势欺人,而对我却那么吝啬,使我长得又矮又小,不能出人头地……"

喜鹊听到了,忍不住打断它的话说:"浮萍,你不要总是怨天尤人,你应该从自身找找原因。太阳和池塘对你和莲从来都是一视同仁的。人家莲下功夫把根深深地扎进池塘,充分吸收营养,根深带来叶茂,从天空吸收大量阳光和雨露,使自己变得高大粗壮。而你呢,浅浅地浮在水面,只用几丝须根,蜻蜓点水似的吸收水中有限的营养,并且随波逐流,你怎能健壮起来呢?"

浮萍听着喜鹊的责备,哑口无言了。

(《少年月刊》1994 第 7~8 期)

104.“怪医”与“吃香的药检师”

· 穷溪 ·

“怪医”与药检师既是老朋友又是老邻居。原本技术平平的药检师,一向“门庭冷落车马稀”“门可罗雀”,这几年却时来运转,突然变得“门庭若市”,往来人员熙熙攘攘,还被人们传颂为“吃香的药检师”。“怪医”最知道药检师的底细,几经琢磨之后,猛然想出了个测验药检师技术水平的妙招。

这天,“怪医”拿着红、黄、绿三色药丸对药检师讲:“我一位好朋友发明了三种治疗冠心病的中药,暂定名为‘冠心灵’,请你检验一下哪种药效果最好,哪个次之,哪个最差。由于三种药成分多寡不一,红色的药味最多,酬金 5000 元;黄的次之,酬金 3000 元;绿的药味最少,酬金 100 元。”“老朋友了,责无旁贷!”药检师满口答应,美滋滋地接过了钱与药。

第二天一大早,药检师便拿着三张药检报告单敲开了“怪医”的门。“老朋友,报告已经出来了!”药检师叫道。“怪医”吃惊地讲:“你咋这样快就检验出来了,莫非你如今变成‘神药检师’了!”“老朋友托的事么,还敢怠慢,我昨晚干了整整一通宵!”说着药检师故意打了一个哈欠。“怪医”拿来三张报告单一看,只见效果一栏里,红色药丸写着“最显著”二字,黄的为“良好”,绿的为“最差”。“你真是‘一分价钱一分货’啊,我真佩服你的‘市场头脑’。”怪医说着忍不住捧腹大笑起来。

原来,“怪医”的三色药丸,全部都是用清一色的玉米面搓成的!

105.蛔虫与地龙

· 乔富渠 ·

雨过天晴的早晨,农田边成群的地龙在欢快地游动着,并引来孩子们的围观。正在这时,老农眼疾手快地用铁铲把田边一堆粪上的一条正在挣扎着的乳白色“蚯蚓”铲死,并将其焚烧。

“爷爷,你对这条白‘地龙’咋这样狠呢!”孩子们吃惊地问道。

“孩子们,我铲死的这条根本不是什么地龙,而是条地地道道的蛔虫!”老农抽了一口烟说。

“看它们外表差不多,你咋知道它是蛔虫呢?”孩子们趁老农抽烟的功夫又问道。

"蛔虫是人体最常见的肠道寄生虫,形虽与地龙差不多,可它是随人的粪便排出的。又因它是厌氧的,所以在体外蠕动很慢并且很快便奄奄一息。蛔虫肚子里可能藏着许多虫卵,对人们尤其是小孩的危害极大,所以我不光要把它铲死,还要把它焚烧为灰烬!"老农讲。

"那你对地龙咋那样爱护呢?"孩子们又好奇地问。

"地龙又名蚯蚓、曲蟮、土龙、蜿蟮、歌女……它一方面能翻松土壤,为有助于农作物的益虫;另一方面又是珍贵的中药材,能解热、平喘、降压、止抽、活络、节育,乔老爷《全科疾病名方精选》的书里还有'地龙糖浆治百病'的记载呢!用途很广。"老农耐心地讲解。

孩子们听着老农的讲解,个个点头称是。

106. 院长与专家分房记

·穷溪·

院长与专家(教授级)是老同学老同事,院长离开学校后一直搞行政,在一次重病中,多亏专家才使他死里逃生。所以院长不论调到那里,总把专家带上。

在最近的分房中,有关院长与专家"三次分房的故事"被传为"笑料"。

第1次分房是在一家特别的省级医院,院长属副厅级,正教授级的专家是区级劳模,院长将"救命恩人"亦列为副厅级,各分到了80平方米的住室,只不过是院长先挑房。专家对老同学如此重视知识分子,感激备至。

第2次分房是在某县级医院,专家已当上省级先进。院长又将专家与他列为同档,各分到90平方米的居室,但仍然是领导先挑房。专家乐在心里,干劲倍增。

第3次分房是在一个乡镇医院,专家这时为全国劳模。院长、专家各分得100平方米的住房,但挑房时仍然是"外甥打灯笼——照旧"。院长在先。

专家居室宽敞多了,更加埋头工作,但职工家属们却将"院长与专家三次分房的故事"编成顺口溜:"院长级别次次降,专家成就回回升,再降再升仍同档,院长总是先挑房,要问这是哪家理,分房大权领导掌!"

107. 事业·家庭·卡拉 OK

·穷溪·

乍看这个文题,可能会感到莫明其妙,这是风马牛不相及的事呀。但若仔细想想周围的现实生活,便不会认为它是天方夜谭了。

据笔者听到与看到的,在那些卡拉 OK 娱乐厅、夜总会、吧间的男女中,事业迅速滑坡,本来如胶似漆的小夫妻开始闹离婚的并非个别,已营造多年有了宝贝儿女的美满家庭破裂以致妻离子散者也非罕见。当然,我们不能过多地去怪罪卡拉 OK,更不解说什么卡拉 OK 厅里是什么"洪洞县里无好人"!一些未婚男女在卡拉 OK 里建立了爱情关系,一些先生女士通过卡拉 OK 认识并建立了友情……更非责怪的对象。但也不可否认,对那些卡拉 OK 的常客,那些经常光顾卡拉 OK 的"大款"中,少数不怀好意专门来拈花惹草、寻花问柳者并非完全不存在。听说某小小医院,竟然有两三名年轻女医护人员同时迷恋上了一个出手不凡已有妻儿的"白马王子",当今都在闹离婚之中,这几个女医务人员也反目成仇。还听说一位年轻貌美才华出众曾获科技奖的女医生,自被诱骗到卡拉 OK 厅以来,像喝了迷魂汤似的,不能自拔,如痴如醉地追着一个比她大许多岁的已婚多年,孩子已大目不识丁的"大款",而把原来既是青梅竹马又是大学同学、事业有成的心目中的"白马王子"气得几乎要病了……

年轻的朋友们,事业、家庭与卡拉 OK 相比重要得多,一定要敬重事业、珍爱家庭,进卡拉 OK 要当心像上了鸦片瘾似的迷恋其中而不能自拔,一失足成千古恨!

（作者为陕西省中医药研究院附属医院大内科主任）

108. 师徒治"脓"记

"脓"乃腐败之物,由病菌引起,诸如毛囊炎、须疮、疖、痈……皆属"脓"的范畴。这里介绍的是某偏僻乡村医生"师"与"徒",均以治"脓"出名,有口皆"碑",且都获有"治脓圣手""医德高尚"的匾额。

"师"行医奉行"一根针,一把草"精神,在 20 世纪六七十年代之前,每当遇有皮表"针刺样"疼痛的主诉,在详问病史,全面查体的基础上,总免不了大海寻针似的搜索"脓"的蛛丝马迹,故常常有"吹毛求疵"的发现,而对吹毛所求之"疵"（毛囊炎之类）,总让病人到田野里采挖些蒲公英、野菊花、败酱草、白茅根……解毒消肿,杀菌消炎之品。由于病早症轻,往往很快治愈病人而分文不花。当遇到"疖"肿,则涂点碘酒,施以火针,开点草药,也多迅速消退。一旦发现"痈疽",则放放脓,上些拔毒膏,打点最便宜的普通青霉素,尽量用最少的钱,治好较大的病。如病人一来就已是"疔疮走黄"（脓毒败血症）,则进行条件许可的"处置"之后,马上亲自转送附近医院治疗,也常常使病人得以转危为安。

师傅如此全心全意地为患者服务,赢得村民一致的口碑:"百姓贴心医生"。

而徒弟呢,出师之后,恰逢市场经济大潮时代,决心当个"弄潮儿",奉行"无商不富""无商不奸"的行医之道,以青出于蓝而胜于蓝光宗耀祖。由于徒弟极尽"坑蒙拐骗"之能事,对"脓"总是小题大做,用最贵的药并伍以假药收取高额的药费与手术费,从而短短数年便成了远近闻名的"首富"。乡里百姓也给他送了块匾额,上书"百姓够崇"("够崇"影指号称肠道"吸血鬼"的钩虫),师傅"盼头"("盼头"影指"叛徒")。

109. 驯兽师"拉郎配"的悲剧

· 乔富渠 ·

狼吃羊,当然也吃鸡,吃鸭,吃兔,吃猪……是狼难以改变的本性,如果狼的这个本性真的改变了,就可能不再是狼了。但听说国外有个姓戈的驯兽师,他有出奇的"新思维",一心创出轰动全球的奇迹,让狼与羊结为秦晋之好!

戈驯兽师的实验是,把狼崽与羊羔从小养在一起,等到它们长大,便给它们举行婚礼。而狼崽与羊羔的成长过程,自始至终在戈驯兽师的严密监视之下,一旦狼崽野性发作对羊羔有越规攻击举动,戈驯兽师立即对狼崽挥以电鞭,使狼崽强装笑脸,与羊羔"和睦"相处,看上去俨然一对小兄妹。戈驯兽师自然是看在眼里,乐在心里,暗自庆幸伟大的实验成功在即。天长日久,戈驯兽师松懈了对狼崽的监视,狼崽的本性也就日益滋长,并时时对羊羔跃跃欲试……

戈驯兽师做梦也未想到,夜深人静的时刻,突然听见洞房里一声羊的惨叫声,羊的喉咙被咬断了。说时迟,那时快,翻脸不认人的狼又冲出窗户残忍地咬断了戈驯兽师的咽喉。戈驯兽师的实验惨败了,他的"新思维"也随之销声匿迹了!

110. 橘兄弟

· 乔富渠 ·

最近,在一个人称橘乡的偏僻小山村,发生了这样一件事:已入美籍的橘子专家"橘弟弟",当他腰缠万贯春风满面衣锦还乡时,竟被母亲与"橘哥哥"拒之门外,吃了个"闭门羹",村里人也都对他敬而远之。究竟是怎么回事呢? 这要从头说起。

原来,"橘弟弟""橘哥哥"是该山村有名的种橘世家里的俩兄弟,兄弟俩和全家人个个都是种橘能手,并都乐善好施,热心地帮助乡亲们种橘致富,深受村民的爱戴,被称为"橘兄弟"——"橘哥哥""橘弟弟",还当选为"橘子村"的正、副村长。

当农村的改革大潮与科学种田的春风吹进小山村时,正好"橘弟弟"考上了某农业大学柑橘专业班。一个边远偏僻的小山村,竟然培养出一个大学生,这是全村的大喜事,村里立刻沸腾起来,家家慷慨相助,"橘哥哥"与全家人更是倾其所有,供橘弟弟上大学,对"橘弟弟"抱着很大的期望,"橘弟弟"离村前也信誓旦旦地表示毕业后一定返乡报效!

谁料"橘弟弟"大学本科毕业后又上硕士生班,硕士生班毕业后又上博士生班,博士生班毕业后又读博士后,之后又赴美留学,留学中又加入了美籍,把家乡忘得一干二净。这次返乡还是为了推销他研制的刚刚进口的柑橘新品种(是在他家传统种橘经验的基础上研制出来的)。而自从进口柑橘冲击国内柑橘市场以来,橘子村生产的柑橘,与国内其他地方生产的柑橘一样,市场疲软萎缩,橘子严重滞销……而"橘弟弟"研制的橘子新品种,是"中西合璧"的产品,橘子村里的人都说"橘弟弟"背叛了乡亲,出卖了他家的祖传经验,从而出现了文章开头令人痛心的一幕。

111. 化装成"老兽医"的狼

·乔富渠·

一向靠劫吃羊养肥的老狼,如今变得瘦骨嶙峋仍本性不改,时时盘算着如何把羊窃袭到手。

这天趁着迷雾,老狼化装成慈善的"老兽医",悄悄地到正在吃草的羊群旁边。而对这个不速之客,布置在羊群周围,威武雄壮,长着利剑似的犄角的公羊们,一个个竖起耳朵睁大眼睛,直盯着"老兽医"的举动。

"公羊兄弟呀,我是位医术高明的'老兽医',今天是专门来给你们治病的!"老狼柔声细语地说。

"去你的吧,任凭你再乔装打扮,只要一张开那腥臭的嘴,便知道你是嗜羊成性的老狼!"

公羊们一面斥责着,不等老狼巧言花语说完,一齐立即赶走了臭名远扬罪恶狡诈的老狼!

(2009 年 5 月 13 日)

112. 医生"两宝"不能丢

"人生两件宝,双手和大脑,双手能劳动,大脑会思考。"这是我自能记事时听到的一首 70 多年后的今天仍记忆犹新的顺口溜。但我发现,近年一些医生尤其是极少数医生,他(她)们为了一个眼前的"通宝"(钱),竟不惜丢掉这珍贵的"两宝"!

如若不信,不妨走几家医院看看,门诊医生也好,病房医生尤其如此,不论你病情轻重缓急,往往都是三言两语一问,听诊器胸部一搭,或三个指头在手腕上一按(中医),便不管三七二十一很快开出一大堆检查单来。一位山区的农民告诉笔者说:"我来西安某大医院看了一礼拜多病,药没吃一片,带的 2000 多元就快花完了,医生说病还没完全查清楚,说还得再准备 2000 元做什么'共振'(磁共振)?!"

笔者曾遇到位胸腔积液病人,可以说这类病况连医学院高年级学生都不难诊断,却被某多学科研究所当作冠心病,进行了一系列"高、精、尖"的仪器检查,花了一千多元也未检查出结果。另有一位来自陕北榆林的青年女子,在西安某声望甚高的大医院,花了八百余元检查费也未查出她"杵状指"的原因。这位女病员左腋窝的淋巴结结核如核桃大,胸部 X 片亦见肺有结核病变。

医生的口可问病史,手可以查体,脑更可以分析,然而这些医生就是懒得应用,致使对上边那些很简单的病"诊断不出来"。这不能不使人想到是目前一些医院通行的"有偿开检查单",甚至西安一些大医院的 CT 申请单还流向外县,并且很优惠,开张 CT 申请单付报酬 40 元。西安某大医院传出来这样一句笑话:脑神经科门诊的医生连上厕所都要小跑着去,以免"撒一泡尿,丢 40 元"!

看来,评价一个医生诊疗水平的高低,衡量一个医院医疗质量的高低,"钱"的指标要用的得当。就目前我国大多病员的实际情况看,在日常诊疗工作中,还是要提倡"少花钱,多办事"。虽然如今生活富了,但从前提倡的"验、便、简、廉"的治病精神也不能完全抛弃吧。切勿侈谈"高消费"与"超前消费"以"刺激经济"。这里还要奉劝医生一句:"两宝"千万不可丢!

113. 山民·胖村官·伪"经济学家"

· 穷溪 ·

金秋季节,秋高气爽,风和日丽,乘改革东风的小山村,迅速变为远近闻名的富裕小山村。如今,这个小山村满山遍野,松林翠竹郁郁葱葱,栗子、黑桃、柿子、红枣、苹果、梨树,累累硕果压弯枝头。再看田里,沉甸甸的长谷穗几乎要落地面,黄灿灿的玉米穗像棒槌似的撑破了皮,宛如笑裂了嘴样露出了金牙、宝石般金光闪闪的颗粒,再看一排排红瓦白墙小别墅似的新农庄,养老院,幼儿园,小学校到处飞扬起欢快的谈笑声……呈现出一派欣欣向荣的金秋丰收景象,俨若一幅雄壮美丽的画卷,这可说是中国梦奔小康的蓝图!

就在此时,不知属于哪个阶层但确有一定名气的"经济学家",作为不速之客,鬼鬼祟祟地溜进了小山村,并四下窥探着。他们首先"采访"脑肥肠满,大腹便便,游手好闲的胖村官:"村官您长得可真富态呀。""可能您是全国最美的村官!"……胖村官连连点头哈腰,对"经济学家"奉若神明……

离开了胖村官,"经济学家"背过身又对村民夸奖胖村官说:"你们村可真有福气,拥有这样一个胖村官,把一个贫穷落后的偏远小山村改变为一个远近闻名的富裕小山村!"

"'经济学家',俺们村的富裕,全是党改革的阳光照到了村里,照亮了村民的心,并在已故的党支书公而忘私的带领下,齐心协力,兴修水利,退耕还林,大种果树,科学种田,圈养家畜家禽,组织蔬菜瓜果合作社,大搞集体经济,又外出搞劳务……带来的经济飞快增长,才使俺山村变了模样,开创出这片新天地!"村民们愤愤不平地给"经济学家"讲缘由。

一些村民还私下里给"经济学家"反映了胖村官躺在已故的老书记的功劳簿上,坐享其成,作威作福,欺压百姓,大肆侵吞集体财产中饱私囊贪污腐败的劣迹。

"不! 不!! 不!!! 你们根本不懂'经济学',不懂'腐败致富'的深奥理论。'腐败是改革的润滑剂','改革的最大受害者是领导干部!''八十年代的腐败带来经济的大发展','贫富差距越大,经济才会越发展',要奉行'腐败治国'的理论"……

"去你的吧,经济学家!"说时迟,那时快,村民们不等经济学家把"腐败致富"的道理讲完,便纷纷操起锄头、棍棒,像驱赶落水狗、送瘟神似的把他们赶出了小山村……

……

历史永远是一面镜子,"水能载舟,亦能覆舟",谁不"站在最广大劳动人民的一面",而执意要站在对立面,谁终究要被人民打翻在地。古今中外,概无例外。

(耄耋翁·穷溪·2013 年 11 月 22 日夜于陋室灯下)

114. 老狼、牧羊犬、犄角羊

·乔富渠·

在一个山清水秀、绿草丰盛、蜂飞蝶舞、鸟语花香的山野牧场里,有一个圈养着数百只肥羊的羊圈。由于饿狼经常夜里来叼羊,羊倌将篱笆一再加固,还养了牧羊犬和犄角羊帮着守护。这天傍晚下着蒙蒙细雨,几只已饥肠辘辘的老狼,趁着朦胧夜色,悄悄溜到了羊圈边,瞪圆着贼眼,口涎三尺地窥探着羊圈的动静。就在这时,一只"初生牛犊不怕虎"的小羔羊,把头伸出了篱笆,牧羊犬立即训斥似的把羊羔咬了一口,小羊羔忍不住惨叫了一声,立即缩回了头。

"牧羊犬,你太不人道了吧,如此对待小羔羊,太残忍了!"老狼们宛若"救世主"似的挑唆道。

"去你的吧,改不了吃羊本性的老狼!"牧羊犬驳斥道。

与此同时,羊倌与犄角羊被惊醒了。犄角羊不分青红皂白地狠狠用利剑似的牴角对牧羊犬刺了一下,羊倌也跟着对牧羊犬加以训斥。牧羊犬忍着痛乖乖地躲到角落里去了。

夜深万籁寂静的时刻,羊倌鼾声如雷,犄角羊也开始打盹。之后,当羊倌、犄角羊、牧羊犬一起过来查看时,发现几只小羊羔已被老狼叼走了!

……

宇宙里,地球上,人世间,任何有生命的动植物,为了生存,首先要分清敌、我、友,并妥当地对待敌、我、友!

(2014 年 4 月中旬于西安陋室,时年 78 岁)

115.“一毒”生“二痘”

·穷溪·

俗话说得好:“种瓜得瓜,种豆得豆。”《红灯记》里唱道:“栽什么树来,结什么果。”讲的皆是下什么样的种子,只能长什么瓜与果来的真理。这里讲的确实是感染同一种“病毒”,却能引起截然不同的两种疾病的实实在在的事实。

许多中老年人都有这样的病史,就是小时候得了水痘,年龄大时则可以得上带状疱疹。而这两种病,却是同一种病毒即水痘——带状疱疹病毒引起的。但二病(痘)症状迥异,前者“痒”,后者“疼”;前者常见于面、胸、背,后者则沿神经分布。应当注意的是,后者往往是在患者免疫力低下时发生,如得了糖尿病、恶性肿瘤,其中约25%可能是得了淋巴(免疫器官)瘤!

(2015 年 9 月 4 日于温哥华二女家)

116.病夫与壮汉

·穷溪·

病夫家穷,自幼营养不良,体弱多病,有病也无钱医治,以致面黄肌瘦。壮汉出身殷实家庭,丰衣足食,有病能及时花钱治疗。病夫与壮汉同村同龄,但外貌大相径庭。病夫重视体育锻炼,饮食起居都很谨慎,常在绿野劳作,而壮汉自恃体胖如牛,哪管养生之事,嗜烟纵酒,从来不打预防针。结果病夫长寿而壮汉英年夭折。

欲健康长寿,人人都得注意养生之道。

(2015 年 9 月 6 日于温哥华二女家)

117. 巨人与侏儒

·穷溪·

"同是一母生,相差何太远"。兄弟俩相貌迥异,兄长矮小,人称侏儒,弟高大无比,人叫巨人。一天,兄弟俩外出,正走在田野上,突然遇到一条小溪,又逢寒冬腊月,兄长发愁止步不前,而弟弟一跨步就跳了过去。弟弟看着哥哥的窘态,忍不住嘲笑道:"谁叫你长得那样矮小,一个小小的溪流就把你难住了?"哥哥只感羞愧,哑口无言。兄弟俩毕竟是骨肉情深,弟弟还是把哥哥背过了溪流。正走着,天公不作美,刹那间天空乌云密布,狂风大作,雷雨交加,面前只有一个土地爷小庙,哥哥马上躲进去,却见弟弟在那里号啕大哭,哥哥立即让弟弟躺下,把弟弟拉进小庙避雨。

……

人有长短,长者不能自傲,短者也不可自卑,扬长避短才是正理。

118. 要命的烂柿

·穷溪·

已届耄耋之年的乔翁,由于从小家境贫寒,自幼养成了勤俭节约的习惯。炎夏的一天,乔翁在自家院里摘下一个烂了的西红柿,顺手冲洗了一下,便狼吞虎咽下去。据乔翁讲,当时吃就觉得有点儿异味。吃后数小时,乔翁上吐下泻不止,还打了吊瓶,一直折腾了一周多,不光不思饮食,还恶心不止,吃了不少药。这实在是"病从口入"。

……

苍蝇是"闻香又扑臭"的家伙,是传播疾病的罪魁祸首。"苍蝇不叮无缝的蛋","也叮有缝的烂柿",乔翁这次发病是典型的"细菌毒素性食物中毒"。看来,"宁吃仙桃一口,不吃烂杏一筐",也是防范食物中毒的经验之谈。

(2015 年 9 月 9 日于温哥华二女家)

119. 庸医"杀"子

·穷溪·

一位人称"书痴"的医生,将医学书读得滚瓜烂熟,但治病却大为逊色。

一天,5 岁多的儿子发烧,开始体温38℃,妻子让他处置,"书痴"说:"急什么,发烧是人体的抗病反应,不值得大惊小怪!"过了一会儿,孩子的体温升到了39℃。妻子喊:"赶快把孩子送医院打针吃药吧!""怕什么,高烧是身体杀菌的反应,不能抑制它!""书痴"讲。不料孩子体温继续上升,高烧41℃,昏迷抽风迅即毙命!

......

世间事都是"一分为二"的,皆有个"度",过了"度"就可能出乱子。

(2015 年 9 月 21 日于二女别墅)

120. 苍蝇·蚊子·小学生

·穷溪·

炎夏,晴空万里,蓝天上飘着棉花似的朵朵白云,鸟语花香,可令人厌恶的绿豆苍蝇也嗡嗡叫着飞来。小学生一见苍蝇闯进来,马上举起蝇拍奔跑拍打。这时,蚊子却在一旁窃窃私笑:"老虎苍蝇一起打,我们蚊子家族可以自由自在了。"不料小学生顺手一拍脸,亲吻她的蚊子也呜呼了!

......

"老虎苍蝇一起打"并不局限于老虎苍蝇,"一切害人虫",诸如糟蹋粮食、传播瘟疫出血热等的老鼠,传染登革热、疟疾、脑炎的蚊子,传播斑疹伤寒的虱子、跳蚤,传播艾布拉出血热与莱姆病的蜱等,均应在横扫之列!

(2015 年 9 月 25 日于二女别墅)

121. "恶鬼"咬踇趾

·穷溪·

乔老医在甘肃省泾川县会诊期间,遇见陕西省长武县一位中年男子,诉说近年来被"恶鬼"缠上了身,每到夜间尤其是过年过节吃肉喝酒甚至多吃了点豆腐,踇趾就会痛得死来活来,跑了多家医院,皆不明诊断。乡下人说:"准是恶鬼缠了身。"因为《聊斋志异》(清代蒲松龄)中讲的鬼,皆出没于夜间。

乔老医接诊后,详细地问、望、触、叩、听、闻、扪、切之后,用鉴别除外诊断法,明确诊断为尿酸性骨关节病——痛风。化验尿酸显著升高,应用降尿酸药别嘌醇、秋水仙碱等防治迅速治愈。

......

诊病如断案,在一时确切诊断证据缺如的情况下,鉴别除外法亦为重要一法。当时乔老想到的病不少,如为创伤要有受伤史,如为脉管炎要有长期吸烟史,如为霉菌病要有灰趾甲,如为雷诺病要有对称性……而这些病并不是只有夜间痛或夜间最重,且多与吃肉喝酒无关联。

(2015 年 9 月 26 日于温哥华二女家)

122. 书痴医治腹泻

·穷溪·

医书云:"见热休退热,见咳休止咳,见泻休止泻。"这天"书痴"医接诊一位腹泻 3 天、七旬有余的老汉,头昏眼花,血压降低,手足冷凉。护士叫"书痴"医道:"医生,赶快止住这位老汉的腹泻,不然老汉会休克的。""放心吧,腹泻是身体的一种保护反应,把毒排净了,病人也就好了"。你没见书上写着"见泻休止"泻"吗? ……没过多大功夫,老人就休克死了。

……

不结合实际情况死搬硬套书本理论,必将铸成大祸。

(2015 年 9 月 28 日于二女家)

123. 医院变迁掠影

一位衣衫褴褛的病人倒在医院门前,如在 20 世纪五六十年代,医护人员会蜂拥上阵,把病人抬往急诊室抢救。至于医疗费用,不必发愁或让病人家属补交,困难家庭可少交或免交,少交或免交的,定期报民政部门报销。到八九十年代,一度"见死不救"的现象屡见。原因是"钱"咋办呢,药房不见钱不发药! 如今呢,"好得很",先救人后算钱。

……

不论是伟人的"救死扶伤,实行革命的人道主义",或是今天的"救死扶伤,实行社会主义的人道主义","救死扶伤"应是白衣战士的天职,毕竟人命关天!

(2015 年 10 月 3 日于温哥华二女家)

124. 宠物家庭灭门案

·穷溪·

把尸臭吹往数十千米外的小镇,防疫人员循味找到了这家停放的各种各样的宠物尸体。经检查,原来这家豢养着患了狂犬病的、得了猫抓热的、染上饲鸟病、鹦鹉热、SARS 的,得了艾博拉出血热的多种宠物……为了防止传染病扩散,政府下令火烧深埋这个庄园。

……

中国卫生方针有四，"预防疾病"是第一。为了预防疾病的发生，豢养宠物或干其他事情都要首先防范传染病的可能！

（2015 年 10 月 18 日于温哥华二女家）

125. 烟鬼脚病——冷、痛、黑、烂

·乔富渠·

听说一位中年男子，嗜烟如命，整天嘴不离烟，他所住的屋里乌烟瘴气。家人、邻居、朋友、医生……都劝他赶快戒烟，以免得上肺病，甚至要命的肺癌，但都始终断不了他的烟瘾。为了免遭"二手烟"的危害，妻子与他分居，儿女也少与他接近……

人有旦夕祸福。突然有一天，他发现左脚渐渐发凉，甚至在炎热夏天也热不起来；没多久，又开始疼痛起来。又过了些日子，他发现这只足上的皮肤莫名其妙地发黑了，于是找到了医生。经医生检查，他的足背动脉已摸不着（不跳动）了，诊断为"闭塞性脉管炎"，并让他赶快戒烟，并开了些扩张血管的药。但烟鬼劣习不改。又过了些日子，脚开始溃烂，当他再到医院看病时，终于被截了脚趾！

……

许多病的根源多是由不良的生活习惯引起的，而良好的生活与卫生习惯（包括心理）则是防治疾病与健康长寿的重要前提。"嗜烟百病生"，要切切记牢！

（2015 年 12 月 28 日于温哥华二女家）

126. 黄疸·大胆囊·皮肤奇痒

·乔富渠·

一次到咸阳毛纺厂会诊一位病人，他身如金黄、胆囊大如球、全身奇痒、抓痕累累、转氨酶轻度升高……由于我曾在咸阳陕西中医学院（今陕西中医药大学）任传染科主任，看病小有名气，所以虽调来西安，但不时有咸阳肝病病人来找我会诊。当时厂卫生所诊断为"肝炎"，经我详细望触叩听按闻切之后诊断为胰头癌。根据是：①病人黄疸虽重，但食欲尚可，不像肝炎；②胆囊虽大但不痛，murphy 征阴性排除胆囊炎；③皮肤痒甚，支持梗阻性黄疸，胆囊大表明梗阻部位在胆囊下边；④数月持续黄疸不减，表明非十二指肠壶腹癌（vater 壶腹），此癌黄疸可呈波动性。记得有一兴平老农患此癌，一度因黄疸退而放弃癌的诊

断,后手术证实为胰头癌。

……

一位高明的医生,一定要检查仔细,分析全面精当,方能做出合理与正确的诊断。

(2016 年 1 月 24 日温哥华二女家)

127. 十"死"十"生"

·穷溪·

关于生、死二字,有所谓,"人固有一死""人死不能复生""九死一生"……从无"十"死"十"生的说法。但这里讲的就是"十"死"十"生的故事。其发生在重庆市某村姓黄的男子身上。他从 8 岁起到 38 岁已经过"十"死十"生",每次死即"没呼吸与心跳"后,约 2 小时就又复生过来。最后一次"死"是从树上掉下来头摔破脑浆外溢,竟"死"了一周才活过来。村里人都认为是鬼神作祟!

……

国际歌里讲得好,"世界上从来没有什么神仙和皇帝",黄姓男子的"死"并非真死(心、脑电图可验证),终经重庆医科大学教授诊断为"癫痫"。从她母亲的回忆得知,黄出生时是难产,脐带绕颈,致脑缺血脑损伤,他的癫痫发作表现奇特。癫痫发作形形色色,绝非"羊羔疯"大发作一种,而不懂医学的人往往把呼吸与脉搏极微弱误为"死"!

随着科学的发展,迷信逐渐被破除,而医生在判断真死假死(心电图上尚有反应等)也一定要慎。世界之大,无奇不有,有放在太平间里、火葬场停尸房里的"死","死去又活来"的,旧时还有盗墓贼救出的活人(多为煤气中毒的假死)的传说!"人死(真死)不能复生"是真理!

(2016 年 1 月于温哥华二女儿家)

128. 耄耋翁关节病难倒城市医

·乔富渠·

俗话说"一方水土养一方人",殊不知"一方水土还能生出一方病",诸如地方性甲状腺肿、克山病(最先于黑龙江克山县发现而命名)、地方性氟病、大骨节病……中西医在诊断疾病时,都把望诊列在第一位。临床上不少疾病如皮肤病、关节病、肢端肥大症、脑积水……均可如中医所说"望而知之"。但这天在某市某大医院,一位来自唐太宗九成宫麟游县的耄耋农民的大关节却难住了一群医生,看看摸摸不知何病。老汉的指头短、关节大,十指看上去状如算盘珠,各项化验正常,X 线检查报告为"大骨节病",农民称为"柳拐子病""算盘珠病",在苏联称乌洛夫病(流行于乌洛夫河),又叫"卡什－贝克"(Кашин－Бек)病(以军医名字命名)……在陕西咸阳的彬县、乾县、永寿、淳化……宝鸡的千阳、麟游等地为高发区。甘肃陇东、四川雅安等地亦有此病。这病又叫"水土病",目前已知与缺硒等有关。

……

一个不懂流行病学的医生,对一些地方病包括地方性传染病(自然疫源病)往往误诊。而对于上述疾病,往往疫区乡村医生的诊断能力胜过城市医院的大教授。"实践出真知"么!

(2015 年 11 月 10 日于温哥华二女家)

129. 小腿"红线"的变迁

· 乔富渠 ·

1959 年秋在南京市人民鼓楼医院(今南京大学附属医院,时为南京第二医学院附属医院)实习期间,接诊一位中年男病人,他腿如象皮粗厚,阴囊如牛睾大而透明。问起病史,他诉说起初小腿起一"红线",不甚疼痛有微热,继而肿胀,也未在意,腿逐渐粗厚如大象腿,再就睾丸肿大而透亮。我是北方人,虽见习多次,却没见过此病。带我实习的南京医生一见马上得出"丝虫病"的结论。

"百闻不如一见",临床医生多接诊病人,方能"实践出真知"!

世界上根本无什么"怪"病,实际是少见多"怪"。面对"怪"病,医生务必千方百计地找出"怪"病之因,而一个医生的高明与否,也正与能否诊治疑难病有关!

(2016 年 4 月 15 日于温哥华二女家)

130. 红螃蟹爬上胸

· 乔富渠 ·

"奇怪奇怪真奇怪,红螃蟹爬到胸前来。"一群小孩对病男喊着笑着。原来男子胸前出现一种红色隆起,状如螃蟹及其足,医学称其为蟹虫足。病初为小红疙瘩,痒痒的,但不敢抓,越抓越长得快!也不敢手术,因为术后创伤复发如故,且越抓越割越大!这种病并非什么"怪"病,而是名叫"疤痕疙瘩"(Keloid)的良性肿瘤,早期用"放射贴"有效。

……

疾病之多,千奇百怪,少见称奇,不知为怪。对躯体病如此,对社会上的病亦如此。研究奇病怪病是医学的任务之一,也是推动医学发展途径之法。

(2016 年 4 月 16 日于温哥华二女家)

131. 哥欲救妹反害妹

· 乔富渠 ·

电视报道,南京有位卖菜女,近日感恶心,吐酸水,腹胀不想吃饭,身困乏力,右胁不适,经医院检查诊为"肝损伤",经用三七(有云三七、田三七、红花三七)粉冲服后逐渐好转。一次回农村兄长家,得知哥哥也喝三七治风湿病,问哥后,哥说家里种有三七,热情地让妹妹带回不少,这样一来就减轻了妹妹的经济负担。谁料妹子回家喝了一个多月,病情不但不减轻反而加重了,经医生检查诊断为"药物性肝炎",并住进了医院。一个多月后好转出院,却得知兄长已离开了人世! 卖菜女得知哥哥病故,伤心不已,百思不得其解,后经专家解释,原来哥哥种的是"土三七""黄花三七",得知此事后,哥家种的"黄花三七""土三七"已全部铲除。

许多中药有多种类别,性质不一,不可盲目应用,应在医务或药学人员指导下慎用。

(2016 年 10 月 12 日于温哥华二女家)

132. 因"钱"施医

· 乔富渠 ·

昔日有三位乡医,皆奉行以"钱"行医的宗旨,但具体做法不一,有的受人称道,有的让人认可,有的……

有的追崇扁鹊,赵国人尊妇,则当带下医(妇科);秦国爱小儿,就干哑科(儿科)……但他们的目的与扁鹊不同,目的为干啥赚钱就干啥。

有的则精打细算,遇富人开大处方,开名贵药,"谎称黄金有价药无价",故药价虚高。见穷人则"阎王爷不嫌鬼瘦",千方百计把病人仅有的油水榨干。

有的则乐善好施,对富人合理收钱,也可多收一点,对穷人则少收、不收或反给一些钱,教一些防病、治病单验方。总之,昔日形形色色的以"钱"施医的表现还有多种。

学校倡导"因材施教",医界"以钱行医"之道,也非完全不可倡导。笔者在潼关县中医院巡诊时给一个身上只带了 17 元钱老农,精心设计了治慢性胃病的方子,病人很感动!

(2016 年 10 月 12 日于温哥华二女家)

133. 一夜情悔终身

·乔富渠·

一次乔老医在西安西郊一家诊所巡诊时,遇到一位刚入大学不久的女学生,诉说不知为啥已 3 个月未来月经。乔老给她做了全身检查之后,并未发现异常,便问她是否红杏出墙,与男子交媾,女子矢口否认,一再说"不可能、不可能"。

乔老医当即给做尿检(妊试)hCG(+),女学生看隐瞒不住了,涨红着脸说:"只是一夜情啊,还带着保险套呢?",后来听说女生竟死于艾滋病!

一向健康的行经期女性,突然原因不明地"闭经",首先应想到受孕。

而对一个行经期的妇女,如诊查时不问月经,往往酿出笑话或事故!

(2016 年 12 月 16 日于温哥华二女家)

134. 治糖尿病脓肿

·乔富渠·

古书(唐代《千金方》《外台秘要》等典籍)曰:"消渴(糖尿病)病人,易生大疔(疖、痈、脓肿)。"中医上讲"热腐成脓",糖尿病早期多阴虚燥热生火。依据本病"三消学说",上消肺热口渴,中消胃火善饥,下消肾火尿多,临床所谓"三多"(喝、吃、尿)。上述"疔"等皆属热,但糖尿病人春夏秋冬皆易生疔,非同寻常。

对脓肿多以抗菌剂取效,但糖尿病人的脓疔必须三法并用取效:①抗菌剂;②增免疫剂;③控血糖。甚至还需中西结合。

……

依据"不同质的矛盾,只有用不同质的方法解决","治病务求其本"。

(2015 年 11 月 22 日于温哥华二女家)

135. 红蜘蛛人

·乔富渠·

医学上有一种病叫"蜘蛛人",是一种先天性遗传性心脏疾病。我在西安东郊华山医院会诊期间,遇姐妹俩得此病,她们的手指极度细长如蜘蛛腿,由此命名"蜘蛛人"。据说古巴排球名将海曼就因患此病而在打球中猝死于心脏病。

这里说的是红蜘蛛病人,讲的是我在陕西中医学院遇到的一位中年男病人,他从头面到全身皮肤皆有红色蜘蛛痣。该病人面青黑,身目黄,腹大如鼓,肝小脾大,诊断为亚急性重型肝炎(亚急性肝坏死),到医院不到3个月,呕血昏迷而死。我们科里医生都将他称作"红蜘蛛人"。

祖国医学有谓"望而知之为神医",讲的是仅凭察言观色便能诊断,如皮肤病多如此。医学又有所谓"有其内必有其外",说的是不少内脏疾病,都可以在皮表有所反映。如肝病尤其是肝硬化,皮肤表现的有朱砂掌(红掌)、红蜘蛛痣、颜面青黑、身目黄染、鼓槌状指、腹大如鼓、青筋(静脉)暴露(脐周形成海蜇头状)……

西医查体有望触叩听,中医有望闻问切,都把望诊放在第一位,表明望诊的重要性。高明医生大都十分重视望诊,甚至要做到吹毛求疵的地步,以便见微而知著!

(2016 年 1 月 25 日于温哥华二女家)

136. 肝肺长"皮球"

·乔富渠·

球有多种,诸如篮球、台球、足球、排球、乒乓球、弹球(子)……新中国成立前尚有用橡皮做的或用毛线缠的,农村叫"毛弹"的玩具,也算一种球。它们有皮做的,有硬塑料做的,还有铁(球)、铅(球)等做的。这里讲的是"肉球",指肝与肺或其他脏器的圆球病变,在 X 线上为圆形囊状物体。笔者在宁夏回族自治区医院、银川市中医医院等西北地域医院常见的肝肺等圆球状病征包虫病(棘球蚴病、狗绦虫病),偶见为结核球。包虫病多见于西北畜牧地区。这种病既无痛苦又无发冷发热,往往做 X 线检查时才发现,包虫病皮肤试验阳性有助于诊断。病人常有与牛、羊、狗等牲畜密切接触史。

……

在疾病如一些地方病或地方性传染病的诊断上,往往地方的基层医生的诊断水平明显高于城市大医院的专家教授。这正是:实践出真知,最聪明最有才干的人是最有实践经验的战士!

(2016 年 1 月 25 日于温哥华二女家)

137. 癫痫童腹绞痛之谜

·乔富渠·

在陕西耀县巡医期间,接诊一个阵发性腹绞痛男童。他的腹痛呈发作性绞痛样,检查腹部柔软,压痛也不明显。全身检查,查尿、血化验均无异常,只是发现他的齿龈有明显的一道黑线,遂臆断为"铅中毒",但却找不到他怎样接触了铅。后得知病儿有癫痫病,多年一直吃当地村医给配的一种丸药。后经检查,原来药丸里含有铅丹!后不用药丸改用西药控制癫痫,从此再无腹痛发作。

……

只有找出了病根,才能根治疾病,否则"头痛医头,脚痛医脚,腹痛医腹"的对症治疗是解决不了根本的。而用中药,则须知其中的化学成分,当然此并非易事,应尽量努力吧!

(2016 年 1 月 26 日于温哥华二女家)

138. 奇怪的肝脓疱

·乔富渠·

20 世纪 80 年代病房收治一位肝脓包病人,住院半个多月,用过各类抗生素,包括对结核有效的链霉素等,一直高烧不退,其发热特点是冷—热—汗热退"三步曲"。他的肝脓包病既无结核之潮热、盗汗、消瘦等,又无癌痛及淋巴结肿大表现……后想到其单个脓疱,又退热后精神良好,于是想是否为阿巴肝脓包。我 1974 年在汉中县(今汉台区)医院开门办学期间,曾遇见过一例此病,穿刺出巧克力色脓包,后经用特效药甲硝唑静滴后迅速治愈。

……

对于不明原因的疾病,应多想到一些可能的疾病,决不可"先入为主"地抓住一病不丢,既要想到常见疾病,又要想到少见疾病(阿米巴病北方少见)。

一般讲,阿米巴肝脓肿多为单发,细菌性肝脓肿则往往呈多发性。

(2016 年 1 月 26 日于温哥华二女家)

139. 白血病误为肠伤寒

·乔富渠·

1975 年夏,我还在陕西中医学院(今陕西中医药大学),一天我同田教授(离休干部,已故)给泾阳县二中驻队战士会诊。该战士 19 岁,高烧已 10 天,呈稽留热型(24 小时温差在 1℃内),化验白细胞不高,脾稍大。我当时为传染科主任,"先入为主"地诊断为"肠伤寒",并讲了一通肠伤寒的理论知识,介绍了国外(俄、英、日)的有关资料。田教授(我的老前辈)更仔细地检查(当时还是晚上)后,竟然在病员的上颚部发现了几个针尖大的出血点,这在肠伤寒是罕见的,尽管伤寒病初可有一过性流鼻血的现象。为了确诊必须进一步做血与骨髓检查,而当时部队卫生所无此条件,后送西安空军医院确诊为急性白血病!

医生在诊病时切莫"先入为主",尤其不能以"先入为主"的诊断去牵强附会地解释所有症状。

(2016 年 1 约 6 日于温哥华二女家)

140. 病人是否发烧

·乔富渠·

这个问题是笑话,病人感觉身上发热就是发烧么。其实不然,西医认为发烧用体温计一测便知,T>37℃即是发烧。但中医认为,只要病人感觉发热就是发烧,病人用体温表检测可能正常。这天,一个病人因发热求诊,护士用体温计一测为 36.5℃,说:"你不发烧,体温正常。"但病人坚持说发烧,这时医生说 T>37℃的发热标准只是个均数,T<37℃不一定不是发烧,要看病人平时的体温多高。一问病人,病人说他多次检测体温均<36.5℃!护士听了点头称是。

……

体温的判定如此,其他类似的例子多了。如年龄的判断标准、血压测定标准(如今美国把血压>130/80 毫米汞柱便认为是血压高)。如老年的年龄,年龄>60 岁为老年,但对百岁老人来说,年届 60 岁应该是中年。须知,世上少有绝对的真理!

(2016 年 1 月 26 日于温哥华二女家)

141. 侄孙"猫眼"瞎死人

·乔富渠·

1985 年家乡侄孙得了"猫眼"病,全家人恐慌万分,伯三嫂与侄子把侄孙领来求治。我立即领他们到西安市第四医院(以眼科闻名),让我的同学李大夫检查,她是我的同期同学,今又是眼科主任。她检查后诊断为"肿瘤",并很快安排了手术,且由她亲自主刀。术后迄今,孩子已结婚生子,眼病再无复发。老同学以最短的时间与最经济的手术救治了侄孙的病,此恩情让我终生难忘!

……

人常说,"在家靠父母,出门靠朋友",同窗同学的情谊更是深厚!

(2016 年 1 月 28 日于温哥华二女家)

142. 绝代佳人"美人痣"的变迁

·乔富渠·

世界之大,无奇不有。有一位号称"绝代佳人"的美女,眉间天生一个美人痣,宛若印度妇女额头的红点。对这位美女来说,长了这颗痣实在是锦上添花,但可惜的是,美女这颗痣是母斑(痣),其上还长着一根毛。医生劝他把这颗痣去掉,原因是这颗痣有恶性变、变成黑色素恶性细胞瘤的危险,可美女不肯去掉美人痣。

过了一些日子,美人痣长大了,还常常引起瘙痒,医生又动员她把痣割掉。再过了一些日子,美人痣发痛了,更大了,经医生检查已变恶了,让赶快手术或放疗……可怜的美女,不听医生的一次次劝告,不久癌肿转移,终致命丧黄泉!

……

一个性情执拗不听医生话的人,终究要吃亏的。

(2016 年 1 月 29 日于温哥华二女家)

143. 拉美小头畸形儿何其多

·乔富渠·

近年拉美多国发现不少小儿呈小头畸形,脑发育不良,不知何因。如果是水土问题,为啥并非大部分小儿皆如此,也非产伤或营养障碍……经大量医学调查,方知是孕妇得了塞卡病毒(Zika Viruse)病所致!塞卡病毒病早在 1947 年就在乌干达 Zika 丛林中发现猴子感染此病。近年在美国、巴西等拉美多国发现此病流行,已引起 WHO 的重视,目前加勒比海沿岸国家已有 14 个国发现此病。本病经蚊子传染,被蚊子叮咬后,病毒侵入人体,经过 3 ~ 12 天的潜伏期而发病。此病症主要表现为发热、头痛、红眼、红疹、关节痛,持续 2 ~ 7 天。如为孕妇发病,则致胎儿小头畸形、脑发育不全者甚多。据报道,巴西 2015 年 10 月至今年 1 月,就发现有 3500 多名小儿罹患此病!但对该病尚无疫苗与特效药。

……

新陈代谢是宇宙的普遍规律,疾病亦是如此,老病不断地消逝或轻化,新病又不断地涌现。老病如天花、猩红热、白喉、出血热、伤寒……新病如莱姆病、军团病、SARS、Zika 病……所以,一个医生必须坚持干到老学到老,切不可守株待兔与靠老本吃饭!

(2016 年 1 月 30 日于温哥华二女家)

144. 请蚂蚁诊病

·乔富渠·

听说有位偏僻小山村的"赤脚医生",常用蚂蚁帮助诊病。一位村民"三多一少"(吃得多、喝得多、尿得多、又身困消瘦),"赤医"让村民往地上撒尿,立刻引来一群蚂蚁津津有味地食用。于是"赤医"断定村民得了糖尿病(古称消渴病),后经城市大医院化验十有八九是糖尿病,"赤医"被村民奉为神医。又如"赤医"见苍蝇常叮小孩的肚脐,便知小孩脐部发炎,甚至已有脓……

"赤脚医生"是"文革"中的一大发明,曾受 WHO 的称颂。这些土生土长的"赤医",往往用简单易懂的办法诊病,用简便廉验的"一根针、一把草"治病,让不少贫穷人家的病得到了治疗,为人民立下了汗马功劳!"土洋结合"永远值得提倡,"赤脚医生"万岁!

(2006 年 1 月 31 日于温哥华二女家)

145. 虚惊一场的"血尿"

·乔富渠·

听说一个结核病人用抗结核药后病情一天天好转中,突然一天发现尿液变为橘红色,惊恐万分。因为尿色变红,多由炎症、结核、紫癜肾、肾石症甚至肿瘤等多种疾病引起。如为炎症,而炎症的五大(含结核)症状为红、肿、热、痛,功能障碍;如为结石病,则应有痛与痛后血尿的表现,如为肿瘤,则应有血尿、发热、消瘦……如为紫癜肾,皮肤应有紫癜、血小板(主管凝血)变化等,可病人均无上述表现。尿液化验既无红细胞又无血红蛋白,却排出了血尿。后经专科医生诊断为"利福平性橘红色尿",自此去掉了病人与家属的一大块心病!

……

应当说,许多病征原因往往是多种的,绝不可轻易地一锤定音地下某种诊断!

患者在服每药前一定要把该药的说明书详细看明白。

(2016 年 2 月 1 日于温哥华二女家)

146. 黄疸病人的遭遇

·乔富渠·

一位来自陕南的黄疸病人,身目俱黄,尿色深红,辗转西安数家大医院都不清楚原因。医学有谓"黄疸必肝病",而"肝胆相表里",自然又很容易想到胆囊、胆道、胰腺、十二指肠部位的问题。但经化验B超、X线检查,皆无上述疾病的发现。后经一个来自汉中的实习生提示,问病史,发现病人病前吃了不少蚕豆,终确诊为"蚕豆黄"的"溶血性黄疸"!

……

有时乡村医生甚至农民,发现一种当地的常见病还高明于城市的大专家,这正如毛泽东主席所说:"最聪明最有才干的人往往是那些最有实践经验的战士。"实践出真知!

(2016年2月1日于温哥华二女家)

147. 甘肃八岁男童得"怪病"

·乔富渠·

甘肃庆阳宁县一8岁男童,得了一种"怪病",他发作性"腹绞痛"多年,跑遍兰州、庆阳、宁县、西安、北京数十家大医院诊断不一,诸如"腹痛型癫痫""神经官能症""肠系膜淋巴结炎""过敏性腹筋膜炎"……但又被一一否定。男童腹痛的特点有:①发作性;②剧烈性;③天热性;④化验、B超、X线、CT、MRI……检查皆无对明确诊断有用的发现,病儿的腹痛发作依然如故。

1994年秋的一天,患者多方打听找到我。对这样一位四处求医花了20多万还无头绪的病童,我一定要下功夫为病儿弄清原因。功夫不负有心人,我在其腹痛发作时检尿发现多次有潜血,后又发现小腿有数个瘀点,再又查PPD呈强阳性,推诊为结核过敏症群——过敏性紫癜之腹痛型。经按结核+抗过敏+中医化瘀逐渐治愈(2017年笔者从国外回来打电话问,病儿已经完全康复!)

……

医生在疑难病人面前决不可退缩,也不要过于迷信大医院,要有在既有的检查基础上再仔细地"吹毛求疵",努力找出新的诊断线索,方有突破诊断的可能,决不能轻言放弃。

(2016年2月3日于温哥华二女家)

148. 甘肃泾川男童腹痛传奇

·乔富渠·

甘肃泾川凤凰村一 5 岁男童,发作性腹绞痛已 3 年多,久治不愈。曾经平凉某儿童专家认定为"腹痛型癫痫",但用抗痫疗法无效。其腹痛发作时间加多,竟频繁发作,严重时抽风如痫,尚有低烧。我详细检查,患儿右侧腹可扪及小结节且压痛,当即化验血沉(ESR)增速,立即拍腹部 X 线片,提示为肠系膜淋巴结核。经抗结核治疗,迅速转危为安,家属送一篮自家树上结的核桃以表谢意。

……

对一位高明的医生,既要充分重视专家的诊断,又不能盲目服从,尤其在发现原诊无法解释病情时,须努力找出新的诊断线索。

(2016 年 2 月 4 日于温哥华二女家)

149. "头痛型癫痫"死里逃生

·乔富渠·

陕西省咸阳市国棉一厂(全国劳动模范赵梦桃所在厂)一 8 岁男孩,发作性剧烈头痛多年,西安某医学院神经科专家诊断为"头痛型癫痫"。病儿回咸阳后,咸阳市医生过于迷信医学院诊断,照葫芦画瓢,一直按"癫痫"用药,但一直无效。一天下午,陕西中医学院基础教研室傅贞亮教授(已故)委托何建升讲师到我宿舍(在中医学院)找我诊断,我检查发现病儿有可疑脑膜刺激征,立即让眼科老医生查眼底,余主任报告为"视乳头水肿",我推断为"颅内占位疾病"(该病有"三特征":头痛(脖子硬)、呕吐、视乳头水肿)。第二天返原医学院神经外科,第四天手术证实为"颅咽管瘤"并切除,病儿迄今仍健在。

……

医生切记"头痛型癫痫""腹痛型癫痫"莫轻诊。就癫痫来讲,随着 CT、MRI 的应用,如脑内寄生虫、小脓肿等的发现,纠正了既往的原发性或头痛型癫痫的错误诊断。曾有医书记载,原发性癫痫仅占 15% 左右,而继发性、症状性癫痫则占到 85% 或更多。新近从洛阳笔者故里来的一位"癫痫"病人,已多年不离抗痫药,经笔者检查确诊为颈椎病,X 线检查证实为椎间盘突出,经对颈椎病治疗后,迄今已一年多再无癫痫发作。

(2016 年 2 月 4 日于温哥华二女家)

150. 孝媳妇蒙冤记

·乔富渠·

从前一个南方乡村媳妇，丈夫去当兵打仗，婆媳相互依命度日。这年天遭大旱，田禾歉收，粮食吃紧，婆媳俩衣不蔽体，食不果腹，儿媳让婆吃稠，自己喝汤。久之，邻家见婆婆骨瘦如柴，媳妇却白白胖胖，不仅如此，婆婆还得上了"湿性脚气病"，身肿肢体无力行动，心慌气短胸憋闷。于是，婆婆娘家人将媳妇告上法庭，说媳妇不孝折磨了婆婆……法官调查婆婆时，婆婆痛哭流涕地给法官求情说："俺媳妇对我孝顺得很，让我吃精米、白面汤，媳妇吃粗糠、麸子……"知识广泛的法官听了婆媳俩的诉说，知道糠皮、麦麸里含有多种维生素，判定媳妇无罪，是个贤孝媳妇，让她们改变饮食分配，并奖给她们家一些救济粮！

……

无论是法官还是医生，知识与阅历丰富，方能更多地做出正确的判断或诊断。

(2016 年 2 月 4 日于二女家)

151. 孪生姐妹乳癌预后差天壤

·乔富渠·

孪生姐妹俩宛若一个模型所制，俊美脸庞，苗条身体，语言乖巧，活泼可爱，无不相似，姐名婵妹名娟。人有旦夕祸福，俩人皆得了乳癌(早期)。姐婵听医生的话做了手术切除，并配合化疗、放疗、中医药，如今年届古稀仍健康常在。而妹娟却拒绝开刀以保持健美形体，结果半年多就因癌肿扩散而夭折九泉！

目前乳癌的合理治疗方法为：手术切除，化、放疗法，中医中药。不按医学科学办事的人，必定要受到医学科学的惩罚！

(2016 年 2 月 5 日于温哥华二女家)

152. 耄耋翁与婆未圆百岁梦之因

·乔富渠·

在一个长寿村里，居住着一对耄耋夫妻，他们俩虽已年近百岁，但耳不聋，眼不花，还能下地摘果种菜，天天相伴田间。不料一天雨后道路泥泞，老两口双双摔倒在田间路旁，均股骨颈骨折，双双被迫卧床不起，再不能结伴外出。更可惜的是，这对寿星夫妇卧床不到三个月同日同时走向黄泉！

……

"生命在于运动"，应是健康长寿相对的真理之一。

（2016 年 2 月 7 日温哥华二女家）

153. 奶孙与苍蝇

·乔富渠·

被奶孙们追打亡命逃窜的苍蝇,声嘶力竭地叫嚷道:"你们说'苍蝇老虎一起打,怎么不打蚊子、跳蚤、虮、虱、蝉、螨……它们不光传播病还吸食人的血呢''美国之音'说得好,你们是选择性地打致病传病的腐败分子,不讲'在法律面前人人平等'的规则!"

"去你的吧罪恶的苍蝇,'苍蝇老虎一起打'并非仅指的苍蝇、老虎两类,而是说要扫除一切害人虫,横扫一切牛鬼蛇神!"苍蝇听着奶孙的斥责,臭嘴一张一张地停止了呼吸。

（2016 年 2 月 9 日猴年初于温哥华）

154. 爷孙俩焚烧鸡笼记

·乔富渠·

在禽流感流行期间,南方一家带毒的一窝鸡被宰杀焚烧之后,爷孙俩又把鸡笼焚烧了。孙子问爷爷道:"你一向珍爱的鸡笼为啥也要烧掉?""你没看鸡笼里还有鸡毛、鸡吐泻物、鸡血……有可能染毒!"孙子连连称赞爷爷的精明与高尚。

……

天下为公,这应是做人的基本道德。

（2016 年 2 月 9 日猴年初于温哥华）

155. 宠公怒鞭果子狸

·乔富渠·

广东某村一位叫宠公的耄耋翁,把果子狸当宠物养了一辈子,视狸如子,珍视万分。在 SARS(非典)流行期间,当听说果子狸能传播"非典"害人,且"非典"病人死亡率特别高,不少医生护士也死于该病时,立即举起皮鞭,忍痛抽打果子狸至其死亡,并将其火烧深埋。

· 91 ·

......

宠公珍爱宠物,更爱人民群众,难能可贵!

(2016 年 2 月 9 日猴年初二)

156. 出血热真的无隐性感染吗?

·乔富渠·

20 世纪 70 年代冬,正值关中渭河流域出血热大流行期间,一次在户县招待所出血热研讨会上,省防疫站姜权威一再地宣讲出血热病毒毒性特强,其致病无隐性感染(即病毒入身而无病),笔者"初生牛犊不怕虎"地予以反驳,认为根据传染学书上讲的,任何再烈性的传染病,也不可逾越传染病的一般规律。会上西京医院闫主任也支持我的看法。争论只是争论,谁也扳不到谁,问题当时无特异判断方法。后来有了荧光抗体检查法,证明出血热每次流行的乡村中,总有一部人为"隐性感染"而无病状!这种带毒者应引起重视,虽然出血热目前还未发现人传人的现象。

......

已定型的科学规律是不会轻易改变的。

(2016 年 2 月 11 日于温哥华二女家)

157. 孑孓告状

·乔富渠·

在"除四害"群众运动中,农民把村边的杂草,积满污水的涝池、臭水沟统统铲除干净。这时一小沟里的孑孓们控诉农民道:"你们怎么这样残害我们幼小的生命,我们又没咬人吸血传病……""去你的吧,罪恶蚊子的徒子徒孙,谁不知道你们正在变成丑恶害人的蚊子!"

......

对于一切害人虫,都应当坚持铲草除根,以绝后患!

(2016 年 2 月 12 日猴年大年初五)

158. 诅咒太阳的异类

·乔富渠·

雨过天晴,阳光灿烂,白云飞飘,鸟语花香,禾苗拔长,菜花金黄,蜂飞蝶舞,

"农家乐"歌声传遍四方,大地一片欣欣向荣,丰收在望景象。"江山如此多娇",这真是"万物生长靠太阳呀"!

"该死的太阳,你要把我们晒死呀。在你的照射下,不知我们多少爷爷奶奶兄弟姐妹被晒得死去活来。"躲在阴沟里、臭水坑里的病菌、孑孓、蝇蛆、怕光的一切魑魅魍魉咒骂着。

……

被一切坏家伙仇骂者,正是我们正义的人们应当尊敬的。

(2016 年 2 月 12 日于温哥华)

159. 耄耋翁险见阎王

·乔富渠·

俗话说人过八十,今晚脱的鞋明天不知还能否再穿,意思是随时都有见阎王爷的凶险。所以又有说"八十不留客",意思是说亲朋家怕担风险,不敢留宿八十岁以上的老人。这里讲的是西安圣和医院一位八旬老翁,他患糖尿病多年,病情稳定,靠饮食、运动与药物控制,也准备像爱国将领张学良那样活过百岁呢。不料一天晚上,突然昏迷抽风,急送西北医院。医生原以为属高血糖昏迷,不料是血糖低下,后经抢救转危为安。病人清醒之后,医生得知病人吃药过量,又狠控饮食,致糖尿病低血糖昏迷休克发生。

……

病人用药一定要严格遵循医嘱。不听医生话,必定受艰难!

(2016 年 2 月 13 日温哥华二女家)

160. 鬼压床

·乔富渠·

人极度疲乏,刚刚躺在床上似睡非睡的朦胧状态时,觉得有"鬼"压在身上,心里明白,只是喊人不应,动弹不得,甚至呼吸困难,状若木僵而恐惧万分……民间误为"鬼"在作祟,其实这种状态多因脑神经不稳或有潜在心脏疾病等。

在科学不发达的古代,往往把不能解释的雷电击人误为"龙抓人",将一些疾病如癔症等误为鬼神附身,有时请神汉巫婆治病(实为心理疗法)确能一时有效。在科学高度发达的今天,仍然有许多自然现象或病态不能解释,看来破除迷信,诚信科学应是恒久的课题。

(2016 年 2 月 14 日于温哥华)

161. 鬼剃头

·乔富渠·

众所周知,伍子胥过韶关一夜间头发全白了,原因是人家在追杀他,精神过度紧张恐惧。足见人的精神心理对头发的作用。这里讲的一夜间头发完全脱光了,民间称为"鬼剃头",医学家叫"斑秃"或"圆形脱发症"。这种脱发症毛囊毛根完整无损,还能重生复原。

……

鬼是根本没有的,这是脱发病的一种,多因精神心理严重障碍时发生,也有许多治疗方法(中西医),皆可促使新发早生。

(2016 年 2 月 14 日于温哥华)

162. 青蒿·青蒿素·药学家

·乔富渠·

听说,青蒿素作为抗疟药荣获了诺贝尔奖,青蒿气急败坏地叫道:"早在两千多年前的《山海经》里就记载有青蒿能治疟疾,青蒿素不过是我的孙子,偏心眼的诺贝尔奖评委们,怎么忘了老子却把孙子辈评上了奖?"

"青蒿呀,青蒿素虽然出身于你,但青出于蓝而胜于蓝,你治疗疟疾尤其是恶性疟疾的效力怎能比得上青蒿素呢?你要用多大的量才能抵得上一支青蒿素呢。这正如火箭的原理来自中国古老的火炮,但火炮决不能与火箭同日而语。"药学家辩解道。

"青蒿≠青蒿素,小檗碱(黄连素)≠黄连,青黛≠靛玉红,麻黄素≠麻黄……子孙胜过老子,老子决不可依老卖老!"

(2016 年 2 月 15 日于温哥华二女家)

163. 吃生鱼丧黄泉!

·乔富渠·

在古代茹毛饮血时期,吃生肉喝生血司空见惯。进入熟食时代后,吃生肉喝生血的事已很少见。但国内如广东人、国外日本人、加拿大人以及一些沿海国家吃生鱼的还是大有人在。笔者在加拿大就吃过生大马哈鱼、生蚝等,但我总是尝一点点。在广东沿海地区流行一种中华分枝睾吸虫病,得肝硬化亡命者屡有所见,正是因为吃生鱼,鱼里的虫卵感染了人!

……

生鱼要慎吃,并且莫贪食,除非经检验排除了寄生虫卵的存在。

(2016 年 2 月 18 日于温哥华)

164. 漆树下边"鬼缠身"

·乔富渠·

1966 年夏,陕西省蓝田灞塬公社(今灞塬乡)发生了一起怪异事件。一天中午,烈日炎炎,社教(四清)队员在漆树下坟堆旁乘凉午睡,有几个人浑身痒痛,皮肤溃烂,有人认为是"鬼缠了身",有人还想给坟头烧纸钱求神保佑。

经社教区乔医生调查:①只有在漆树下午睡的人发病,在其他树下乘凉的人无此病。②并非在漆树下休息的人都一一发病。后经乔老医按过敏皮炎治疗,个个转危为安。乔老医研制的"黄药膏"含抗过敏药、多种 B 组维生素(如维生素 B_2 等黄色药)。

人们应坚信:①世界上根本无什么鬼神之事,凡遇"鬼怪"之事,务必要找其真正原因;②实践出真知。一个医生医疗水平的提高,既要有书本知识,更须有实践经验。

(2006 年 2 月 18 日于温哥华)

165. 宠物哈巴狗吻死贵妇人

·乔富渠·

如今尤其是西方国家的贵族,养宠物蔚然成风,宠物种类更是名目繁多,诸如狗、猫、鸟、兔、龟、蛇、鱼、羊、猪、鹿等。

这天,一向和宠物哈巴狗同吃、同游、同睡,比对其爱人还亲恋的贵妇,突然被哈巴狗狠狠吻了一口,因狗吻得太用劲,竟把贵妇人的嘴咬破了。半个月后贵妇人死于破伤风。其实被宠物咬死的人屡见报端。

……

豢养宠物如今已蔚然成风,但从医生的眼里,养宠物要时刻注意卫生防病知识才是。

(2016 年 2 月 22 日于温哥华二女家)

166. 人参·大黄·药师

· 乔富渠 ·

这天,药房里的人参突然与大黄争论不休。人参说:"如今人们富裕了,越来越多的人对我青睐,不惜花大钱买我养生。谁叫我是补气药之冠呢,价钱比你要贵得多!""去你的吧,如今人们富裕了,个个脑肥肠满,营养过剩,多病,'三高'(高血脂、高血糖、高血压),实证远远多于虚证。你没见不少人盲目吃人参,患上'人参滥用综合征',浑身燥热,血压升高,流鼻血,口舌生疮……"大黄申斥道。

"而我呢,专门治实证,凡痞、满、燥、实、坚者,皆要用我,所以人们尊称我为大将军,是将军之官,医生开处方时写的'军'指的就是我!"大黄接着申辩道。

正在人参与大黄争论得不可开交时,药师说:"你们俩不要再争吵了,你们各有所长,也各有所短,应相互配合,相得益彰才是。对极度虚弱病,低血压休克病人,人参可以救命;但对一些危及生命的肠梗阻病人,则大黄用的得当可以使病人免于开刀而抢救生命!"人参与大黄听了药师的劝解,很快心平言和了。

俗话说得好,"黄金有价药无价",一个药的好坏,绝不能单单以价论之。

(2016 年 2 月 23 日于温哥华二女家)

167. 美女胫前红斑结节痛难忍

· 乔富渠 ·

西安一美女胫前常起红斑结节疼痛难忍,炎夏怕羞从不敢穿短裤、裙子。她虽四处求医,但一直不能根治。一天她慕名找到乔老名医,乔老医问过病史,化验血沉(ESR)增速,家族有结核史,诊断为"结核风湿症",结核菌素 PPD 试验呈强阳性。经抗结核治疗后,与顽疾拜拜,病女感激涕零,并常常让疑难病人找乔老医诊治。后得知乔老医从 1966 年起就开始研究结核风湿症,并创用"结核过敏症候群"新病名,论文还发表于《中西医结合杂志》!

……

治病务求其本,对症治疗万万抵不上对因治疗,医生看病务求其因。

(2016 年 2 月 24 日于温哥华二女家)

168. 蜜蜂·蚂蚁·百灵鸟

·乔富渠·

一场连阴雨后,阳光格外灿烂,天空分外蓝净,鸟语花香,蜂飞蝶舞,地上成群的小蚂蚁四处奔忙,百灵鸟清脆的歌声格外嘹亮……

正忙着在花丛中采蜜的小蜜蜂看着地下忙碌的小蚂蚁忍不住讥笑道:"你整天为谁辛苦为谁忙? 我们忙碌采的蜂蜜,为人们提供营养、医药。甚至蜂房也有用处,而你们呢? 蚁穴溃大堤,白蚁破坏房梁甚至把岳阳楼都咬塌了!"

正在旁边树上歌唱的百灵鸟,忍不住插嘴道:"蜜蜂呀,你虽然浑身是宝,赢得人们称赞还精心养护你们,但蚂蚁并非一无是处,也有许多种医用,如对类风湿、各种痹证都有很好的疗效,蚂蚁集体出动还能给天气预报参考,蚂蚁成堆吸食病人的尿还可提供糖尿病、肾脏病的诊断呢。"

世上万物,各有所长,也各有所短,人们之间应相互多看其长处。当然,分清敌友应是第一位的!

(2016 年 3 月 3 日于温哥华二女家)

169. 欢迎啄木鸟进驻家园

·乔富渠·

近些天来,午睡时听见墙壁"棒! 棒! 棒!"响声不断,出墙外一看,原来是啄木鸟在啄木墙做窝。心想这是件好事,益鸟入家,害虫逃光,大吉大利,何乐而不为……

事情总是一分为二的,俗话说"利害相连",有利就有害,有舍就有得。啄木鸟啄烂了房木墙,扫除一切害虫利大于弊。

(2016 年 3 月 3 日于温哥华二女家)

170. 少妇躯老妪面

·乔富渠·

天下之大,无奇不有。俗语说"女大十八变,越变越好看",但也有例外。河南省一位 28 岁少妇,原本漂亮的脸蛋,渐渐变成了核桃皮样老妪面貌,找工作没人要,几度自杀未遂。她跑遍全国各大医院均无法治疗,只能做整容手术。这种病叫获得性皮肤松弛症,迄今原因不明。据权威医院讲,这种病全世界迄今才发现 10 多人,所以一般医生难以诊断。这种病人全身其他脏器皆正常,该女子还生了第二胎,智力正常。

应当说,宇宙之事,没有不可知的。经验告诉我们,前天昨天不知的事,过去认为是神怪之事,如什么鬼灯笼实为磷火,龙抓人为雷电,千里眼为电视,顺风耳为电话……

看来"全科医生"一词,只能对常见病来说,任何一位医学知识再丰富的医生,也不能保证在任何疾病面前不误诊。不能诊断与无法治疗,医疗事故不能绝对避免!

(2016 年 3 月 13 日于温哥华二女家)

171. 皮肤长红星吓坏胖阿满

· 乔富渠 ·

胖阿满这天偶然发现皮肤长出多个小小的红星,以为是红蜘蛛惊恐万分,因为他听说皮肤长红蜘蛛(痣)标志可能是得了肝硬化,是可致命的!

数年过去了,胖阿满依然健康如故。后瞧医生,说红星≠红蜘蛛,叫毛细血管痣,它不像蜘蛛痣,压之不褪色,且高出皮肤,呈小结节状,不痛不痒,对身体也无大碍。

……

目前认为可能与消化管疾病有关。

身上有任何异常都要及早看医生,不可自寻烦恼。

(2016 年 3 月 18 日于温哥华二女家)

172. 同是小侏儒病因却径庭

· 乔富渠 ·

这天,儿科医生面前站着同样年龄的小侏儒,他们虽均已 18 岁,但身高不足 1 米。一个聪明伶俐,一个呆若木鸡,前者为城里人,后者来自边远山区。经医生详查,他俩的病因都在头上,前者为脑垂体,后者为甲状腺(颈前)。前者为垂体性侏儒症,后者为甲状腺功能发育不良性呆小病,是因缺碘造成。但都已经长大成人了。听医生讲如今吃碘盐,呆小病已绝迹;而垂体病是因生长激素低,如能早治也免得侏儒症。

……

看病应是越早越好呀!

(2016 年 3 月 19 日于温哥华二女家)

173. 小阿宝病不单行

·乔富渠·

已五六岁的小阿宝,看上去像两三岁。不仅如此,他一年四季,三天两头患感冒,且难以治疗,还得上了肺炎。一旦哭闹唇指发青,上气不接下气,小阿宝妈还发现,他左胸部渐渐隆起,且高过右胸(正常人理应右胸高于左胸)。小阿宝家境富裕,饮食营养丰富,且牛奶、零食不断,多种维生素、糖钙片等也长年不断。

这天,小阿宝妈领小阿宝连跑了数家医院,找了多位儿科专家,均被告知:"阿宝患有先天性心脏病!"

……

"发育慢,易感冒,心区高,嘴唇青……"应警惕先天性心脏病。如能适时手术,可迅速改变患儿的健康状况。

(2016 年 3 月 20 日于温哥华二女家)

174. 少妇切乳房,肉跑到臂膀

·乔富渠·

乳癌早期,手术当为第一疗法。不少病人由于能早期手术,甚至获得了根治。大家知道电视剧《红楼梦》中扮演林黛玉的影星得了乳癌,因不忍丢失"绝代佳人"般的美貌,竟入佛门当尼姑,求神保佑,致癌肿扩散,很快命丧黄泉酿成如林黛玉一样的悲剧,实在令人惋惜!

近闻又一少妇美貌无比得了乳癌,听从医生与专家的话,及早手术恢复良好,但逐渐发现臂膀粗壮起来。以至再热的天气,也不肯穿背心露丑,像秃子炎夏戴帽子那样。人们都说是她被切掉的乳房的肉跑到臂膀上了呢。

真的是乳房的肉跑到臂膀上了吗?专家告诉她,这是由于手术中损伤了淋巴管,造成淋巴液回流障碍致使脂肪(淋巴液富含脂肪)堆积于臂膀造成,不影响健康。

……

发生在身体上的奇异现象,应及早请医生诊断,切莫胡思乱想,贻误身心健康!

(2016 年 3 月 22 日于温哥华二女家)

175. 身瘦如柴小腿粗壮的怪小孩

·乔富渠·

一个健康的孩子,一般应是身材均匀,但一个陕北男孩得了一种怪病。这个孩子身瘦几乎如骷髅,呈翼状肩胛,肋骨高起肋间肌萎缩,但他的小腿肚(腓肠肌)却粗壮肥胖,连走路都困难。一旦卧床很难有力量起床,起床时须先俯卧再用两手支撑着慢慢起来。家属焦虑万分,不知何故。

后经西安大医院专家会诊,孩子是得了"假肥大型进行性肌营养不良症",对这种病目前尚无特效疗法。

……

宇宙万物,皆事出有因,不被认识的东西往往被视为"怪",甚至误为妖魔鬼神在作怪!

(2016 年 3 月 24 日于温哥华二女家)

176. "鱼托生"的孩子

·乔富渠·

按照过去迷信的说法,人死后还能托生。这辈子做了坏事,下辈子可能托生为牛、马、猪、狗、鸡等。听说某山村一男孩,出生后全身皮肤呈鱼鳞状,村里迷信的人都议论这孩子前世作了孽,这辈子长身鱼皮,准是鱼托生的。家里人为此思想包袱沉重。

这天,大城市派来的医疗队进驻山村,热情地给村民讲防病与宣传卫生保健知识。看了这个"鱼托生"的孩子,向村民解释道:"这孩子得的是先天性鱼鳞病。"经过调治,孩子病情逐渐好转。医生告诫村民,"托生"一语是迷信说法,根本没有什么"托生"的存在,"人死不能复生"才是真理,要破除迷信,相信科学!

迷信与科学的斗争虽已经历了数千年,但迄今迷信"神鬼""真主""上帝""玉皇大帝"……的人们仍不在少数。看来科学要战胜迷信得打"持久战",因为"迷信"也在不断地改头换面,"推陈出新"呀!

(2016 年 3 月 28 日于温哥华二女家)

177. 长象皮腿的人

·乔富渠·

天津一位男子患有甲状腺病(甲亢→甲减),近年两小腿皮肤粗厚如大象的皮,人称象皮腿。笔者1959年在南京市人民鼓楼医院实习中间,曾遇见多例由血丝虫病与慢性丹毒病得上了象皮腿病人。老师讲,象皮腿多是因淋巴管病变引起的,皮肤虽又粗又厚,但不痛不痒的。

迷信的人是却认为是病人残害了大象或用了大象皮、象牙……引起的,是"象鬼"抓了他们!

有了病一定要多找医生看,切莫找巫婆神汉,贻误病情!

(2016年3月28日于温哥华)

178. 长有神话"顺风耳"的东北小男孩

·乔富渠·

东北有一个小男孩,白白胖胖,粗眉大眼,两颊还长有小酒窝,人见人爱。可就是小孩已三四岁了,还说不出一句话来。家里人四处求医,还到北京找专家,排除了聋哑症等疾病。

奇怪的是,一天夜里,男孩熟睡中突然又哭又喊,从屋里跑了出来,说"爸妈我床下有人说话!"夫妻俩惊讶万分,"孩子会说话了!"并以为孩子在说梦话。自此孩子多有此表现,且听力、辨别能力与记忆力惊人。他可辨别不同汽车、手机的声音,并且知道是哪个汽车牌号,谁的手机,被人们称为"顺风耳""金脑子"的"神童"。

世界上是没有什么神仙、真主、上帝的,但不被人们与科学理解与解释的事物将是永存的,只是随着科学的发展,总有一天会被揭开其奥秘的!

(2016年3月30日于温哥华二女家)

179. 孪生兄弟何以相差天壤

·乔富渠·

世界之大,无奇不有。众所周知,孪生兄弟或姐妹或兄妹与姐弟,多是在相貌、性格、言语、举止相似,以至除了父母、家人容易识别外,外人很难分辨,并因而造成真假难辨甚至酿成笑话或误大事。这方面一些戏剧、电影中常有反映,如秦腔"三滴血"等。下边讲一个真实的事。

我国某地有一对孪生兄弟,哥哥身高一米三,而弟弟却一米九三,且还不断疯长,兄长 11 岁(小学五年级)后就基本停止长个子。村里人戏称这孪生兄弟是武大郎与武松转世!不仅如此,村里人还认为父母对兄弟俩不能同等看待,哥哥营养不好,弟弟偏吃偏喝。更有甚者村民私下议论:"这对兄弟可能是一母两父!"

俗话说,世上没有不透风的墙,父母无奈把兄弟俩带到大医院想弄个究竟。经专家检查 DNA 证实兄弟俩是同一父母,也排除了营养巨大差异的猜想。最后经脑 CT 检查,兄长垂体显著比弟弟小,而弟弟脑垂体长了良性肿瘤,兄弟俩的差异是因生长激素差别造成的,兄长的生长激素水平远远低于弟弟。经询问,兄长经常得病,常伤风感冒、拉肚子,也因此造成垂体发育不良。

......

对于人体的一些奇怪表现,不可妄加猜测,更不可随意议论,理应及早找医生与专家诊断。

(2016 年 3 月 31 日于温哥华二女家)

180. 药酒杀人一案

·乔富渠·

某村民腿疼,听说邻居家在喝一种祖传药酒疗效神奇,该邻居的腿疼喝了这种酒病情大有好转。谁料小伙子只喝了几口,就唇、手麻木,呕吐不止,请乡村医生看了也不知啥原因,让他到医院瞧瞧,家里人也未在意心想睡一觉就好了,谁料 2 个小时后竟见了阎王爷!

这真是"天有不测风云,人有旦夕祸福"。经法医鉴定,患者死于乌头碱中毒。后查所谓的祖传药酒的药方中含有两味剧毒药:生川乌与生草乌!后追究责任,药店 > 开处方者(非乡村医生) > 邻居(给药酒者) > 本村乡村医生,共计赔偿病家 35 万元。

传统的祖传药方并非百益无害。俗话说得好,"是药三分毒"。笔者在陕西耀县巡医中,就见有癫痫患儿因吃"祖传秘方"而铅中毒的。千百年来广泛应用的龙胆泻肝丸,如今发现有病人长期吃而死于肾病尿毒症,原因是该药丸含有肾毒药关木通。人常说,不怕一万,只怕万一,同样的药,有人吃了无事,有人吃了就会中毒,这与每个人的反应性和过敏性有关。文献有记载,对青霉素高度过敏的人,甚至看见"青霉素"三个字就会发生过敏,更有用青霉素眼药点眼而命丧黄泉的!

(2016 年 3 月 31 日于温哥华二女家)

181. 一个"6F"病人

·乔富渠·

1974 年笔者受陕西中医学院委派,带领 754 班学生在汉中开门办学期间,接诊一位"6F"病人。"6F"的具体表现是:女(Femal)、40 岁(Forty)、肥胖(Fat)、家族(Family)、多育(Ferfitr)、漂亮、安静(Fucher),发作性夜间右胁部绞痛难忍,晚餐吃肉或吃得多与喝酒吃夜宵后更易发作。经 B 超检查,原来该病人得了胆结石。追问病人,因工作忙赶上班时间,常常不吃早餐,也缺少运动等。汉中地区不知何因,胆石症发病率相当高。

自此,我给学生讲胆石症病人的特点是:具备"6F",中年女性,不吃早餐,少运动、肥胖,喜夜餐或晚餐丰盛,夜间右胁绞痛……十有八九得上了胆结石。

善于不断地总结临床经验是丰富教学内容,增加讲课的生动性与感染力必须具备的。

(2016 年 4 月 3 日于温哥华二女家)

182. 急发"口眼歪斜"与"慢郎中"

·乔富渠·

1974 年乔老医在汉中开门办学期间,一天上午在汉中南门里口腔医院讲课中,突然接到北关石马医院实习生的电话,告知石马医院一位病人突发口眼歪斜。乔老医忙问:"病人眼睛能否闭住?"学生说:"右侧眼睛已闭不住了。"乔老医听此话后,放心地继续讲课。课堂里的学生都暗暗想着:"乔老医真是'慢郎中'!"

就这个病人,乔老医事后专门讲了"中风"一证。中医讲的中风,除了脑"中脏腑",还有叫"中经络",前者为死亡率很高的脑血管意外(脑出血与脑梗死),二者都须分秒必争地急救;后者则为周围性面神经麻痹(Bell's 瘫),病灶多在面神经出口(颈乳孔)处,如果在中脑面神经核处,则往往有交叉性瘫痪。而石马医院的病例属于后者(Bell's 瘫),故乔老医才能胸有成竹地表现出"慢郎中"的表现,未能立即中断讲课。

毛泽东主席曾讲:学校应着力培养学生的分析能力。一个医生在临床实践(经验与教训)中应努力培养自己的分析能力,只有这样,才能大胆又细心地工作,也才能遇事不惊。

(2016 年 4 月 4 日于温哥华二女家)

183. "对症下药"也要命

· 乔富渠 ·

"对症下药"(这里的"症"广义讲还包括有中、西医的"病"与中医的"证"),应是医家遵循的常理,也是处理好社会上日常生活中"病"的口头禅。就是说无论是治疗躯体上的病或处理社会与家庭中的"病",都应坚持"对症下药",方能从根本上解决问题。但这里讲的却是一个"对症下药"致人命的意外事故。

近闻南方一位痛风病人,到某药店买了一瓶防治痛风的特效药别嘌醇,用的量也是常规用量。不料服药后,出现发热、皮肤起红疹、剧烈瘙痒……经附近大小诊所检查,皆诊断为"药物过敏",但用抗过敏药治疗无效,且日渐加重,并出现肝区、腰部疼痛,浑身水肿,后经"三甲医院"诊断为别嘌醇过敏所致。经治疗 1 个月后"康复"出院休养,不料不久又复发,并很快丧命!

……

俗话说,"是药三分毒",这"毒"也应当包括药物过敏。但目前对过敏反应发生率高的药如青霉素、链霉素、普鲁卡因……用药前须做皮试外,其他药如别嘌醇则很难预测,自然也难以防范其过敏。记得 1959 年笔者在南京鼓楼医院实习期间,老师教导我们在用某一个药之前,必须知道这个药有什么毒性与过敏反应,并应向病人讲明白,以防不测。而一旦发生不良反应,也不至于手忙脚乱,束手无策,而能及时恰当地处置,把危险控制到最低限度。

(2016 年 4 月 6 日于温哥华二女家)

184. 会变色的指头

· 乔富渠 ·

陕西省临潼县(今西安市临潼区)一少女长有一双能变色的神奇指头的手,她的指头颜色可以变化,开始仅一两个指头,后涉及十指,再后涉及足趾。颜色可变白,变青,变紫……而这种颜色的改变与寒冷、弹琴等手指震颤、情绪激动有关,尤其寒冷时最为明显,因此她几乎一年四季离不开手套。

她慕名找到乔老医,经乔老医详细检查之后,诊断为雷诺(Raynaud)病。还有一种有明确可查原因的叫雷诺综合征,原因可以是多种结缔组织病、震动病、弹钢琴手、矿下风镐手等。

后经应用扩张血管与中医活血化瘀通络疗法被控制住。这种病多发于青少年女子。

(2016 年 4 月 10 于温哥华二女家)

185. 膝盖前边长骨"瘤"

·乔富渠·

陕西省铜川市有个青年男子,自幼酷爱体育运动,尤其爱打篮球。近年两膝盖前边竟长起骨"瘤",但此"瘤"不同一般,不甚疼痛,增长也慢,多年来变化不大。家人恐惧万分,认为这是颗"定时炸弹",生怕有一天暴发要了孩子性命!

这天,家人慕名找到乔老医,经乔老医仔细"四诊"之后,说不是肿瘤,是髌腱炎,与经常打篮球慢性损伤有关。

对身上出现的任何异常,不可瞎测而自寻忧虑,应及早请医生诊断。

(2016 年 4 月于温哥华二女家)

186. 奇怪的鼻炎

·乔富渠·

俗话说"饭饱生余事",当然"余事"有多种,概括地讲不外有三,正面、负面与中性。这里讲的是如今豢养宠物蔚然成风,城乡皆有,城市为多,西方世界更多。据说北京有位女学生得了一种奇怪的鼻炎,她的鼻炎在学校不发生,在外边也不发作,只要到家里就必然发作。发作时总是先喷嚏连连,清涕长长,甚至眼泪汪汪,但一出门马上就好。经医生检查,诊断为典型的过敏性鼻炎。过敏性鼻炎过敏原众多,如尘埃、花粉、皮毛、食品……枚不胜数,也可对多种东西过敏,所以要找到过敏原有时十分困难。这位女学生经过多种皮肤过敏试验,证实为对猫毛过敏,而她恰恰天天抱着猫,与猫同睡,亲猫喂猫……怎么治呢,她不想吃过敏药,打脱敏针,只得忍痛地放弃了养猫。

"怪病不怪"。任何病都有原因,只是有些病一时难以查清病因,甚至很难查清,如当今的癌症。每一种癌症都有其因,有朝一日查明白了,就有可能找到相应的特效药。许多过去治不好的病如结核病(旧称痨病)、麻风(旧称癞)、梅毒、淋病……如今都有了特效药,都可以根治。

"治病务求其因"应是真理! 病因找到了,便开辟了治疗的门径,尽管不一定马上就能找到特效药与特异疗法。

187. 大蟒缠身的人

· 乔富渠 ·

蟒缠身致死的事,在南方多蟒蛇的地方屡有所闻。这里讲的大蟒是严重扩张的静脉(蓝、绿色)。西北国棉二厂(今咸阳市秦都区)有位中年工人,在他的脊背、腹部都有粗麻绳般的异常扩张的静脉,看上去异常吓人,所以他在再热的夏天也不肯脱衣,也不敢到公共澡堂洗澡。这个病人虽四处求医,却诊断不明,曾被疑似肝硬化。他慕名找到乔老医,乔老医问望闻扪切之后诊断为下腔静脉受压症巴卡(Budd – Caiari)氏病。经手术,证实为良性肿瘤压迫所致,切除肿瘤之后,扩张静脉也就销声匿迹了。

被认为"怪病"的原因是下腔静脉阻塞症。

188. 吃烂菜险要性命

· 乔富渠 ·

1959 年笔者在南京鼓楼医院实习期间,遇见一位乡下病妇,满身乌紫,气喘吁吁,当时诊断为煤气中毒或心脏病等。但经全身检查及化验皆排除了躯体疾病。后经详细询问家属,得知病妇生活俭朴,把一堆烂了的青菜不忍抛掉,吃了个精光,因而得上此病,生命垂危。上级医生立即想到了亚硝酸盐中毒,马上静注甲紫(美兰),病人神奇般地转危为安。

我曾遇到咸阳市一位耄耋翁因吃了一碗剩面条得上毒痢致命的,足见"病从口入"的危害。对烂菜、剩饭尤其在夏秋季节,切忌食用,烂菜放久极易产生亚硝酸盐,而剩饭菜则易滋生致细菌或毒素引起食物中毒!

(2016 年 4 月 17 日于温哥华二女家)

189. 节食、运动减肥致奇病

· 乔富渠 ·

北京一位 21 岁女子,身高 165 米,体重仅 60 千克,并非肥胖,但她过度以瘦为"美",一心减肥。一方面严格控制饭食,一天甚至只吃一顿饭,一方面天天到健身房运动。结果"肥"减了不少,由 60 千克的体重半年就减到 45 千克,但却把月经也减掉了。按理说,节食、运动二者之减肥理应是最安全不过,听说过吃药减肥弊病多甚至致人命的有,还没听说节食、运动减肥有什么不妥。后经专家检查,是由于长期营养不足,导致"卵巢功能早衰"!笔者近见西安一20岁姑娘,亦由于用药物过度减肥致"卵巢早衰",月经闭止,乳房萎缩,枯瘦如柴,"欲美反丑"!

"民以食为天","生命在于运动",但运动过度,节食太过,均有损健康。什么事都应有个"度"。

(2016年3月17日于温哥华二女家)

190. 顽固的低血压
·乔富渠·

宝鸡市一位中年妇女,近年渐感头晕、乏力、怕冷、身肿……经查血压低。虽吃人参、黄芪、生脉散等知名升压药,却一直无什么效果。这天她女儿慕名找到乔老医,乔老医让化验甲状腺功能,结果她母亲"甲状腺功能减退(甲减)"。但化验中未查甲状腺抗体,如甲状腺过氧化物酶抗体(TpoAb)、甲状腺球蛋白抗体(TGA)与甲状腺微粒体抗体(TMA),乔老医让再补充化验项目。后化验报告上述三项抗体均呈阳性。至此,乔老医做出诊断:桥本氏甲状腺炎已届甲减期(本病早期可出现甲亢表现)。该病常见于中老年女性!

……

无论是低血压或高血压,绝非诊断的终结,应力求找出造成血压变化的根本原因,方能为根治其病提供前提条件。血压病如此,其他病亦如此。

(2016年4月17日于温哥华二女家)

191. 富婆不孕之谜
·乔富渠·

笔者在西安圣和医院接诊山西灵武一位富婆,形体肥胖,皮肤白皙,眉清目秀。丈夫生意兴隆,家产万贯,可就是缺一儿一女。按常理,穷人怕多生增加负担,而富人总想早生多生贵子。而该富婆的表现是肥胖、多毛、闭经。乔老医立即开出B超单,结果显示她双侧卵巢中的卵泡均>12个,确诊为"多囊卵巢综合征"。经乔老医用补肾化瘀与绒毛膜促性腺激素治疗,喜得贵子,并准备再生一女。

多囊卵巢综合征多不易生儿育女,但也绝非不治之症。切不可放弃治疗,尽管多数相当无望。

(2016年4月17日于温哥华二女家)

192. 老农头上长"犄角"

·乔富渠·

"奇怪奇怪真奇怪，老汉头上长出'犄角'来！"在一个偏僻的小山村，近年流唱着这样一首童谣。世界之大，无奇不有。该山村一位老农，起初头皮有一小点增厚，不痛不痒，老农也没在意。没想到它却一天天长高，以至于数年后竟长得像牛羊犄角模样，致使村里的小孩唱起开头的那两句儿歌。村里一些有迷信思想的老人，私下里窃窃私语："老汉可能是牛羊托生的？"也有猜想"这恐怕是一种肿瘤吧！"……村里的赤脚医生讲："不管是什么病，总该尽快到城里大医院诊治。"话说得轻巧，大山里的农民进城看病是何等困难呵！谁料，1965年秋，城市大医院遵循毛泽东主席"六·二六"指示派医生来到了山村。经专家教授会诊后，确诊老农头上的"牛羊角"只不过是老年角性痣，并免费予以手术切除。与此同时，村里许多多年的老病，也都得到了诊治……

当医疗队离村时，生产队员全村齐出动，敲锣打鼓欢送，并给医疗队送锦旗一面，上写着："毛主席恩情深，派来医生'白求恩'！"

……

近闻该山村已迁居平原，变成了"小康村"，还办起一座设备良好的乡村医院。

（2016年4月8日于温哥华二女家）

193. 不问月经酿笑柄

·乔富渠·

身为大内科主任的乔老医，在一次大查房中，遇见这样一件怪事。乔老医以善治肝病闻名于西安、咸阳两市，这天大查房中，下级医生特请会诊一位"肝硬化"腹水病人。病人是一位青年妇女，主诉肚子发胀已数月。乔老望着病人莫名惊诧，面前的姑娘皮肤白皙，面如桃花，声如铜铃，柳眉杏眼，唇如涂红。"望而知之为神医"，仅从望诊就几乎否定了肝硬化腹水，因为肝硬化晚期（失代偿期）才有腹水，另外，"肝主青""肝肾同源""肾主黑"，肝硬化尤其是晚期病人，脸面多呈青灰黑色，且显憔悴瘦削……查体又无蛛痣等，而结核是个慢性消耗性疾病。检查腹部腹大已达脐上，听诊竟现"胎心"音，于是问月经，姑娘羞涩地讲："已5~6个月未来！"在场的十多位医生皆目瞪口呆，原来病人是正常的孕妇！

……

医疗中的差错事故，固然有主观与客观的多种原因，但医生的粗枝大叶，常常是重要原因之一。医学常识告诉我们,对一位行经期的女性病人,必须记牢要问月经史。上述这位女病人正是"未婚怀孕"。无独有偶,另一位孕妇,曾经被西安数家医院如此这般误诊为"胃病"!

(2016 年 3 月 19 日于温哥华二女家)

194. 日盲

·乔富渠·

"盲"字由"亡"(上)与"目"(眼、下)组成,望字思意,即"死眼"也,眼"死"了,即失去眼看东西的功能,故也叫失明,眼瞎,看不清东西。"盲"有多种,如夜盲(多因先天或后天缺乏维生素 A 所致)、雪盲(强光刺激)、黑蒙(一过性眼缺血)、灯光(夜里汽车强光照射)……这里说的"日盲",是说眼睛有了病,在强烈阳光照射下看不清东西,戴上墨镜或傍晚时眼睛方看得清楚些。有"日盲"的人,十之八九是得上了"白内障"!

记住每种病的基本特点,是早期发现疾病的法宝。一旦疑似某病,还需清专家确诊。

(2016 年 4 月 22 日于温哥华二女家)

195. 长有变形镜的老汉

·乔富渠·

1976 年笔者接诊一位老汉,诉说近日他的眼突发变化,常常把方的看成圆的,把直直的电线杆看成弯的,把长的看成短的等,这种眼睛医学名为"视物变形"。后经眼底镜检查,证实为"黄斑变性"。

眼睛像照相机,能把眼前的物件反射在底板(眼底视网膜)上,不同的眼底病可有不同的成像,而不同的影像又是眼底病诊断的重要线索。

(2016 年 4 月 22 日于温哥华二女家)

196. 胖婆难买黎明觉

·乔富渠·

东北有位胖婆,家富过亿。"饭饱生余事",富婆吃、喝、嫖、赌、抽烟、喝酒……无所不具。俗话说"有钱难买黎明觉",近年富婆却为"黎明觉"发愁。谁都知道,黎明觉人人贪恋,尤其是寒冷冬天,黎明时被窝暖烘烘的,睡意更浓。

但富婆却每逢黎明,胸闷气短,不得安睡,常常被迫坐起,方能缓解喘气。无奈,这天来到医院,经详细全身检查之后诊断为"心源性哮喘""心肌梗死前心绞痛"。后经放置心脏支架,终于又能很好地获得美美的"黎明觉",富婆也改变上述等一些不良嗜好。

烟、酒、油、不爱运动,皆为冠心病之因,不可忽视!

(2016 年 4 月 23 日于温哥华二女家)

197."肺炎"三进烟翁肺

·乔富渠·

"稀奇稀奇真稀奇,肺炎三进烟翁肺",这是陕西某省级医院肺科医护人员一度的顺口溜。原因是该院一位职工家属嗜烟如命,不料年近花甲,屡患咳嗽发烧,不到一年,三次以"肺炎"住院,且一次比一次重,经治疗都有所好转。奇怪的是,烟翁的"肺炎"每次都发生在右肺的中叶。第三次住院中,特请大内科主任乔老医会诊。"生姜还是老来辣",乔老医问望闻切之后,立即想到烟翁患上了"恶性肺炎",迅速经磁共振(MRI)检查诊断为"肺新生物",肺穿刺证实为肺癌。经介入疗法治疗,延长了烟翁的生命,但终因未能根治而命丧黄泉,当时还不到 60 岁!

一个中老年人,尤其是烟民,如反复咳嗽发烧,不管他是否咳血,都应当警惕"肺癌"的发生。

(2016 年 4 月 25 日于温哥华二女家)

198.馍易吃水难咽

·乔富渠·

在陕甘两省干旱丘陵地区流行着这样一句话:"宁让吃多个馍,不让喝一口水",原因是逢"赤日炎炎似火烧"的夏暑时节,一碗水全家洗脸后还要留着洗脚与给畜禽拌食。这里讲的却是一种病态。这个病中医叫噎膈,西医有食道癌、癔症、贲门痉挛症(今称贲门失迟缓症)……老百姓则叫"噎食病"。笔者近遇一位爱生气的中年妇女就是此症。她曾经乡村医生检查诊断为"食道癌"(她家族也有该病史),到县医院检查,X 线、B 超、CT 甚至胃镜均未见异常,后确诊为"贲门失迟缓症"。经用中西医药物、理疗以及心理疗法,迅速治愈,解除了病人与家属多年的心病。

医生在诊断功能性疾病与器质性疾病(身体确有病理改变,如炎症、结核、肿瘤、畸形……)之前,切莫先按器质性疾病处置,以免给病人与家属造成不必要的思想与经济负担!

（2016 年 4 月 27 日于温哥华二女家）

199. 油漆工暴亡之谜

·乔富渠·

近闻北京一位油漆工人在给一家新房油漆之后十多天暴病身亡。这是一位年仅 26 岁的身强力壮的新手。俗话说"初生牛犊不怕虎"，他自持体壮如牛，为了取得好的油漆效果不顾新房漆味浓烈，竟在门窗紧闭下施工。油漆效果确实相当好，只是他在油漆完后 2～3 天就身困纳呆，厌恶油烟，腹胀胁痛，继之身目黄染，尿色深黄。经医生检查，诊断为"中毒性重症肝炎肝坏死"，十多天就命赴黄泉!

凡从事有害工种的工人，一定要重视该种职业对身体的危害，严格遵循该职业的操作规程，杜绝职业病的发生。作为一名医生，也应当懂得一些有关职业对身体损害的基本知识，增进尤其是常见职业病的防治知识，以更好地为人民健康服务。国家倡导全科医生的培养确实是十分必要的。

（2016 年 4 月 29 日于温哥华二女家）

200. 女童右下腹急痛之秘

·乔富渠·

某山村 7 岁女童，这天突然腹痛难忍，开始时全腹疼痛，上腹尤甚，渐渐疼痛部位转移至右下腹部，并固定不移。十多个小时之后，女童又发起高烧，家人连忙把女童送村卫生所检查。乡村医生根据炎症"红、肿、热、痛、功能障碍"的特征，按炎症开了消炎止痛药，并让立即送乡医院诊治。乡医院化验白细胞增高，并发现右下腹有鸡蛋大压痛包块，诊断为急性阑尾炎并发阑尾周围脓肿，并很快手术，使女孩转危为安。

乡医给护送的村医讲，记住阑尾炎的以下特征，就应当想到阑尾炎的诊断：①转移性腹痛：开始疼痛部位可在上腹部、全腹部，最后转移至右下腹，简称"转移性腹痛"。②先腹痛，后发热。③压右腹，肚皮发硬，压之痛轻，突然松手疼痛反而加重，医学上称之为"反跳痛"。④化验血白细胞增多……并说如再晚送来，有阑尾穿孔甚至死亡之虞！并讲了还要与卵巢炎、淋巴结炎、回盲部炎症等鉴别。

"把医疗卫生工作的重点放到农村去"，提高农村的医疗水平，应是农村奔小康工作的重要一环。

（2016 年 4 月 30 日于温哥华二女家）

201. 危险的耳鸣

·乔富渠·

耳鸣是十分常见的病状之一。其原因很多,诸如疲劳、噪声、贫血、血压高或低、头受击打、颈椎病、脑梗死、常戴耳机、耵聍、挖耳……但有种耳鸣被称为"危险的耳鸣",则不可大意。内蒙古一位女士,仅一侧耳鸣,且逐渐头晕、听力减退、嗅觉降低、心烦失眠……久治不愈。后经 CT 检查诊断为"听神经瘤",术后仍有些耳鸣,但较手术前明显减轻,经中医补肾化瘀用中药加针灸治愈。

耳鸣虽是耳病常见症状,但耳神经通脑,对顽固性单侧性耳鸣,且排除了耳朵(外、中、内)以及常见的本身的毛病,应当想到脑内病变。对中、老年人来说,更应想到颅内疾患!

(2016 年 5 月 1 日于温哥华二女家)

202. 百病源于脊柱

·乔富渠·

1973 年陕西省茂陵(汉武帝、卫青、霍去病等汉墓所在地)某厂书记晨起后四肢软瘫,病人惊恐万分,经时驻厂医疗队队长乔老医检查后诊断为颈椎病椎前动脉供血不足,后经 X 片证实。经治疗后迅速转危为安,化险为夷。陕西省泾阳县一大专女生晨起后四肢麻木,某军医大诊断为脑神经元病,经乔老医确诊为颈椎病。北京某女会计因头晕、耳鸣、常落枕、颈肩痛、听力逐减……诊断为颈椎病。北京某中年男子心慌气短,心律不齐,但有关心脏各项检查皆正常,后确诊为颈椎病。某市某中年妇女,腹胀便秘顽固,身困乏力,经查胃肠道正常,确诊为腰椎病。潼关县某女,大小便潴留,尾椎部隐痛,臀与鼠蹊部麻木,确诊骶尾骨病、马尾综合征……

类似上述病例形形色色,新近乔老医接诊洛阳一中年妇女,多年一直按癫痫病治疗,久治不愈,经乔老确诊为颈椎间盘突出!看来"百病源于脊柱",不失为重要的诊断思路与线索之一,值得珍视。

(2016 年 5 月 6 日于温哥华二女家)

203. "伤风感冒"也要命

·乔富渠·

豫西山区农村有一个懒惰媳妇,她有个口头禅:"让我得个病,不要要了命,伤风感冒,头痛脑热,酸汤面叶,胡椒辣汤,喝两碗。"一般人也都认为"伤风感冒"是小病,年轻人常常活动活动出点汗,或喝点酸辣姜葱辣子汤或吃片 APC(复方阿司匹林)很快就好了,不予在乎。近闻北京郊区一位壮年妇女感冒发烧后,与往常感冒不一样,浑身软弱无力,胸闷气短,心悸难忍,第三天就心跳"停止"。经医院心前区按摩,开胸体外心肺复苏,才保住了性命!

北京那位病人最后被确诊为"病毒性暴发性心肌炎",如抢救不力,准要性命。临床上,许多疾病甚至要命的"出血热""暴发性肝炎""脑炎脑膜炎",皆以"头痛发热像感冒"开场。感冒起病,并非全为小病,万不可麻痹大意!

(2016 年 5 月 21 日于温哥华二女家)

204. "僵尸"复苏记

·乔富渠·

近闻北京一位中年妇女莫名其妙得了一种怪病,起初脚发僵不听使唤,渐渐地全身僵硬,终于卧床不起,还得上了压疮(褥疮)。不能用筷子夹食,不能梳头,宛如"僵尸",几次欲轻生。值得注意的是,该病妇从无头摇手抖等震颤病症。后经北京协和医院(全国唯一一家特级医院)诊断为帕金森病。该病在 100 多年前曾被误为癔症(神经功能症之一),如今国内医学书籍定名为"震颤麻痹",该病病根为脑多巴胺神经元功能衰竭,经用脑起搏器置入,病人"起死回生",如今动作如常人,还可外出旅游!

"震颤麻痹不震颤,未必不是帕金森"。本病有"三大主症",一震颤,很常见,故命名为"震颤麻痹"。拳王阿里表现正如此,享年 74 岁。二僵硬,这位病妇就以此为主症。三动缓,行动迟缓常易跌倒,这位病妇曾多次骨折。看来诊病时只要能抓住主症之一,就不会轻易放过该病的诊断。临床上误诊的重要原因之一,往往在于过度地追求多个主症——具备方作处置,而延误诊疗时机甚至加重病情。

(2016 年 6 月 4 日于温哥华二女家)

205. 老妇"漏尿"是何因

·乔富渠·

一位老妇,每次到乔老医处看病,都得坐出租车,生怕乘公交车尿湿裤子。老妇不仅"漏尿",还逐渐子宫脱垂。后经 B 超等检查,诊断为"盆腔肌肉松弛症",该症与老妇多产及产后未能很好休息有关。后让病人进行盆腔肌肉锻炼与中药补肾缩泉丸治疗后明显好转。乔老医讲,若能早发现早治疗预后还会好些。

妇女"漏尿"可有多种原因,若排除炎症(尿检应不正常,多有白细胞等)、其他肌病、神经病等,就应当想到本病。此症在中老年人尤其是女性颇为常见,凡遇"尿门不固""漏尿"应首先想到此病,以期早治疗早点解除患者的痛苦。

(2016 年 6 月 8 日于温哥华二女家)

206. 脑梗也有李逵和李鬼

·乔富渠·

真正的脑梗(李逵)为脑血管血栓形成(脑梗旧称),中医谓"缺血性脑中风"。病因为血脂高、血压高、血糖高(俗称"三高",亦称"代谢综合征")。起病较急,主症为口眼㖞斜、半身不遂(偏瘫)、失语(左脑病损)。另有一种叫假脑梗,多为营养素(如维生素 B_1、维生素 B_{12}……)缺乏、中毒、创伤起病,多缓慢瘫痪包括麻木不仁、肢体软弱,多呈对称性,病变部位多在脊椎(髓),如颈椎病、脊髓侧素硬化症。临床症状酷似"脑梗",故名"假脑梗",即本文题中之李鬼。其实医学上还有许多真假李逵与李鬼,如痛风与假痛风、甲状旁腺功能低下与假甲状旁腺功能低下、结核病与假结核病……

"假"往往貌似"真",但把"假"弄成"真",则要误事。一个高明的医生,往往能在真假难辨时,识别出"真"与"假",识出庐山真面目!

(2016 年 5 月 10 日于温哥华二女家)

207. 蚕蛹·蝇蛆·小学生

·乔富渠·

初夏的一个星期天,小学生在农家院里观赏着即将吐丝的蚕与蚕蛹,盼望着养蚕的大丰收。正在这时,一个蝇蛆偷偷爬来凑热闹,小学生迅速把它踩死。

"小鬼,你为啥对我们家族如此虐待?"一只绿肚苍蝇愤愤不平地呵斥道。

"你个传播病菌的坏家伙!"小学生怒斥道。"蛆虫蜕皮就会变成你这样的坏东西,斩草就得除根。"小学生接着道。

"那你对蚕蛹为啥如此精心呵护"? 苍蝇问道。

"蚕与蚕蛹浑身是宝,蚕、蚕蛹、蚕沙、僵蚕皆是良好的中药,富含营养物质蛋白、维生素。蚕茧是珍贵丝绸的原料,丝绸又是国家大宗出口的热门货,而你们呢,都是害人精。小学生有力地辩解说。

"蝇蛹也是一味中药呀。中药五谷虫不就是蝇蛹吗?"苍蝇狡辩说。"去你的吧! 五谷虫早已被淘汰了,谁今天还用这个老皇历中药!"小学生不屑一顾地讲。

世间万物,适者生存,不适者淘汰,人们永要选择与培养对人民大众有益的东西与动植物。

(2016 年 5 月 12 日于温哥华二女家)

208.“药罐子”碰壁记

·乔富渠·

众所周知,嗜烟成命的人被叫“瘾君子”,常追风捕影地怀疑丈夫有外遇的女人被称为“醋罐子”,而药不离口天天大把大把吃药的人,这里称为“药罐子”。

有这么一位阔少爷,家产万贯,饭来张口,衣来伸手,山珍海味猴头燕窝早吃腻了,吃喝嫖赌都玩够了,还梦寐以求“长生不老”,所以“嗜药成名”,被送外号“药罐子”。

俗话说,“是药三分毒”,他吃人参得过“人参滥用综合征”,浑身燥热,口舌生疮,精神狂躁;吃冬虫夏草,皮肤过敏,浑身起荨麻疹,痒得要命;吃阿司匹林防脑梗,口鼻出血,皮肤瘀斑;吃降糖药磺脲,血糖过低险丢性命;吃降压药普利,咳嗽不停,现吃硝苯地平又心慌难忍,足踝肿胀,用普萘洛尔(心得安)后心脏几乎停跳……“药罐子”自以为有知识,从不让医生指导,私自到药房买药吃。

有病不求医,盲目私用药,难免栽跟头!

(2016 年 6 月 15 日于温哥华二女家)

209.“苗条淑女”多薄命

·乔富渠·

俗话说“红颜多薄命”,在医学上“苗条”淑女也往往薄命。笔者在西安东郊某医院接诊姐妹俩,皆为特殊的细高身子,两臂之长要比身躯还长,手指足趾均像蜘蛛腿,姐妹祖祖辈辈均有此病。这病最早被马凡氏发现,故定名为马凡氏综合征。因为这种病人多有严重的心脏与大血管病变,故往往短命。近闻北京一位女病人由于及早做了手术治疗,有望延长生命。

身躯奇特的细长,手脚指趾细长像蜘蛛腿,故医家将这种病人叫蜘蛛人。多合并心脏病,家族中也有此病,基因检查有益发现本病。这种病人不能一味奉行"生命在于运动"信条,尤其不能剧烈运动。美国排球名将海曼就是在一次打球中猝死的,正是患的马凡氏病!

"生命在于运动"并非绝对真理,运动也应量体裁衣,因人因病制宜。

(2016 年 6 月 24 日于温哥华二女家)

210. 冷→热→汗"三部曲"式病患

·乔富渠·

疾病种类千奇百怪,疾病表现多种多样。临床上颇为常见的一种疾病表现模式叫作冷→热→汗模式,下边简述。

疟疾为最典型的"三部曲"模式,发作时先"冷",甚至寒战磨牙,严重时虽在秋夏炎热季节,"冷"时盖上三床厚被亦感寒冷难忍,所谓"内冷"。该病民间俗称"冷热病""打摆子",豫西民间称为"半晌子"。其"三部曲"表现为定时发作(间日、3 日甚至每日;后者多为重复感染)。该病由疟原虫引起,是由蚊子(中华按蚊)传播,故多于夏秋蚊子滋生繁殖季节多见。笔者见长安县(今长安区)一位中年妇女在寒冬腊月发病,被误诊多日,因见其有典型的"三部曲"表现,化验证实为疟疾,推测由过冬蚊子叮咬传染!

化脓杆菌感染性病灶(脓疡),常见肝脓疡、肺脓疡、膈下脓疡等。但其冷→热→汗,并不像疟疾那样定时与典型,抗疟药(奎宁等)治疗无效,须静注大剂量抗生素,还须联用。但这类脓肿如部位隐蔽,如腹膜后、膈下等,往往长时间难以诊断。笔者见临潼县(区)一位青年肝脓疡病人,长时间用抗生素无效,追问病史他曾经患过肠阿米巴痢疾(果子酱便),用甲硝唑后迅速治愈。

其他如败血病、白血病等,也可表现出不典型的"三部曲"。笔者曾著文《伤寒不寒》(先在《陕西中医学院学报》后被中山医学院《医学生》杂志转载)指出,肠伤寒是单热不寒,一年四季可见的结核病亦单热不寒。

许多疾病貌似,如何从"貌似"的众多疾病中沙里澄金地找出真正的疾病与元凶,才是判断医生高明与否的标尺,而理论渊博、实践经验丰富则是根基!

(2016 年 6 月 24 日于温哥华二女家)

211. 颈动脉的不定时炸弹

·乔富渠·

有这么一位年过花甲的胖翁，近来一次次身体出现异常病状：今天出现一过性耳鸣耳聋，明天又出现一过性黑蒙，之后又出现肢麻、肢软，走路偏斜……因为这些病状均呈一过性，虽经家人多次劝其到医院看看医生，却被他一次次置若罔闻。不料一天从早晨到日过中天，还不见胖翁起床，家人到床边叫喊，也不答应，掀开被子一看，身已冰凉僵硬！经医生检查后诊断为"脑中风"。

脑梗死旧称脑血栓，多与吸烟、饮酒、肥胖（血脂高）、高血压、糖尿病、动脉硬化，尤其与颈动脉斑块有关。由于颈动脉斑块（血栓）最易引发脑梗死且易于致命，故号称"不定时炸弹"。胖翁有烟酒嗜好，"三高"（高脂、高糖、高血压），少运动……这类人（尤其老年）易发脑梗。这位病人的种种"一过性病状"，恰是脑梗的早期或轻症，亦称"小中风"。如能早点做 B 超，若颈动脉缺血大于50%，及早手术，则可避免脑梗并能延寿。

对中老年人来讲，一旦身体突然出现异常病状，应尽早看医生，及早防治。

（2016 年 6 月 29 日于温哥华二女家）

212. 胖翁脚麻"大意失荆州"

·乔富渠·

某位胖翁生在富家，长在豪门，衣来伸手，饭来张口，好吃懒做，长得肥头大耳，且烟酒不离口，但对身上的毛病，却从来不屑一顾。起初，他发现一只脚发麻，继则发凉，后逐渐发黑，及至溃烂，方找医生诊治。经医生检查，他有高血压、高血脂、高血糖（俗称"三高"），又自幼嗜好烟酒，多普勒显示他小腿动脉血栓形成与动脉闭塞，致足部从缺血到坏死，必须截肢！

"三高"与烟、酒，皆为动脉硬化与血栓形成闭塞血管的成因，医生说，如能早期诊治，尚不至于酿成截肢的恶果。

胖翁辩解说，开始脚麻、足凉，以为是缺乏维生素引起的末梢神经炎，烟酒也是末梢神经炎的成因呀。医生讲，末梢神经炎多呈对称性，且往往手亦麻，并呈"手套""袜套"状。

俗语"大意失荆州"，胖翁这是"大意失条腿"！

（2016 年 6 月 15 日于温哥华二女家）

213. 杨大妈手麻之谜

·乔富渠·

年逾古稀的杨大妈,清晨起床后突觉左手麻木,并伴有同侧耳鸣,头晕,自觉脖子发硬,以为自老毛病颈椎惹的祸,毫不在意。逐渐地手不能握,肩不能抬,且头痛起来。找村医看认为是"小中风",用药后丝毫不减轻,且不时出现并无恶心感的喷射状呕吐,头痛加剧。后到县城医院开颅手术取出肿瘤,诸症马上消退。

对中老年人的头晕、手麻、耳鸣,切不可一味地自以为是"小中风""颈椎病""脑腔梗"等而放松警惕。如病情迅速加重,头痛显著,且时而出现无恶心感之喷射状呕吐,应当想到颅内占位病变,尽快做头颅 CT 或 MRI(磁共振),以防不测!

(2016 年 8 月 11 日于温哥华二女家)

214. 张大爷一病引百病

·乔富渠·

年逾花甲的张大爷这些年真是"祸不单行,病不一至"。前年头晕、耳鸣、眼花、手麻、四肢发软、经常"落枕",晨起脖子僵硬,经医生检查,皆为颈椎病惹的祸。去年又患上心慌气短,左胸疼痛……经医生检查,胸椎长了骨刺,经小针刀手术而痊愈,医生的诊断为"胸椎－心脏综合征"。今年张大爷又患上坐骨神经痛,下肢不能抬高,咳嗽,垂直击头部,可引致刀割样腿痛。与此同时,还伴有"间歇性跛行",即行走一两百米,就得停下来休息一下方能再行走。经医生检查诊断为"腰椎病伴椎管狭窄"。

"百病源于脊椎",这话虽不尽科学,但重视此话有可能减少误诊。其实因脊椎病变引起的病远不止上述,这是因为从脊柱发出的神经几乎统管"全身"!

(2016 年 8 月 12 日于温哥华二女家)

215. 富翁·穷汉·名医

·乔富渠·

在一个山清水秀的偏僻小山村,最近发生了一件有趣的医疗事件,特此录以备考。

这天雨过天晴,名医家里又是门庭若市,前来看病的人络绎不绝。第一个病人是位胖富翁,偶感风寒,名医给开了有麻黄、桂枝等药味的解表方子,药价才几元钱。第二个病人是位患肝硬化腹水的穷汉,名医开的处方划价近百元。穷汉哀求道:"医生,能否给少开几付!"旁边的胖富翁却声嘶力竭地吆喝说:"什么名医,三付药才几元钱,太瞧不起人了!"名医听着两位病人迥异的反应,惘然不知何故。后来,胖翁的病第二天就好了,穷汉的病也显著得到改善。这事后来多年一直被村民们传颂着,齐赞这位名医才是真正的名医,对病下药的好医生!

俗话说得好,"黄金有价药无价",医生的高明与否,药物的好与不好,"黑猫白猫逮住老鼠就是好猫"。在医药行里,永远不能"钱"字挂帅,以"钱"来评价医与药的好坏标准,疗效高、价钱低,应是提倡的第一标准!

(2016 年 8 月 14 日于温哥华二女家)

216. 富婆·穷女·商医

·乔富渠·

听说在某西方国家,市场经济思想植入社会各个阶层,不少人脑子里只剩"钱"字细胞了。号称"救死扶伤""白衣天使"的医生,不少也染上了了"爱钱病",以医谋钱大有其人。有一位道貌岸然、一副"正人君子"模样的医生,见了富婆、贵人,总是点头哈腰,笑容满面,端茶递点(点心),处方药多为名贵御用,往往一方千金。而见穷女,则掩鼻遮口,冷言冰语。对富婆诊查格外细心,从头到脚,皮肤毛发一览无余,无微不至,甚至吹毛求疵。而对穷女则粗枝大叶,挂一漏万,便匆匆开出方子,方费则"量入为出"(先问穷女身上带的钱数),敲骨吸髓地一扫无余。病员们送他外号为"钱"医生,唯利是图的"商医"!

医生是一种谋生职业,不能不赚钱养家糊口,但绝不能一味地"钱"字挂帅!

(2016 年 8 月 15 日于温哥华二女家)

217. 胖公子与瘦长工

·乔富渠·

我家乡在豫西山区九皋山下,有这样一个真实的故事。胖公子生在乡里一首富之家,衣来伸手,饭来张口,自小有丫鬟侍候。吃的细米白面,穿的绫罗绸缎,四体不勤,五谷不分,还雇有专门奶妈供其吸食人奶。成为全乡第一又白又胖的花花公子。只可惜得上了糖尿病、高血压、脂肪肝→肝硬化……刚届而立之年,便入老子坟旁。而他家的一位长工(笔者邻居)终年没明没黑地干活,白天耕地,夜间喂牲口,身子黑瘦黑瘦,却肌强骨硬。新中国成立后翻身得解放,活到 90 多岁,因患食道癌病故(食道癌与饮食等有关)。

家乡戏《李豁子离婚》有句台词:"长得好了吃好的,长得赖了吃黑窝窝。"从营养学来看,五谷杂粮,各有所长,为了健康,饮食宜多样化。

(2016 年 8 月 18 日于温哥华二女家)

218. 朝翁为志愿军治眼疾

·乔富渠·

中国人民志愿军某部在一个冰天雪地的山区阵地时,由于飞机轮番狂轰滥炸,运输困难,战士食品蔬菜久久接济不上,不少战士得了眼病,眼睛干燥,夜盲……附近的朝鲜老大爷听到了这个信息,冒着美帝的炮火,一次次背来红萝卜给战士们吃,很快治好了志愿军英雄们的夜盲症,使战士们坚守阵地,打退了美国兵的一次次进攻。

夜盲症、眼干燥症以及皮肤干燥,皆同维生素 A 缺乏有关,而胡萝卜素恰正是维生素 A 源,吃胡萝卜后经过肝脏加工可以合成维生素 A。

(2016 年 8 月 23 日于温哥华二女家)

219. 心绞痛也有"李鬼"

·乔富渠·

大千世界,多有真假。《水浒》里有真李魁与假李魁(李鬼),新闻有真假,疾病也有真假,如痛风与假痛风,真甲状旁腺功能亢进症与假甲状旁腺功能亢进症,真结核与假结核。今天说的心绞痛李鬼,就是假心绞痛。

心绞痛中的李鬼有许多,如"颈心综合征""胆心综合征""胃心综合征"等。张三的心绞痛久治不愈,最后查出是颈椎病引起的,治好了颈椎病,心绞痛就不再犯了;李四的心绞痛查明为扁桃体炎"扁心综合征"所致,切除了扁桃体,心绞痛也就消失了;王五的心绞痛是胆心综合征,治好了胆石症,心绞痛也再未出现……诊断疾病,要辨别真与假,否则治疗将会是"风马牛不相及"!

真正的心绞痛也叫冠心病心绞痛,是由于供应心脏血液的冠状动脉主要指冠状动脉粥样硬化导致心脏供血不足造成的。心电图、彩超、CT、磁共振、冠状动脉造影等有助于诊断。

(2016 年 9 月 13 日于温哥华二女家)

220. 撑死癌细胞

·乔富渠·

在医学上有"正治"与"反治"两种治法。如治疗热性病,即有"热则寒之",又有"温病温治"两种相反的治法,且用之得当皆有疗效。听说有这么一位善用反治方法治病的医生,提出"饿死癌细胞",如阻断供应癌细胞的血源,阻断癌细胞的营养,颇有成效;相反的,还有所谓"撑死癌细胞"疗法,如增强癌的血液(富含营养素)以让癌细胞"吃饱撑死",只可惜尚未见成功的病例。笔者试想,如果给癌细胞供应"假营养素",也许会"撑死癌细胞"吧,不过,这只是笔者的假设。

(2016 年 9 月 19 日于温哥华二女家)

221. 胃病的假面具

·乔富渠·

人若戴上了"假面具",便会让人们难识其庐山真面目。一些疾病也可以有变脸术或戴上了假面具。农民张氏常常夜间睡眠中胸痛难忍,并伴有胃灼热、吐酸水、吐食物……被诊断为"变异性心绞痛"。但按冠心病久治无效,心电图与B超甚至心血管造影皆无心脏供血不良表现,后经胃镜等检查,诊断为胃食道反流病,经治疗迅速治愈。又有一位李女士,近年来反复咳嗽、气喘、咽喉、气管、肺检查均正常,后确诊为胃食道反流引起的咳嗽变异性哮喘。王五、李麻子……也因胃食道反流误诊为种种其他疾病。因为胃食道反流表现出种种假象,故又名X病。

医生说,要想不被胃食道反流症的假面具所迷惑,要记住该病的基本特点:胸痛、胃灼热、吐酸水、枕头过低时食物反流,晚饭过饱也易于发病等。总之,要牢记胃病有像川剧中的"变脸术"!

(2016 年 9 月 27 日于温哥华二女家)

222. 吸鸦片童的悲剧

·乔富渠·

一个男童在爸爸抽鸦片时因为好奇"闻香"趣之,久而亦偷食,日久成瘾,吸久成疾,疾久体虚,骨瘦如柴,终于与父同赴黄泉路。

当今自由世界,信教自由,但应知世界上任何"邪教",正如马克思所言,无一不是鸦片!

(2016 年 10 月于温哥华二女家)

223. 吃别人嚼过的馒头有"邪"味

·乔富渠·

《毛主席的好学生》(《人民日报》标题,穆青撰写)一文曾讲:焦裕禄同志(原兰考县委书记)经常说,"吃别人嚼过的馒头无味道",意思是说焦裕禄同志时时处处具有敢想敢干勇于开拓创新的崇高精神。

本文讲的是生活中的另一回事。就是在我国广大乡村(也有城市),一些妈妈在给乳幼儿喂饭(馍等)时,总是自己先咬烂嚼碎,再给小孩吃。如果母亲有传染病如肝炎、痢疾、伤寒带菌者、含幽门螺杆菌(HP)的胃肠炎……这些菌(中医皆称之为"邪")就有可能传染给儿子。事实上临床上常见的这种情况,医学上所谓的"家族聚集性传染病",就有此种"母子传染"情况!

值得注意的是,不少疾病尤其是传染病如肠胃道传染病,一些性传播疾病等,都存在有从母亲唾液中的病菌通过吃饭、接吻及其他方式的亲密接触而传播给儿女、夫妻、亲属!所以,改变不良的生活习惯,是防范这类疾病的重要一环,需要大家充分重视。

(2017 年 12 月 7 日,时年 82 岁)

224. 给小叔家写灶联的故事

·穷溪·

虽说是我的小叔,年龄却小我 2 岁。我自从上小学开始,每逢春节,都要给隔壁小叔家写对联,自然也包括"灶联"。中华人民共和国成立前的灶联,家家不分贫富,几乎千篇一律,诸如"二十三日去,初一五更回",说的是灶王爷奶腊月二十三要上天汇报主家表现,初一五更返回。"上天言好事,回宫(下界)降吉祥",让灶王爷奶上天多说好话,回来带回吉祥。所以家家二十三日都要"祭灶神",这一天叫"祭灶节"或"过小年",春节也就从这一天正式开始了。

中华人民共和国成立后,雇农的小叔,土改分地、分房、分农具、分粮食、分衣物,马上变得丰衣足食,而让我给写的灶联是"听毛主席话,跟共产党走",横批为"社会主义好"。改革开放后,小叔家的日子更加富裕了,年年有余粮,衣物满箱柜,银行还有不少存款,让我把灶联改为"毛主席救命,邓小平给富",横批仍为"社会主义好",而毛主席像则换得更崭新更精致。

"群众是最聪明的",农民是最讲实际的,他们再不相信枉受千年香火的灶神,懂得了"世界上从来没有什么神仙和上帝"。正是:卑贱者并不一定皆愚蠢,高贵者也未必都聪明!

225."腐败医学家"碰壁记

·乔富渠·

众所周知,打防疫针可以预防疾病。诸如注射麻疹、儿麻、乙肝疫苗,可预防麻疹、儿麻与乙肝,打百日咳、伤寒菌苗可预防百日咳、伤寒……疫苗为减毒的病毒,菌苗则为灭活的病菌,它们都能使人身产生抗体,预防相关疾病。

有位"腐败医学家"根据上述原理,竟奇思妙想地创立什么"腐败医学论",说什么身上有点腐败的东西并不可怕,它不仅无害,而且对健康有益,一味地认为"腐败是促进健康的润滑剂"!

这天,"腐败医学家"接诊一位"满身疖肿",已枯瘦如柴的糖尿病人,高兴地说:"疖肿是由病菌引起的,正如打菌苗针,能预防疾病,是天大的好事啊! 它能激发你身体产生抗体,抵御疾病,确保你健康长寿!"并举例张学良、宋美龄等均有此病却都是长命百岁的。

"天有不测风云",由于"腐败医学家"未给他用抗生素,听说病人回家后不到半个月就死于"脓毒败血症"。

社会上不知有多少身中"糖弹"的人,如张曙光、徐才厚之流的遭遇,正是中了"腐败经济学"的毒,成为腐败经济学的俘虏!

226.胖姑娘何以愁肠满怀

·穷溪·

胖姑娘小时候人见人爱,人们都忍不住要抱上一抱,亲上一亲。你看她又白又胖,圆圆的脸蛋,浓眉大眼,双眼皮,小酒窝,唇红如涂胭脂,张口一嘴碎玉石般的牙齿,还长一头黄毛,活像个洋娃娃,见人总是笑眯眯的,十分讨人喜爱。

人常说:"女大十八变,越变越好看",但胖姑娘却相反,越长越丑,越来越胖,大腹便便的,汗毛粗长,皮肤也变得粗糙,还长出浓密的小胡须,乳房特别大,但月经却迟迟不来。眼看十八九到谈恋爱的时候了,没谈恋爱,也没媒人上门提亲。家里人原来喜欢得不得了,如今愁云满脸,见人就唉声叹气。

这天,城里白衣天使巡回医疗来了,家里人赶紧把姑娘领去让医疗队看看。医疗队乔老医生三言两语一问,寸口脉一摸,病史一问,便胸有成竹地告诉家人:"这姑娘得了多囊卵巢综合征,如不及早治疗,将来生儿育女会很困难。"妇科 B 超检查,她每个卵巢里的囊泡多达 12 个,且无成熟卵泡,完全证实了乔老医生的判断。

后经乔老医生的精心治疗,胖姑娘体重减轻了,汗毛变细了,月经来了,还结婚生了个洋娃娃般的小男孩⋯⋯

多囊卵巢综合征诊断标准有三:①女孩过胖;②汗毛重,可有小胡须;③月经少或无月经。

227. 姑娘何以男性化

·穷溪·

俗话说:"女大十八变,越变越好看",但这里介绍的这位山村姑娘却相反,越大越难看,甚至外貌丑陋。姑娘小时候苗条身材,细皮嫩肉,肌肤如玉,眼如杏,眉如柳,齿如玉,声如铃,行如飘,真所谓"窈窕淑女,君子好逑"⋯⋯

"天有不测风雨,人有旦夕祸福",姑娘不知得了什么"怪病",皮肤逐渐变得黑而且粗糙,脸如满月胖乎乎,且长满粉刺,汗毛粗长,又生长出难看的胡须,背胖厚如水牛,腹大如孕,未孕而生"妊纹",声音粗且哑,说话声如男子。血压升高,又有糖尿病⋯⋯父母苦不堪言。

后来多方打听,找到善治疑难杂症的乔老医生,经乔老医生问望触叩听扪闻切详细诊查之后,诊断为"皮质醇增多症",又叫"柯兴氏综合征"(Cushing's Syndrome),化验皮质醇显著增多。乔老医生又让做脑垂体与肾上腺皮质CT,最后确诊为"肾上腺皮质腺瘤",切取瘤之后,姑娘逐渐恢复原貌了。

228. 蚊子·蝙蝠·乡民

·穷溪·

夏秋炎热季节,在水草丰盛的乡村,繁殖昌盛的蚊子每到傍晚便成群结队,嗡嗡乱叫,四处撵人咬人,令人心烦意乱。乡民们虽床设蚊帐,屋燃蚊香、艾蒿,仍免不了被蚊子叮咬。

这天傍晚,劳累了一天的乡民们刚搁下饭碗,在院井纳凉,一群罪恶的蚊子又开始四处叮咬。此时,新"居民"蝙蝠纷纷飞,出四下追捕蚊子,一霎时就把群蚊吃掉了大半!

"村民呀,'四害'老鼠窜到您家里来了,赶快把它们打死吧。它们是何等丑陋的'黑社会'"。群蚊们声嘶力竭地叫着。"去你们的吧,你们是传播大脑炎、疟疾等多种疾病的罪魁祸首!蝙蝠们虽然外貌丑陋,但却是益虫,是你们的天敌,它们不仅能捕捉蚊子,连它们的粪便都是珍贵的良药'夜明砂'!而只从屋檐下迁来了一窝蝙蝠,就快把你们子子孙孙这群害人精消灭完了。我们不但不能打死蝙蝠,还要保护它们!"

人们的眼睛是雪亮的,心里赛过明镜,人们永远会坚持"保护益虫,驱除害虫"的。

229. 青年姑娘手无脉

·穷溪·

已耄耋之年的乔老医,行医 55 年来遇到过 10 多例无脉症病人,大多为青年女性。有青海的、陕西的、甘肃的、河南的……中医诊病先按脉搏,但有些病人却无脉,多为一侧,病侧血压也难测到。

这天,乔老医接诊一位不满 30 岁的少妇,是从洛阳来的一位乡党,患"无脉症",在当地多家医院诊治不见好,且腿上长有结节性疼痛红斑,时而发热、盗汗,血沉(ESR)显著加快(>50 毫米/时,正常应 <20 毫米/时)。乔老医经详细的问、望、触、叩、听、闻、扪、切之后,诊断为"结核风湿症",让当地疾病控制中心做结核菌素试验(PPD)。当地竟拒绝做,认为 X 线透视不是结核,后乔老电话说明理由之后,勉强做了。试验结果呈强阳性反应,证实身体潜存有结核(多在淋巴结),后经抗结核和抗风湿治疗,病情迅速改善,出其不意地逐渐摆脱了多年的病痛!

对待任何疑难疾病,只有得到精准诊断,方有取得理想疗效的可能。

230. 猎人与披着虎皮的狐狸

·穷溪·

这是一个深秋的夜晚,繁星满天,山村里一片寂静。一只披着虎皮的狐狸悄悄地溜到村边,沿着墙根鬼头鬼脑、贼眉贼眼地四下里张望着,又准备干偷鸡摸狗的勾当了。

蹲在村边老槐树上的老猎手,把披着虎皮的狐狸的举动看得一清二楚。起初猎人误以为披着虎皮的狐狸是只真老虎呢,心想"老虎是国家保护动物,可不能伤它"。但仔细一想,老虎是山中大王,它的行迹怎会如此鬼祟,于是怀疑这是只披着虎皮狐假虎威的刁狐狸!

当披着虎皮,欺邻、扰邻、侵邻、害邻的狐狸,刚刚爬上养鸡户的围墙时虎皮却掉了下来,狐狸暴露无遗,正在做着黄粱美梦的它,头盖骨就被子弹打穿,脑袋也开花了。

狐假虎威的人、动物以及团体,都将遭遇像披着虎皮的狐狸一样的下场!

231．"善良"的"心"与"有病"的"眼"

·乔富渠·

改革开放以来,在全国人民生活普遍提高的同时,由于制度改变的缘故,贫富差距越来越大,社会矛盾也越严重复杂,引起广大人民与党中央国务院国家领导的高度重视。就在此时,小有名气的老经济学家黄某却发出很不和谐的声音,公开在报上发表《改革开放后中国的贫富差距缩小了》的奇谈怪论,实在令人莫名惊诧!

笔者是一位普普通通的医生,并已发须全白年近八旬,对经济学是"擀面杖吹火,一窍不通",但也能用眼看到身边活生生的现实:如今贫富差距的确是越来越大了。而令人惊异的是,这位老经济学家谈什么"收入差距的扩大化是发展经济的必由之路",似乎在这位老经济学家的眼里,中国目前的贫富差距还不够大,应当越大越好。从而使笔者怀疑,该经济学家是位西方的"舶来品"!我对这位老经济学家的真实年龄不太清楚,大概与笔者是同龄人,既是位老者,难道不知道旧社会旧中国是"富者田连阡陌,贫者无立锥之地"的境况吗?那样大的贫富差距,那时经济怎么不但不发展反而停滞不前、民不聊生呢?你似乎对穷人尚存怜悯之心,但解决贫富差距的方法却是"鼓励富人救助穷人"。难道你忘记了古训"人越富,心越穷""为富不仁""朱门酒肉臭,路有冻死骨"!你开出的处方就像让"黄世仁去帮杨白劳"一样令人啼笑皆非。当然,在社会主义制度下的中国富人,不能与旧社会的黄世仁同日而语了,但是今天不也有不少富人把巨款转移到国外与偷漏税款、搞"假捐献"么!如果每位富人都能像你想象的那样慈善,贫富差距何来日益加大!我总觉得这位老经济学家的理论与改革初期一些经济学家"能挣,会花,会玩,消费水平越高,经济发展越快"的理论如出一辙,果真那样,将会误导中国经济发展!

同样的现实,从普通百姓到高层领导,都看到中国的贫富差距越来越大,且已经到了不可再允许扩大的地步,而在这位老经济学家的眼里却是"小了",这究竟是怎么回事呢?难道是这位老经济学家真的已"老眼昏花",眼底"黄斑"高度变性了?我是位医生,我知道如果患有"黄斑变性"的话,则会把"大"的看成"小"的,把"长"的看成"短"的,把"圆"的看成"方"的,把"直"的看成"弯"的……即医学所谓的"视物变形"。

在即将停笔之际,笔者但愿中国的经济学家们,能"站在最大多数劳动人民的一面",实事求是地研究中国经济,努力造福社会,给广大人民谋福祉,以不愧广大劳动人民对你的养育,千万别充当资产阶级的吹鼓手!

232. 仓鼠黄粱梦

· 穷溪 ·

在粮仓的一个阴暗角落,硕大的仓鼠家族已繁衍子孙多年,这里夜深人静时,突然梦魇声不止:"如今社会上到处都在老虎苍蝇一起打,可就是不打我们,太侥幸了！嘻嘻哈哈、叽叽喳喳……""啪！啪"正当仓鼠们做黄粱美梦之时,很快亡命于粮仓里新配备的无火花的电炮(应声而精准打击)之下。

应当明白,所说的老虎苍蝇一起打,绝不仅限于老虎与苍蝇,诸如害人的老鼠、毒蛇、狐狼、蚊子……也在被打之列,一切害人虫,都要被清扫且除恶务尽！

233. 换药名不换药

· 穷溪 ·

看病吃药,天经地义。但对于同样的病人,同样的药(中药或西药),老医生与年轻医生用同样的方法,老大夫开的药疗效往往要好一些,而年轻大夫开的药疗效就可能差些。这里有病人对青、老年医生相信程度的心理作用。下面举个实例。一天,我接诊一位胃溃疡、胃酸高的病人,他诉说一位年轻的医生给他的西咪替丁(甲氰咪胍)吃了作用不大。我听了他的诉说,顺手给他开了西咪替丁,病人吃了后胃病很快好了,伸出大拇指说:"生姜还是老的辣,看病还得找老医生！"其实我开的西咪替丁就是甲氰咪胍的英文名音译名(如青霉素英文名音译名为盘尼西林),厂家相同,剂量用法也相同。这显然与病人的心理有一定关系,当然也不完全排除有疗程的问题与药物的累积或疗程长短的作用。

医生用药的效果,从某种程度上讲,同病人对医生的信任度有关。所以,好的医生不仅要有好的医学知识,还需有好的医德,以取得病人对你的信任度。

234. 大乳房的男孩

· 穷溪 ·

俗话说,"人怕出名猪怕壮"。以"诊病神眼"出名的乔老爷,一天晚饭后被请到西安西关社区诊所会诊一位小病人,胖嘟嘟的七八岁男孩说是不知什么原因,多天不想吃饭尤其厌油腻食,腹胀放的屁多。更要紧的是,孩子两个乳房日渐长大,比同龄女娃的乳房还要大。乔老医接诊后,进行了详细的问、望、触、叩、听、闻、扪、听、切之后，叩击肝区有些疼痛，于是诊断为"肝病性男性乳房症"，后经医院化验为"乙肝"，转氨酶升高。经过调理，病孩食欲增进了，腹部不胀了，转氨酶下降了，胀大的乳房也渐渐小了。家属喜出望外，感激不尽……

无独有偶，新近乔老医又接诊了一位7岁女孩，诉说"左侧乳房有痛结"，用点雄激素迅速消失了。她也是"肝炎"。肝病为什么会乳房大呢？乳房大应是女性的第二性征，怎么得了肝病，乳房（不论男女）都可增大呢。原来正常肝细胞对雌性素有灭活作用，如肝有病，灭活雌素能力下降，雌素相对多了，致使乳房胀大。治疗肝病，用点雄素就可以使乳房迅速变小。

其实，再疑难再稀奇的病，都是有因可查的，需要医生细心、耐心、精心地检查与分析或请教"高人"，方成正果。

235. 白线虫骗坏小儿郎

· 穷溪 ·

白线虫（蛲虫）虽小，但有"雕虫小技"，专门诱骗小儿郎。一计：昼伏夜出，待小儿刚睡，便爬出肛门产卵，生育儿女，引起肛门剧烈瘙痒，而当小儿用手抓痒时，虫卵就钻进指缝、裤裆，再当小儿吃饭或抓食时，虫卵即随之入口，染上蛲虫病。家长为防止此病，让孩子穿上紧身短裤，但孩子难忍奇痒，觉得"隔靴搔痒"不解痒，就直接用手抓肛门。二计：鼻子发痒（与对蛲虫过敏有关），于是小儿不断抠鼻孔，虫卵通过鼻腔再进入口腔，进一步达小肠寄生。三计：虫卵轻而飘浮在空气尘埃中，再经鼻—口—胃肠—蛲虫病……医学上把蛲虫的这些传染方式，叫作"自家感染"。这也是小儿蛲虫病难以根治的原因之一。

医学上讲，根治小儿蛲虫病，要把三关：第一，把好肛门关，如穿紧裤睡，睡前给肛门涂醋或蛲虫膏（市面上有售）；第二关，饭前洗手，指甲常洗，不要用手抓痒肛门；第三关，衣服被褥常洗晒，裤头常消毒，门窗要常开，让室内空气流通。一旦得了蛲虫病，要赶紧吃打虫药。

防治任何一种病，必须首先摸清该病的发病原因。

236. 口干难咽，眼干无泪

· 穷溪 ·

邻家少女聪明美丽，活泼可爱，善良孝顺，人见人爱。可最近得了一种"怪病"，口干难咽，眼干无泪，两腮肿大，关节疼痛……

得这病之后，姑娘吃馍吃米饭，都得用开水泡成稀烂才能咽下，眼干再哭也流不出一滴眼泪来，全身大小关节疼痛厉害，姑娘日渐憔悴，容颜大减，在乡下瞧了不少医生都说不知道是啥"怪病"？

俗话说得好，"天无绝人之路"，这天家人把姑娘送到大医院检查。经医生分析眼泪、活检唇黏膜、化验血 SS_{Ab}（干燥综合征抗体），确诊为干燥综合征（SS）。经过中西医结合治疗，姑娘又逐渐恢复到原来俊俏美丽的容貌。

须知，如今医学高度发达，完全不可知而无法治疗的所谓"绝症"极少，一旦得了"怪病"要多找找医生，先在一级医院诊治（花钱少，报销多），再找"二级"，再找"三级"，甚而"特级"医院（北京首都医院）。"怪病"往往"病"并非真"怪"，多方面找医生，往往能得到"山重水复疑无路，柳暗花明又一村"的境遇。

237. "吸血鬼""三迁"引"三病"

· 穷溪 ·

这里说的"吸血鬼"，并非《聊斋志异》中的"吸血鬼"，而是肠道里嗜血成性、可置人于死地的"吸血鬼"钩虫！在钩虫的一生之中，居住地像"孟母三迁"一样，也有"三迁"史。而钩虫的"三迁"却变成把人血吸干的"吸血鬼"，成为我国五大寄生虫之一（其他尚有血吸虫病、丝虫病、疟原虫、黑热病的病原体——利什曼原虫）。

钩虫卵从病人粪便排出，在温暖潮湿的泥土草地孵化成幼虫（钩虫幼虫），先侵入人的手脚皮肤，引起"过敏性皮炎"，人称"痒疙瘩""着土痒"……瘙痒剧烈难忍，即钩虫"一迁"所致的"钩虫性皮炎"。钩虫通过病人的口，"二迁"入呼吸道，引起剧烈干咳，即"二病"之咽、喉、气管炎甚至肺炎。再"三迁"入小肠，终生定居于此，寿命可长达 15 年之久。

钩虫之所以号称肠道里的"吸血鬼"，原因有三：其一，吸血量大。每条钩虫一天吸血达 0.01～0.04 毫升（有报告 0.47 毫升），而人结肠内钩虫可多达数千甚至数万条，足见其吸血量惊人；其二，钩虫习性是"喜新厌旧"，不断更换吸血叮咬部位；其三，钩虫像水蛭蚂蟥那样，有溶血素，即使换了新叮咬部位，旧部位还流血不止。"华佗无奈小虫何"，对钩虫病的诊断颇不容易。从粪便外观很难发现，钩虫肚里有血，粪外观呈肉红色，但极小，不像蛲虫色白，且活泼好动，又量多，夜里肛门奇痒，容易发现。主要诊断方法有：一靠流行病学。我国钩虫病高发于温带、亚热带地域，如黄河、长江、珠江流域广大农村，在这些地方，对原因不明的贫血，应当想到此病。1972 年笔者在陕西省渭河北大荔县中医院"开门办学"（毛主席时代号召大学生要到工厂、农村开门办学，尽早同工农结合）期间，诊治过一位严重贫血的钩虫病人。农民把这种病称为"黄肿病"（面黄浮肿），"桑叶黄""懒黄病""着土痒""粪疙瘩"……二则是从病人粪便中找钩虫卵。但钩虫卵较少，不像蛔虫卵多。钩虫卵要采用"浓集法"，如"饱和食盐水漂浮法"等。功夫不负有心人,只要目标既定,穷追猛打,一定能弄得水落石出。

唯物主义者认为,只要世界上存在的东西,迟早有一天会被发现的。

238.奶奶眼里出彩虹

·穷溪·

久雨过后的炎夏,蓝天白云,艳阳高照。放了暑假的孙子,陪伴奶奶来到村边大树下乘凉,和风阵阵吹来,凉爽异常。突然奶奶喊道:"天空出现了彩虹,五光十色,闪闪发光,孙儿你快来看。"孙儿睁大眼睛,抬头观看,并未见什么彩虹出现,惊奇地告诉奶奶:"蓝天白云,并不见什么彩虹。"奶奶自信地又说:"还有蜂飞蝶舞,飞蚊、蛛网飘闪呢!"

孙儿没看到什么特殊景象,只见晴天白云飘动罢了,于是连忙告诉奶奶:"奶奶你怕是得了幻视病了吧,你看到的一切,我一点儿也没有看见。赶快去眼科医生那瞧瞧,怕是得了什么眼疾?"

第二天,孙儿陪奶奶到村卫生所检查,原来奶奶眼睛玻璃体、晶体出现了毛病,得上了玻璃体混浊与轻度白内障!

上了年纪的人,一旦发现身上有异常现象,要赶快看医生。任何疾病都贵在"早诊断、早治疗、就近治疗",这样花钱少,疗效好。

239."无睾"人的睾丸癌

·穷溪·

乔老医生巡医某边远山区,遇见一位中年男子,下腹剧痛,扪之有"肿块。"查体中发现该男子阴囊内空空如也,结婚20多年来一直未生儿育女,于是诊断为"睾丸肿瘤",后经医院剖腹检查,证实乔老医生的判断。

这是为什么呢?原来男子不是无睾丸而是睾丸在肚里没下来,医学上叫"隐睾"。睾丸喜凉恶热,长期留在肚里,不但影响生育,还可演变成癌!

高明的医生,必须具备渊博的医理,且经验丰富。

240.奶孙辩论记

·穷溪·

中医讲:"目得血而能视,耳得血而聪,手得血而握,足得血而步。"老年人耳聋眼花,手僵腿硬皆缘于血管硬化,供血不足。

这晚，小孙孙正在学习写字，奶奶突然惊讶地问道："你桌子上的铅笔咋是弯的，橡皮块咋是圆的，乒乓球咋是扁的？"

"胡说，明明铅笔是直的，橡皮块是方的，乒乓球是圆的呀！"孙子说。

"我这么大年龄，过的桥都比你走的路多，还能有错。"奶奶辩解到。

"奶奶，你怕是老眼昏花了，明天赶快到医院看看吧。"孙子讲。

第二天老奶奶去眼科做了检查，果然是因为自己得了黄斑病而致视物变形。

241. 喝一斗，尿八升，满身黄疙瘩
·穷溪·

话说天下之大，无奇不有，有一位染织厂工人得了罕见病，日饮水 25000 毫升，24 小时尿多达 20000 毫升。与此同时，满身皮肤长了像癞蛤蟆（学名蟾蜍）一样的黄疙瘩。乔老虽年近古稀，身经百战，以"诊断神眼，诊难高手"著称，但面对这个"怪病"，冥思苦想，绞尽脑汁，也想不出确切的诊断结果，只能诊断为"消渴症"（中医）。其实常见的消渴病，西医有更年期烦渴症、甲亢、糖尿病、尿崩症……化验尿比重低（1.006~1.010），于是初诊断为尿崩症。但"黄疙瘩"怎么解释呢？于是又取"黄疙瘩"送中心医院、西医二院（今交大二院，西北医院），皆诊断为"黄色瘤"，最终下诊断为"播散性黄瘤并尿崩症"。经用中药与氯贝丁酯（安妥明）、克尿塞治疗，病情基本控制。后写论文发表于《临床皮肤科杂志》上。

242. "礼仪"送"新郎官"上西天
·乔富渠·

俗话说"礼多人不怪""无酒不成礼""酒逢知己千杯少"然而，万事适可而止，超过限度则"物极必反"。笔者在一次会诊中，就遇见一个"新郎官"被其酒肉朋友疯狂劝酒，一顿喝了度数较高的白酒导致"乐极生悲"。

20 世纪 80 年代在陕西中医学院附属医院我会诊一位年轻病人，会诊时病人已神情恍惚，面目金黄，全身散在出血点，检查肝浊音界缩小，腱反射亢进，巴宾斯基征（＋），小便失禁，呼气有臭鸡蛋样气味……我向家属询问了发病的经过，家属说 4 天前结婚时身体还很结实，自从结婚那天喝了 1000 毫升（2 斤）多白酒后吐得满地，第二天晨起后，又东奔西走，第 3 天见眼睛与小便发黄……家属埋怨说："新郎官平时酒量不大，少则 100 毫升（2 两），多则 250 毫升（5 两），从未喝过这么多。埋怨孩子太老实，经不起哥儿们发疯似的劝酒，喝了几个钟

头的酒。"我当即诊断为急性重症肝炎（病理改变为急性重型肝炎、急性黄色肝萎缩），虽积极治疗并邀请西安专家会诊，未奏效。

酒，在中医学里被列为一种药物，《中药大辞典》对其作用介绍如下：如能兴奋中枢神经、扩张血管，改善血液循环，增强消化液分泌，以及抵御严寒等多种有益效用，即中医学认为少量饮酒有活血通络、增精神等有益作用。特别是一些低度酒尤其是黄酒小量长期饮用，对健康不无裨益。现代医学认为酒有杀菌作用，凡吃肉兼同时饮酒者多不发病或发病轻。对于肝病，国外曾有报道：肝硬化病人，在高蛋白、高营养、高热量的饮食基础上，适当饮酒，可使肝脏损害逐步减轻（《实用内科学》）。但 WHO 则认为喝少量酒对身体也无益，倡导戒酒。笔者认为，如果无特殊禁忌的疾病，少量饮酒特别是啤酒、黄酒是允许的，也可能对身体有一些益处。

243. 眼难睁、腿难抬、气难出

·穷溪·

乔老医巡医到陕西潼关遇见一"三难"病人，他眼难睁、腿难抬、气难出，一经休息"三难"马上变作"三易"，劳累活动一天后，则"三难"复发，曾四处求医，都认为是"怪病"。

乔老医详问详查之后，认定是"重症肌无力"，用中药加斯的明"立竿见影"，一停药"死灰复燃"，病人又出现胸闷、胸压迫感、胸痛，颈胸发肿。乔老医想到该病人有胸腺病（增生或肿瘤），后经 CT、MRI 证实为胸腺瘤，经外科手术切除之后，病人逐渐康复了。

任何疾病的治疗，对症治疗虽有效，但未必能根治疾病，只有找到病根，对着病根对本治疗，才能根治。遗憾的是，目前中医疗法多属对症或"摸着石头过河"与经验疗法。

244. 黑斑点、软疙瘩、压痛剧

·穷溪·

这天，乔老医巡医陕北府谷县，遇一花甲翁，满身长遍疙瘩，摸之软如海绵，压之痛如触电，夹杂众多黑斑如痣。疙瘩小如豆，大如卵，能看不能摸，摸之老汉心烦哭无泪。在场的年轻医生你看看，他摸摸都不知道是啥怪病，乔老医胸有成竹地讲："这是典型的泛发性神经纤维瘤，又叫雪旺氏细胞瘤。"旁边医生翻开书一对照，果真如此，个个伸出大拇指："专家就是专家，见识多，学识广！"

俗话说得好，"百闻不如一见"，年轻医生要想尽快地提高诊疗水平，不仅要多看医书,还要多看病人,理论结合实践,理论指导实践,实践又验证理论,二者缺一不可。理论与实践相结合,相得益彰!

245. 富裕出盗贼

·穷溪·

自古就有"贫寒出盗贼"之说,连狗都要"咬提篮汉"(旧社会衣服褴褛沿街挨门叫喊的要饭乞丐)。其实这句话是"朱门酒肉臭"的富豪们对穷苦劳动人民的污蔑之词。人们也常说"人穷志不短",穷人骨头硬,饿死也不会干鼠窃狗偷鸡的勾当。实际上,"富裕出盗贼"才是货真价实的现实!

老人们都曾记得,20世纪五六十年代,那时人们比现在穷困得多,却是"夜不闭户,道不拾遗",自行车、架子车丢了,只要写个寻车启事,没多少天就一定会有人送上门来。那时候一到炎热的夏天,房门大开,晚上还在院子里、街道上,甚至村外城外大树下睡觉。而如今呢,再热的天,家家都把院门、房门、窗户关得严严实实的,还要装上防盗门、防盗窗、防盗锁……就这样还时常会有一家或多家被偷盗的事。这些盗贼真的穷吗? 他(她)们既不偷吃的,也不偷穿的,而是专门盯住钱和金银珠宝。如今盗墓用先进的器械,盗墓贼中不乏地质专家教授,他们穷么,他们有的富得流油。"东陵大盗"孙殿英穷吗? 窃国大盗当了3个月皇帝的袁世凯穷吗?……

"贫寒出盗贼"实在是一种邪说,"富裕出盗贼"才是正理呢!

246. 郭少妇不孕之谜

·穷溪·

秦都咸阳有位姓郭的少妇,结婚2年未能怀孕,丈夫各方面检查生育能力正常,而郭少妇月经一天比一天少,乳房一天比一天小,身体一天比一天怕冷,毛发一天比一天变稀,性欲一天比一天减退,血压一天比一天降低……在咸阳找了多个医生检查,都认为是一种"怪病"。

这天,她经过熟人介绍,找到善治疑难杂症的乔名医,乔医生对郭少妇进行了详细的问、望、闻、切之后,又一一看了她的各种检查单,仔细分析后认为,郭少妇得了"多内分泌腺功能失调综合征":乳腺变小是乳泌素减少,月经减少,为促性腺素(促卵胞素、促黄体素)减少,怕冷为甲状腺素减少,血压低与促肾上腺素皮质激素……医生下诊断的第一个原则,就是要用一个病症诊断。于是,想到脑垂体前叶有病,因为这里是上述多种激素"总司令部"。CT证实了乔老师的诊断,后经手术与病理检查,确诊为脑垂体前叶腺瘤!

让郭少妇喜出望外的是,切除了肿瘤,除掉了病根后竟然生下了龙凤双胞胎!

247. 蝴蝶脸姑娘的遭遇

·穷溪·

常言说"女大十八变,越变越好看",20多岁的山村姑娘,瓜子脸、杏子眼、樱桃小口、修长身材,黑黑头发,长辫搭肩,牙如碎玉,真正是"深山出俊鸟"。

天有不测风云,人有旦夕祸福。山村姑娘得上一种"怪病",脸上长出了"红蝴蝶",见不得太阳,阳光一晒,发痒、脱皮。渐渐地食指关节肿痛,晨起僵硬,两手掌大小鱼际红如涂胭脂,指头皮肤也多处起红斑,反复发烧,头发脱落……原本俊俏的姑娘一下子变成丑模样。家人连忙送姑娘到城市大医院检查,原来姑娘得上"红斑性狼疮",经过医生精心调整,姑娘又恢复原来面貌,还找到了称心如意的美男子。

医生讲姑娘得的红斑性狼疮,全名为"系统性红斑性狼疮",英文名为"Systematic Lupus Erythema",缩写为SLE,而"Systematic"可翻译为系统性或全身性。得了这种病,皮肤可起红斑,脸上长蝴蝶斑,其红掌也叫肝掌,为狼疮肝,还有狼疮肾(尿里可有蛋白)、狼疮脑(可有头痛、抽风)、狼疮关节炎(酷似类风湿)等,这些病如能早诊断,早治疗,西医用皮质激素(如强的松等)、环磷酰胺、硫锉嘌呤、环孢霉素A……再配合中医药多可治愈,如不及时诊疗,则可危及生命。

248. "保健品瘾君子"的悲剧

·穷溪·

"人富盼长寿"乃是人之常情。古代"普天之下莫非王土"的皇帝,更是奢望能"长生不老"。传说千古一帝的秦始皇,就曾派大臣们奔走天涯海角寻找"长生不老药"。然而,俗话说得好,"是药三分毒",开创贞观盛世的一代英主唐太宗李世民戎马一生,竟死于"长生不老药——仙丹中毒",年仅50多岁!

民谚又讲得好,"药补不如食补""虽参芪之辈,为性亦偏",医学尚还有"人参滥用综合征"的病名。

近闻一位富翁,一心向往"健康长寿""长生不老""荣华富贵",于是便跟着广告走,听说一种新的保健品,便让子女们买,而对那些讲得天花乱坠的广告,更是"喜新厌旧"地叫儿女买。可胃肠道的容量总是有限的,保健品吃多了,真正的饭菜就吃少了,甚至不思饮食,只想吃"保健品",得上了"保健品瘾"症。

"天有不测风云,人有旦夕祸福"。这天一大早家人叫富翁吃饭时,一直叫不醒,开门一看,躺在保健品堆里的富翁早已呜呼哀哉……后经医生检查证实为保健品慢性中毒、多脏器功能衰竭而死。

249. 百姓眼里与拥有"金子招牌"的名老中医

·穷溪·

近赴某中医院看病,偶遇这样一幅景象,莫名惊诧,特录以备考。

东边诊室里坐着一位鹤发童颜、须眉皆霜的耄耋郎中,门前"门庭若市",等候的病员排成长龙;而坐在西边诊室里的是一位年轻貌美,看上去像是东边诊室里老中医的孙子辈,据说还是位院级干部,在她诊室里面的醒目位置还悬挂着官方颁发的货真价实的金字牌匾,上书"某某名老中医",但门前却是"门可罗雀"。

看来群众是排错了队?!

250. 武松"三打虎"

·穷溪·

《水浒》有"武松打虎","三打祝家庄"的故事,这里再讲讲"武松三打虎"。

真(肉)老虎自从在中国东部被武松打死之后,阴魂不散,亡"松"之心一直不死,多年来不时地花言巧语,乔装打扮窜到武松家门口窥探,张牙舞爪的。第二次不敢以真(肉)身出现,而是借尸还魂地化装成身材魁梧宛若真虎的纸质老虎。正当纸老虎张开血盆大口扑向武松一心想把武松吓死之时,武松凭其一身功夫,口喷火苗,立即将纸老虎化为灰烬。

第三次则是化装成吓人的"机器虎"向武松扑去,一心想撞死武松,武松则举起"火焰喷射器"迅速将"机器虎"化成红色铁水。

"武松呀,你对待的明明是假老虎,怎么也要像对待真老虎那样摆出一副功夫架势?!"周围的群众笑着问道。"是啊,对待吃人的老虎,不管是纸老虎、面老虎、泥老虎,还是机器虎,都一定要像对待真老虎一样,以防'大意失荆州,命丧虎口!'"武松解释道。

251. 毛囊炎·医学博士·乡村医生

·穷溪·

菜农嘴边长了个小小的毛囊炎,疼疼的。这天,菜农趁着到城里某大医院送菜,顺便到门诊看病。接诊的是一位留美博士,博士仔细看了村民的毛囊炎,十分惊讶地说:"哎呀,您的毛囊炎长在危险三角区,弄不好会得上脑膜炎、脑炎,要致命的!"说着博士喝了一口饮料,又口若悬河地向村民讲解医学理论:祖国医学早有"上工治未病""圣人不治已病治未病""见肝之病,知肝传脾,当先实脾"。清代温病学家叶天士亦有"先安未受邪之地",我国卫生工作"四大方针"第一条便是"预防为主"。"你的毛囊炎发展下去则是疖肿—痈—脓毒败血症,要赶快住院治疗,不然,会危及性命。"说着给开了住院证,门槛费 2000 元!

菜农听了博士的一番理论,又看看开出的住院证,禁不住直哆嗦,冷汗淋漓⋯⋯

因交不出住院押金,只得怅怅返村。

回到村里让乡村医生看,乡村医生给涂了点碘氟,吃了几片土霉素,毛囊炎很快就消退了。

⋯⋯

一再地强调"治未病"有可能招致"超前消费⋯⋯过度医疗",搞得不好还将本来的"未病"转变成"已病"之虞!

252. 猛虎与护林员

· 穷溪 ·

"深山出俊鸟""深山藏虎豹",俊鸟也好,虎豹也罢,如今都被国家列为保护动物,猛虎尤其珍贵!

这天傍晚,天麻麻黑,正当护林员肩扛着麻醉枪徒步下山时,一只张着血盆大口的恶虎,喷射出一股浓烈的令人窒息的新鲜的人血腥味,恶狠狠地直扑向护林员。说时迟那时快,经验丰富、沉着老练、勇敢机智的护林员"啪!"的一枪,就毙倒了已吃人成性并刚吃了人的恶虎。这时只听昏昏;沉沉的恶虎喃喃地道:"护林员呀,你难道不知道我们已经被列为国家珍贵的一类保护动物,怎敢向我们开枪!"

"去你的吧!人比你们更珍贵,你如今已吃人成性,刚才又吃了人吧,而我正是看在国家保护珍贵动物的份上,遵照国家的法律才对你用的麻醉子弹!"

恶虎听着护林员振振有词的训斥,哑口无言。

253. 苍蝇与腐虎

· 穷溪 ·

苍蝇的嗅觉,堪称宇宙之"冠",有经验的老农深悟此情,他们常常沿着苍蝇的飞行方向、路线,跟踪追寻,多能找到堆堆粪肥。

某个平日虎啸之山林,新近出现一种奇特景观:成群结队的各色苍蝇家族的子子孙孙,从四面八方汇聚一起,沿着同一条无形的路线奔向同一处的山林深处,敏锐的猎人们跟着苍蝇,果然看到一个硕大的腐虎躺在山林里边,腐虎遍身是成堆成堆的苍蝇以及蛹动着的蝇蛆。

跟踪苍蝇寻找腐虎,大概也可供如今社会的"老虎苍蝇一起打"借鉴吧!

254. 苍蝇携儿带女(蝇蛆)西窜记

· 穷溪 ·

夜幕降临,苍蝇便携儿带女(痼蛆)鬼鬼祟祟地向停靠在海岸边的偷渡破船悄悄窜去。刚一上船,它们便窃窃私语起来:"咱们一家人总算摆脱了'老鼠苍蝇一起打'的浩劫,明天就要奔向最'文明''自由''民主',最讲'人权'的天堂国度!"

"听说最近人家要把那些逃到天涯海角的'四害'分子捉拿归案!"苍蝇的儿女们十分惊恐地发问。

"你们一百个放心,你们的舅父舅母表兄妹们早就在'佳国'安居并加入那里的国籍,还被当作座上客、宝贝呢!"苍蝇妈妈安慰道。

俗话说得好"一丘之貉,臭味相投",东方国度的痼疽蝇蛆到了西方国度,却就被看成是价值千金的"宝贝",有谁能说明这个道理呢?!

255. "托儿世家"

· 穷溪 ·

"托儿"是近几年才出现的新名词,却怎么有了什么"托儿世家"。说起"托儿世家",还是近些天传闻的新鲜事。

这天,口袋里鼓鼓的水医师刚进家门,就被爷爷与教授父亲、主治医师劈头训斥道:"谁让你给某某仙丹御药当托儿,搞传销,你可真把咱良医世家的人丢尽了。啥钱你不能去挣,却去挣那昧心钱?!你这种做法无异于图财害命。"

"爷,爸,你俩别把话说得那样难听,我这还不是跟你俩学的。"水医师听着爷爷、父亲的训斥,忍不住辩解说。

"什么,跟我俩学的?俺啥时这样教过你,你得说清楚?!"爷爷翘起胡须上气不接下气地呵斥道。水主治也在一旁肝火上升地帮着腔。

"你们不要对我这个小字辈发那样大的脾气,我如今当托儿、搞传销的某某仙丹御药,不正是人人在电视上看到爷爷在新药学鉴定会上拿着的边吃边振振有词地夸奖的那个药,父亲在电视广告里边吃边介绍的那种药?!"水医师理直气壮地叫屈道。

老教授、壮年主治听着水医师有根有据的话,都涨红着脸,无言以对。看来,他们三代实质上不过是充当的形式不同的"托儿"罢了!

俗话说,"世上没有不透风的墙",三代世家从此落下个"托儿世家"的新名声!

256. 摸猫屁股

·穷溪·

俗话说,"老虎屁股摸不得",意思是说,老虎能吃人,谁敢冒着性命危险去摸老虎的屁股。

但如今一些猫的屁股也摸不得了。近日听到有关摸猫屁股的一个真实的故事:

一位贵妇人爱猫如命,把猫视如掌上明珠,猫一日三餐有鱼虾,渴了喝牛奶、果汁及饮料。嫌贫爱富富贵猫,白天伴妇人玩,夜晚陪妇人眠。如此娇惯成性的猫,见了妇人又是点头哈腰,又是不住地亲吻妇人的手、妇人的脸,而见了生人活像看家恶狗,扑着抓人、咬人。

这天,妇人的一位远方亲戚做客来了,他来前就听说贵妇人的猫摸不得,可他偏偏把正在贵妇人怀里睡觉的猫摸了一把,谁料睡眼蒙胧的猫一见是生人,马上吹胡子,瞪眼睛,张牙舞爪扑向客人。说时迟,那时快,青年客人紧抓住猫的脖子用力向地板上扔去,只听猫惨叫了一声,夹住尾巴溜跑了。

虎在动物学里属于猫科,可猫哪有虎厉害,但如今像贵妇人的猫一样的人与连猫屁股也不敢摸的人,倒并非少数。

257. 治蛲及其他

·穷溪·

蛲,蛲虫也,体形细小,状如白色线条,男女老幼皆可染病,儿童发病率最高(50% ~80%)。几乎每个人尤其是卫生差些的农村都曾有过患蛲虫病的历史。

"华佗无奈小虫何",尽管目前治疗蛲虫病的中、西特效药甚多,而蛲虫寿命又一般不超过2个月,但要根治它,却"难于上青天"! 这是因为,蛲虫虽小,却有雕技。蛲虫主要定居于结肠(90%),但并不把卵产在肠内,而是在夜间患者入睡后1~3小时爬出肛门,在外肛门、会阴部产卵,使局部瘙痒难忍,诱骗患者用手搔抓而感染。据调查,儿童手指甲缝虫卵检出高达30%。虫体产卵后也可自行破裂,而虫卵四溢不仅感染肛门、会阴皮肤,还感染内脏、被褥,以及家具、面巾、玩具、门窗、空气……这也是借人群广泛散布的主要原因。所以,要想根治蛲虫病,必须防治结合,预防为主,治疗及时。要定期吃中西打虫药,要经常清洗肛门、会阴,涂擦蛲虫膏或食醋、煤油、塞油煎红皮蒜,要穿封裆裤、剪指甲、饭前洗手,经常打开门窗,打扫室内卫生,有条件者用紫外线灯照射(每次半小时),这样,蛲虫病必然根治。

对待社会上的各种"蛲虫"蟊贼,要想彻底消除,也必须坚持防治结合,综合治理!

258. 美食专家

·穷溪·

自从工资改革向"专家"倾斜(即"专家"工资额较相应行政级别要高一些)以来,每逢专业技术职称评定时,总是有少数不务正业腐败成性的行政领导,削尖脑袋往"专家"队伍里钻。"美食专家"便是在此种时势下"分娩"的一种"怪胎"。

这天,某医院职称评委会召开了。上级主管职称的专干首先提示:"评委们,今天要给院长评职称,请大家注意到院长既要管全院的行政工作,又要抓全院的业务工作,何等的辛苦性呀,所以评定时既要看到院长行政领导方面的政绩,又要看到院长抓全院业务技术的业绩,不能按一般业务人员的业绩要求,去衡量院长的业绩水平!"接着就是给各个评委发一张已印好的评议票,票上写有"医学专家、管理专家""□□专家"字样。并说明院长管理着全院各科,所以"□□专家"可填写"内科""外科""妇科""儿科",或"中医""针灸"……并警告大家,如不表明态度,则一律视为废票,必要时重评。

评委们当然不能轻易放弃自己的权利,拿到票后,稍加思索便很快写好了票。结果出人意料,打开票箱当众公布,每张票上的两个空位处都写有醒目的两个字——"美食"!

"美食专家"的来历可能是这位院长经常受请吃喝太多的缘故吧!

259. 盾牌院长

·啄木鸟·

听说某医院有位院长,每当职工提出批评意见时,总是将"盾牌"一抛了事,日子久了,被职工送绰号"盾牌院长"。

有职工向"盾牌院长"反映:"院长,近来医务人员上班迟到早退现象严重,上班时对病人敷衍了事,却忙着打麻将、下象棋或聚众聊天……""社会主义初级阶段,不能过高要求!"院长抛出一张"盾牌"。当职工向院长反映:"最近不少职工一下班甚至上班时间炒股票、搞传销……""经济转换时期,难免难免!"院长又抛出一张"盾牌"。当职工反映:"医务人员上班带 BP 机的人越来越多了,正查房间丢开病人出外打电话,几次因突然 BP 机作响,吓得一些重危病人心惊肉跳,甚至突然心绞痛发作……""信息时代,信息就是金钱。"院长再次抛出一张"盾牌"。后来职工索性不再提意见了,但一致向上级要求改选院长。

听说民主选院长时,尽管"盾牌院长"口若悬河发表了一通"施政演说",但终未得到一张选票。

惯用"盾牌"的领导,多半不是好的称职的领导,他(她)们有可能成为用"盾牌"而难以抵挡的众矢之的!

260. 名药败在劣药、假药的石榴裙下

· 穹溪 ·

在商品市场里,古今有许多流行语,诸如"一分价钱一分货,便宜无好货""图贱买老牛,买来老牛不拉车""市场上叫卖声高的未必是好货""王麻子剪刀,自卖自夸""酒香不怕巷子深""货真价实,童叟无欺"等。

而在药品市场里,唐长安就有"宋青卖药言不二价"。讲的是宋青药店的药"货真价实"皆是"上品"。民间又有"黄金有价药无价"之说,意思就是说身体要紧,为了治病,再贵的药也得吃,尤其为老人抓药,更不能"讨价还价",以表对老人的忠诚尽孝。但这句话却成了今日的现实,如今市场上不同的药店,同一种药,同一个厂的产品,甚至同一个批号,却有八九种价格!

其实,并非真的"一分价钱一分货",名药价格不一定高,甚至比不上次药,有时还低于假药,而次品、赝品的价格甚至高于名品!

这是什么原因呢?这只有药商心知肚明,要看药商给医院、药房、医生多少"回扣"了。

报载郑州市一位官员在位时他的一幅画价高千元,而被免职后一幅画拍卖时起价仅 30 元也无人问津。如果让"官商"售药,药价不知还要比一般药商售药价高多少倍啊!

261. 昙花与玫瑰

· 穹溪 ·

这是一个深秋的夜晚,皎月当空,凉风习习,萤火虫欢乐地四下飞舞,闪闪

发光,蝈蝈、蟋蟀争鸣不停,恰在此时,"昙花一现"的昙花开了,男女老少一大群人立即围上来,争相观赏这难得一见的昙花!而旁边盛开着的玫瑰花却少有人问津。这时只听到昙花沾沾自喜地道:"你玫瑰花虽五光十彩、鲜艳夺目,也比不上我赢人,这就是物以稀为贵!"

"你有什么了不起,你的花色单调乏味,又只能开放短短一刹那,你也没有多大用途!"玫瑰花不服气地说。

"物以稀为贵么,你玫瑰花遍地皆有,又月月开放,没什么新鲜味,当然人们不愿多理睬你!"昙花骄傲地说。

"人们为啥到处栽种我,那是因为我不仅花儿鲜艳,五光十彩,还是名贵的中药,能活血通经,还能美容,又是各种糕点、月饼等多种美食的添加剂。再说,一年四季来观赏我的人何止千百万!"玫瑰花振振有词地辩解道。

物稀固然可贵,但人们须臾不可缺少的东西,诸如柴、米、油、盐、酱、醋、茶、布、棉……更为可贵!

262. 喝多尿多眼发花

·穷溪·

山北为阴,河北为阳,地处渭河北边的泾阳县名的来历恰如此。泾阳距西安甚近,古为京畿之地,境内有泾阳精美白塔,明代古建筑之一,颇具盛名。就在泾阳县城,有个小儿得了一百年不遇的罕见病,7岁小儿整日渴得要命,一天要喝十多杯水,几乎水不离口,但仍不解渴,24小时尿量达3700~4500毫升(一般成人24小时尿量超过2500毫升,即多尿),经多家医院检查包括儿童医院都未能诊断出来。

一天找到了专治疑难杂症的乔老医生。乔老医生详尽地望闻问切触扣听扣之后诊断,中医属消渴,西医属中枢尿崩症,后经陕西中医学院(今陕西中医药大学)确诊为垂体瘤,后让第四军医大学手术,证实为垂体生殖细胞瘤(恶性)。多年来一直经乔老医生调治,病情稳定好转之中。

对于一个医生来说应当是诊断路上不停步,活到老学到老,精益求精,既能诊断常见病,又能诊断罕见病,方为上工名医。

263. 瑞雪·麦苗·苍蝇

·穷溪·

民谚"久旱必有久雨,大旱必有大涝",是千百年来的经验之谈。如今,干旱了一冬的春节前夕,终于迎来了一场期盼已久的瑞雪。"忽如一夜春风来,千树万树梨花开",刹那间,遍野山川到处都变得银装素裹。多天来令人窒息的雾霾一下子风吹乌云散,空气也变得清新芳香。一群群活泼可爱的孩童,头上冒着热气,忙忙碌碌地在堆雪人。久旱逢甘露,葱绿的麦苗都在拼命地吮吸着甘露似的雪水,与从天而降的雾霾中的各种营养素,油绿的韭叶似的麦苗呼呼地疯长;勤劳朴实的农民纷纷到田间把晶莹的白雪往麦拢边铲。"瑞雪兆丰年",明年必定是一个大丰收的年景。"该死的白雪,真是个害人精,你一心让我们断子绝孙吧?"躲在厕所旁的墙缝里被雪花压得快冻僵的绿肚苍蝇恶狠狠地诅咒着。

"去你的吧,绿肚苍蝇,人们久盼的白雪,就是要冻死你的家族成员和农田里的那些害虫,从而保证来年人旺年丰!"正在房前心花怒放的蜡梅忍不住训斥道。

做贼心虚的绿肚苍蝇,哑口无言,一再地把身子往墙缝深处龟缩着。

264. 放羊娃、老牧民与绿苍蝇

·穷溪·

阳光灿烂、庄稼草木茂盛的夏秋,"风吹草低见牛羊",膘肥强壮的牛羊成群的季节,也是闻香又扑臭、四处传播疾病的苍蝇疯狂滋生繁殖的季节。

这天,放羊娃想着多天来拍打绵羊身上一群又一群绿肚苍蝇伤透了心,竟然忍不住号啕大哭起来。

老牧民听到放羊娃的哭喊声,怜悯地来到放羊娃的身边道:"乖孩子,你这样光打看得见的苍蝇不行,要揭开羊的尾巴,看看是否有个蝇蛆窝。"放羊娃听了老牧民的话,翻开肥大的绵羊尾巴,果然藏满无数不停涌动着的绿肚苍蝇的子孙!

自从牧羊娃挖掉了蝇蛆窝,每天把绵羊全身洗得干干净净,再也不见绿肚苍蝇的影子了。

第二部分　诗歌

1. 故乡

·乔富渠·

鹤鸣九皋①龙门②南，伊水③东岸是家园。
人杰地灵京畿④地，二程⑤故里居对岸。
山清水秀似桃源⑥，物华天宝赛江南。
水旱蝗汤⑦倍煎熬，主食红薯⑧肚难圆。

注：①古籍《诗经》有"鹤鸣九皋"一语，"九皋"指九皋山（秦岭延伸至豫西名伏牛山一支），笔者家居九皋山下。②"龙门"指洛阳市南龙门石窟之龙门。③"伊水"即流经龙门之伊河。④"京畿"指伊川县位于古都洛阳市南边数公里。⑤"二程"指宋代理学家程颢、程颐，程朱理学中程即此"二程"。⑥"桃源"即为陶渊明《桃花源记》之桃源。⑦"汤"指国民党军阀汤恩伯，曾任河南省省长，十三军军长。⑧新中国成立前河南大学一次考试题目为：豫西主食是何？答案：红薯。实际上广大穷苦农民红薯也吃不饱，多吃糠咽菜甚至食草根树皮与"观音土"（类似麦饭石）！

（2009年3月中旬于温哥华二女家）

2. 医德歌

·乔富渠·

以德治国理论新，民族职业不可分，
社会文明根基深，男女老幼平等人。
精神物质互相变，贫穷富贵与地位，
物质精神竞相奔，一视同仁铭记心。
医疗工作近群心，态度和蔼又可亲，
窗口行业占一份，同情体贴更关心。
公民道德要具备，举止端庄与文明，
医疗道德更须真，看待病人胜亲人。
救死扶伤是本分，以医谋私最忌禁，
社会主义人道循，为患保密要认真。
完全彻底为人民，医疗保护须坚遵，
毫不利己为病人，医患合作除病根。
时刻操着病人心，医护同道团结紧，
既治疾病又医人，钻研业务互学勤。

人为生(产)力首要素,医护同心又同德,
强国富民需强人,精益求精勇创新!

(本文曾登于西安协同医院墙报)

3.赞渠伯

·乔朋来·

鹤鸣九皋天下闻,伊川形胜出才俊。
才高八斗占鳌头,学富五车惊三秦。
丹心妙手起沉疴,大医精诚誉医林。
济世活人功德高,好似药王下凡尘。

(2009 年 8 月)

4.山水草堂组诗

一

山水草堂别墅园,草堂寺南千米见,
仰头可碰秦岭脚,老伴居墅享晚年。

二

百花千树绿满园,樱桃柿梨楂龙眼,
白果石榴橘枇杷,栗子核桃数不完。

三

别墅里边百花艳,迎春榴樱桃花源,
秋菊冬梅松竹伴,老伴百岁定梦园!

(2012 年 10 月 28 日于山水草堂老伴居处,时年 77 岁)

5.潼关行医五年回顾

头枕西岳腰[①],足踏黄河道[②];右手攀亚武[③],左拳揽华少[④]。
清风四季唱[⑤],香花遍野飘;古稀不服老,西潼往返跑。
五年假日尽[⑥],诊治乡父老;赏意美八景[⑦],救扶乐逍遥[⑧]。
奉劝城老医[⑨],莫忘党教导;农村天地宽,名医最需要。
余热送乡下,晚节高又高;山城虽艰苦,夕阳无限好!

注:①潼关新县城处于华山东侧高原上。②潼关县中医医院位于黄河南岸塬上县城北边。③"亚武"指河南豫灵境内道教名山亚武山。④"华少"指华县

境内少华山。⑤潼关四季老有风，民谚谓"大年初———场风，一直挂到年三十"。⑥指利用假日(含黄金假日、"五一"，"十一")赴潼行医。⑦潼关历史上有潼关八景：雄关虎踞、禁沟龙湫、雾腾谯楼、晚照闪金、道观神钟、银装秦岭、飞帝龙(凤)陵、黄河春涨。⑧指乐于救死扶伤工作。⑨指城市退休老医生。

(2011年12月22日冬至于西安，笔者时年76岁)

6. 泾川是个好地方

泾河两岸好风光，回山①如龙卧河旁；
穆王八骏快如风，瑶池②夜月③波荡漾。
百里长廊举世闻，南北石窟④罗汉洞⑤；
大云寺⑥内藏珍宝，宰相父子⑦傍金皇。
盛世古城献异宝，物华天宝油煤旺⑧；
人杰地灵风水好，日新月异农工商！

注：①指王母娘娘所在地，即王母宫山。②传说是王母娘娘诞生地。③传说为王母娘娘与周穆王相会之地。④均为北魏时修建的佛教石窟。⑤均为北魏时修建的佛教石窟。⑥为明代寺院，出土了大量国家级文物，曾受到近代文学家、考古学家郭沫若高度评价。⑦指西汉宰相陈平父子墓与金皇陵相伴。⑧指已探明的大油气田与大煤矿。

7. 2011年国庆节游神农架与武当山诗三首

·乔富渠·

一　路途(10月2日)
长婿驾车三人①乘，一路淋雨又泥泞。
"陈世美"家用午餐②，画廊阁里做甜梦③。

注：①三人指乔老两口(均逾七旬)与长女；②午餐地点为湖北均县镇(古名湖广均州)；③夜宿神农架山底红坪镇画廊阁大酒店。

二　游神农架(10月3日)
神农架有"野人营"①，虎豹豺狼出没中。
炎帝遍尝满山草②，农坛参拜人潮涌③。

注：①相传为野人聚居的地方；②指"神农尝百草，一日遇七十毒"；③形容来自全国各地以及海外数以千万计的炎黄子孙参拜神农坛的盛况。

三　游武当山(10月4日)
朝辞房县长城店①，一路顺利到十堰。
年逾古稀登金顶②，下山徒步险要命③。

注:①指湖北房县长城饭店。②金顶为武当山最高点,海拔近 2000 多米。③徒步下山坡陡路险,台阶陡而湿滑(刚下过雨),几次差点滑倒。同路人有跌得头破血流者。

8. 2012 年国庆节赴宁夏沙湖影视城旅游日记

·乔富渠·(撰写时年 77 岁)

10 月 2 日

朝辞西安帝王都,一路秋山红叶沟,
六盘山镇飞奔过,固原午餐馍夹肉。
当年红军过山沟,漫天风雪神鬼愁,
今日饮水当思源,吃肉永记红军叔!
离开固原奔沙湖,一望无际尽沙丘,
途听景区住宿紧,平罗天世①美梦留。

注:①指平罗县天世大酒店,位于宁夏平罗县城中心。

10 月 3 日晨

平罗旧时名"平虏"①,民族团结解放后。
平罗宁强②丹东③同,中共威望高一筹!

附录:平罗老诗人"天上人间玉皇阁"诗曰:高阁凌霄镇塞上,贺兰④黄河与相望,旧时平虏今平罗,鱼米之乡正兴旺。

注:①"平虏"有"杀虏"少数民族之嫌。②陕西宁强旧名宁羌,有镇压当地少数民族羌族之意。③丹东旧名安东,有控制朝鲜之意。④指宁夏西北部名山贺兰山,出产优质煤炭与蓝宝石。宁夏向有"红(枸杞),黄(甘草),蓝(宝石),白(羊毛),黑(煤)"五大名产。

10 月 3 日白天

沙湖门前人潮涌,人海胜过沙湖龙。
买票排队长蛇阵,多亏女婿"智多星"①。
沙湖门前巨石耸,沙湖二字刻石中。
全家合影刻石前,沙湖美景铭心中。

注:①女婿自告奋勇维持秩序,拉走一个个插队者,方尽早购到门票。

10 月 4 日晨

昨日沙湖一日游,沙湖美景夜梦留。
万顷湖面波荡漾,丛丛芦苇风摆柳。
欲问水从何处来,黄河地下天雨够。
昔日塞上黄沙丘,今天沙雕万客游。
人定胜天在今朝,解放人民壮志酬。

主席像章博物馆,瞻仰人群如海流。

吃水不忘打井人,毛主席恩情刻心头。

沙湖一天游不够,夜奔银川住宿愁。

跑遍大小旅馆处,无奈远奔同福栈①。

八时晨起九时行,坐自驾车奔影城②。

200电影在此排,张贤亮氏立殊功。

基地拥有明清城③,新旧银川大不同④。

"文革"场面人如潮,怀旧心情人皆浓。

忘记过去即背叛,前车之鉴刻心中。

历史车轮永不停,中国小康在眼前!

注:①到银川郊县同福客栈住宿已是10月5日凌晨2时许。②指西北电影拍摄基地,已在此拍过"红高粱"等200多部电影。③指电影基地处有明清两代古镇原址。④新旧银川对比之浓缩型,对比鲜明,二者有天壤之别。

9. 一听顺口溜就知得啥病

在医生中流行的一些顺口溜,不仅有利于医学生、低年资医生快速记住有关疾病的诊治要点,也有益于让广大群众尽快掌握相应疾病的自我保健知识。下面向读者介绍一些疾病的顺口溜(部分为笔者编写)

(1)乙型脑炎:高烧头痛七、八、九(发病月份)。

(2)出血热:发热头痛像感冒,三红(面、颈、上胸)三痛(头、眼、腰)蛋白尿。

(3)麻疹:烧三天,出三天(第四天开始出疹,持续三天);退三天,留棕斑(疹退后局部留棕褐色斑)。

(4)急性黄疸肝炎:发热纳呆身困倦,厌烟厌肉肚子胀,热退黄疸即出现。

(5)肾病综合征:三高(高度与/或全身浮肿、高度蛋白尿、高脂胆固醇血症)一低(低血浆白蛋白)。

(6)糖尿病:三多(吃得多、喝得多、尿得多)一少(消瘦)。

(7)肾炎:高血压、浮肿、尿改变(蛋白尿、血尿……);慢性肾炎、肾功能不全又称一高(高血压)一低(贫血)一肿。

(8)其他:"脸肿(胀)肾病,腹肿(胀)肝病,足肿(胀)心病","上下瘦削腹膨胀,肝脏硬化及早防"。

10. 几种常见病的"三联征"

·乔富渠·

对于一些疾病的诊断,常常由于记住了其基本特征而迎刃而解。下边介绍几种常见疾病诊断要点的"三联征":

乙型脑炎:高烧头痛、七、八、九(月)。

肾炎:高血压、水肿(颜面)、尿改变(有蛋白、红细胞、管型等)。

白塞氏病:口腔溃疡、眼炎(虹膜睫状体炎)、生殖器溃疡,故名"口、眼、生殖器综合征"。

赖氏综合征:尿道炎、眼炎(结膜炎、虹膜睫状体炎)、关节炎(下肢与骶髂等)。

手足口病:口腔黏膜,手、足同时或相继出现水疱疹(多见于1~2岁婴幼儿)。

口蹄疫:口腔(口周围)、手、足起疱疹(有同患口蹄疫之有蹄动物密切接触史与吃其肉、奶史)。

出血热:发热、出血、肾损害(发热后期出现大量蛋白尿,故又称肾综合征出血热)。

白血病与败血症:持续性高热、出血与进行性(逐日增重性)贫血(前者有胸、骨、胫骨压疼,肝脾淋巴结肿大,血液中有幼稚白细胞;后者身上可发现化脓性病灶)。

胰头癌:梗阻性逐重型黄疸(皮肤瘙痒)、无痛性肿大的胆囊与胰头部位压痛与(或)包块。

再生障碍性贫血:红细胞、白细胞及血小板均显著与顽固性降低(医学所谓"三系"细胞减少),骨髓示造血障碍大多为脂肪细胞。

11. 蓝田工地素描

·乔富渠·

蓝田郭家坡,西医"采矿员"。

野鸡雉兔多,干劲冲破天。

遍地荒草丛,挑担攀山梯。

处处有狼窝,宛若奔平川。

举目岭翻浪,愚公能移山。

稀缀星村落,我们可搬炭。

山沟深且狭,苦战方寸许。

峻岭插天河,炭堆顶住天。

刺骨北风啸,喜食玉米饭。

冰地足难着,乐以冰洗脸。

崎岖羊肠道,茅屋破且窄。

狡猴也难过,个个尽开颜。

纵然藏珍宝,君若问其故。

神仙无奈何,学生奔"红专"!

(《西安医学院院刊》1958 年冬)

12. 蓝田挖炭

（一）蓝田郭家坡

·穷溪·

蓝田郭家坡,峻峰插天河。

遍地荒草丛,崎岖羊肠道。

刺骨北风啸,冰地足难着。

纵然藏有宝,神仙无奈何。

西医"采矿员",干劲冲破天。

追想老愚公,移山有何难。

挑担攀山梯,宛如奔平川。

汗水流成河,炭堆高过山。

喜食高粱饭,乐用雪洗脸。

爱住破茅屋,个个尽开颜。

(《西安青年报》1959 年 2 月 21 日)

（二）蓝田挖炭叙歌

·山童·

59 年元月二十三,勿提开头那三天。

我到蓝田挖草炭,说来叫人唇笑烂。

十多天来感想多,走起路来像蜗牛。

三天三夜说不完,两腿绵软腰背弯。

蓝田高山顶住天,谁知今天全改变。

蓝田深沟与海连,挑起满筐一溜烟。

崎岖鸟道无人问,正嫌筐子做得小。

冰天雪地只等闲,又见扁担折两段。

· 151 ·

莫怨山村公鸡懒,汗水洗净污秽脸。

且怪太阳起床晚,扁担磨红余心田。

同学歌声震天响,为人不吃苦中苦。

南峰明月露笑脸,怎知何来甜上甜!

(《西安医学院院刊》1959 年 2 月)

13. 除害篇

·穷溪·

狼

毛色随时变,却迷不住猎人的眼,

头刚伸出洞外,一猎枪脑浆出来。

疯狗

你张牙舞爪,

连主子你也咬。

忘恩负义的家伙,

只有趁早把你除掉。

毒蛇

鬼鬼祟祟顺地溜,暗用毒嘴把人咬,

任你躲藏草丛中,一把火把你烧焦。

(《西安医学院院刊》1958 年)

14. 害虫篇

·穷溪·

乌贼

嘴巴吐墨汁,瞎说海洋一团黑。

放烟幕逃命,却迷惑不住人们的眼睛,

撒网追击。

尺蠖

桑叶吃大篮,不肯吐半根丝线,

没用的东西,人们绝对不养管。

蟑螂

挺臂立大道,企图阻挡社会主义列车,

不自量家伙,巨轮下肉糊骨裂。

螳螂

只会滚粪蛋,还以为才能非凡,

蛋刚到人前,连蛋带身被踩扁。

蚊子

白天躲暗处,夜晚疯狂叮人,

喷洒 DDT,腿伸翅缩命归阴。

(《西安医学院院刊》1958 年)

15. 朋友我问您

·乔富渠·

朋友,

我亲眼看到,

您在看"白毛女"时心酸流涕。

为啥新中国遭人袭击时,

您却无动于衷?

朋友,

我亲耳听到,

你诅咒那些残害善良人们的罪犯,

为啥坏分子的几滴鬼眼泪,

就诱软了您的心肠?

朋友,

您常跟我说,

您不想在平静的生活中成长,

为啥风浪起来了,

您却睡在温室里?

朋友,

军号已响,

考验您的时候到了,

您是立志做一位人民英雄,

还是甘愿当一个时代的逃兵?

(《西安医学院院刊》1957 年 9 月 16 日)

16. 勤工俭学之歌

·穷溪·

拉犁
拉犁来耕田,活像王秀鸾。
秀鸾为衣食,我们为"红专"。

打毛衣
手巧赛"七仙",乱丝织成衫。
忙碌为的啥,"勤工"绣上边。

收获
今吃盘中餐,粒粒皆香甜。
一粒不忍撒,内有自己汗。

工地生活
加班星期天,雨汗湿透衫。
院长来寒暄,同学尽开颜。

挑泥
泥担装得满,登楼跑得欢。
满身泥味香,心里尤为甜。

小赵变了样
小赵辫子长,今天变了样。
不再吃零食,补鞋穿脚上。

联欢
和工人联欢,罕见乐无边。
相互倾心腑,友谊牢万年。

理发组
"勤俭"理发室,简洁而舒适。
"顾客"满门庭,忙坏"理发师"。

拆洗
月亮明晃晃,"勤工"洗衣忙。
洗衣又缝补,"气坏"破烂商。

手和脑
人生两件宝,双手和大脑。
双手需勤劳,大脑常改造。

缝纫组

"跃进"缝纫组,缝新又补旧。

"裁缝"手艺高,美观又省布。

（《西安医学院院刊》1958 年）

17.夏秋常见发热病

·乔富渠·

夏秋沙属①最常见,发烧顽固伴吐泻。

把好"病从口入"关,防治本身最关键。

乙型脑炎最险凶,高烧头痛七八九②。

嗜睡发烧又抽风,预防疫苗莫放松。

疟疾俗称"打摆子",冷热汗来"三步"走③。

防蚊灭蚊是关键,治疟奎宁最灵验。

高温车间烈日下,中暑高热又昏抽④。

尽快离开热环境,凉茶冷饮可救命。

小儿夏季暑热症,汗泌过多是主因。

多饮多尿汗液少,勤给盐水凉环境。

注:①指沙门氏菌属病,包括肠炎、伤寒与副伤寒等。②指阳历七、八、九三个月。③指疟疾临床表现顺序出现寒战→高热→大汗"三部曲"。④指昏迷、抽风症状。

（《陕西卫生报》）

18.预防乙型脑炎

·乔富渠·

七八九月气温高,蚊虫生长最活跃。

酷暑难熬身亏耗,此季乙脑发病高。

本病儿童真不少,近年成人也增高。

头痛呕吐颈项翘,重则昏迷又抽风。

及时抢救最重要,防止发生后遗症。

痴呆瘫痪难治疗,灭蚊防蚊办法多。

家家户户积极搞,预防乙脑种疫苗。

一旦得下乙脑病,寻医诊治莫迟了!

（《卫生知识》1980 年 8 月第 2 版）

19. 预防流脑歌诀

春节过后春耕闹①,流脑疾病高峰到。
两岁以下发病高,近年成人也不少。
病菌先侵呼吸道,身虚再犯血和脑。
发烧头痛像"感冒",身出红点颈项翘。
病入大脑死得早,预防流脑甚紧要。
流脑菌苗按时打,少与病人相结交。
屋里阳光通风好,衣被常晒也重要。
呋喃黄连滴鼻道,磺胺三天服有效。
如果患上流脑病,赶快去把医生找。
化验出现血象高②,防并发症快治疗!

注:①本病全年可见,但阳历一月发病率开始上升,3月和4月达到高峰,5月以后下降。②指末梢血液白细胞总数及中性粒细胞升高。

(乔富渠《卫生知识》1980年4月)

20. 预防流脑三字经

·乔富渠·

春节过,忙春耕。流脑病,多发生。
学龄儿,易发病。父母亲,要记清。
病初起,像感冒。鼻子塞,清涕涌。
高烧起,头剧痛。恶心吐,脖子硬。
出血点,满身生。病情重,有险情。
磺胺药,效最灵。早期用,有神功。
得了病,找医生。快隔离,防流行。

(《陕西农民报》1982年3月31日)

附:流脑的防治

预防流脑并不困难,首先应积极打防疫针。打了预防针的小儿,95%以上可免得流脑,即使得了流脑,病情也比较轻。到了发病高峰季节(陕北是农历2月到5月)则主要靠药物预防。预防流脑的有效药物有:磺胺、利福平、米诺环素(二甲胺四环素)等。目前预防与治疗流脑一般选用磺胺嘧啶(俗称早发大安,简称大安)。用法是磺胺成人1日2克,分两次服,连服3日;1~12岁小儿药量减半,或按每千克体重每日服 100 毫克。

　　治疗流脑,关键是早期发现病人,及早就医。目前治疗流病有特效药,如磺胺、青霉素、氯霉素等。流脑的主要症状为发热、嗜睡、头痛、呕吐、颈项强直、腹痛、腿痛、腿不能蜷。肩、臀等部皮肤常出小红点,医学上叫紫癜。如紫癜很多,且很快增加,或发病后迅速高热、昏迷、抽风,双眼上吊,呼吸急促,则属于暴发型,病情凶险,更应立即送医院抢救。

（乔富渠《榆林报》1987 年 5 月 7 日第 3 版）

21. 预防有机磷农药中毒

· 乔富渠 ·

务棉使用农药多,预防中毒记心窝。
一〇五九对硫磷,敌百虫来又乐果。
农药保管须谨慎,勿乱抛洒要当心。
喷药戴帽又口罩,长袖长裤袜穿上。
手脚肥皂来涂抹,禁止吸烟与吃喝。
收工手脸衣服洗,剩余药渣深埋地。
每日操作五六时,风天不能喷洒药。
人畜十天莫越过,禁用农药灭蝇虱。
误食农药命难活,万一不慎中了毒。
常见症状说分明,轻者头晕人呕吐。
重者流涎又肉跳,走路不稳直哆嗦。
呼吸困难唇发青,昏迷吉少而凶多。
赶快医院请医生,分秒必争莫耽搁。
预防措施牢牢记,人畜安康丰收歌。

（《科学普及》1982 年）

22. 预防出血热三字经

八月过,入秋冬。眼发雾,身难动。
出血热,到高峰。头颈胸,都发红。
防这病,早行动。白眼肿,酒醉容。
灭老鼠,要先行。胸腋处,血点红。
黑线鼠,害人精。排成线,最鲜明。
传病螨,是帮凶。得了病,找医生。

灭鼠螨,莫放松。化验后,病确定。
挖与灌,放夹笼。要治病,贵在早。
撒毒药,烟熏洞。中西药,都顶用。
抓与埋,手勿碰。以上话,记心中。
出血热,有特征。出血热,能战胜。
先发热,肚子疼。

（《卫生知识》1982 年 8 月）

23. 预防出血热歌诀

·乔富渠·

阳历十至十二月,常常发生出血热。
渭河两岸下湿地,预防本病更当心。
黑线姬鼠害人精,病毒生在它身中。
小小红螨是帮凶,叮鼠叮人传疾病。
预防本病除病源,灭鼠灭螨是关键。
本病多在野外染,田野耕作防鼠患。
不可用手抓老鼠,袖口裤角要扎严。
野外庵棚宜吊悬,杀虫药粉撒地面。
生食熟食要密藏,免引老鼠惹祸端。
得病初期像伤风,头眼腰痛身困重。
口腔胸腹出血点,面颈胸红醉酒容。
不可轻易当"感冒",快到医院莫迟延。
耽误病情有危险,及早发现早治疗。
早期治疗效果好!

（《科学普及》1982 年）

24. 冬防斑疹伤寒歌

·乔富渠·

冬季到来天气寒,卫生习惯莫中断。
衣服常洗被常晒,防生虱虮惹病患。
不讲卫生虱虮染,斑疹伤寒把身缠。
急起寒热头身痛,鲜红斑疹出胸肩。
面红如醉心又烦,尿里蛋白也常见。

切莫误为出血热,虚惊提心又吊胆。
强力霉素和四环,氯霉素有特效验。
两天以内把烧退,十天半月病多痊。
灭虱防蚤记心间,斑疹伤寒莫传染。
人人健康忙生产,四化建设多贡献。

(《陕西科技报》1985 年 11 月 3 日第 4 版)

25. 出血热九字诀

·乔富渠·

季:这病四季均有发,高峰冬季须记下。
湿:洼湿地区多此病,螨与鼠是传染源。
热:患病开始必热冷,错当感冒误病程。
困:年轻力壮得了病,全身困乏难行动。
痛:头身眼眶呈三痛,腰痛如折动不能。
红:面颈胸红酒醉容,小出血点胸腋生。
肿:不吃不喝反见肿,白眼肿成肉冻冻。
尿:发热后期蛋白尿,将尿一烧病确定[①]。
早:"三早一就"要抓紧,治愈此病建奇功。
注:①近年检测出血热病毒 IgM 抗体可确诊本病。

(《科学普及》1980 年 1 月)

26. 出血热特点十字诀

·乔富渠·

一　季
出血热病四季在,五至七月小峰来。
冬季发病人最多,阳历十至十二月。
二　热
出血热病必发热,热肿相伴最独特。
短程自退三五日,热退病进转休克。
三　红
出血热病均发红,面颈胸红酒醉容。
眼红腭红舌质红,视物红色病危重。

四 痛

出血热病均有痛,头痛腰痛周身痛。

腹痛相似急腹症,腿痛还需防受冷。

五 困

出血热病最困乏,小伙被迫卧床榻。

两腿沉重难行动,村内求医也车乘。

六 呃

出血热病易打呃,顽固打呃病特坏。

恶心呕吐又烦躁,抓紧救治莫耽搁。

七 血

出血热病定出血,早期硬腭胸腋侧。

出血点如针尖小,线状排列最奇特。

八 尿

出血热见尿蛋白,热退骤重甚独特。

血球管型常相伴,重症可把肉膜排。

九 板

血小板数逐日降,白细胞数与日长。

两相交叉是特点,谷峰均在少尿上。

十 诊

三早一就①是关键,早期诊断最当先。

免疫荧光抗体找,出血热病来明断。

注:①即早诊断,早休息,早治疗,就近治疗。

(《宝鸡科技报》)

27. 夏初莫忘出血热

·乔富渠·

阳历五月至七月,千万莫忘出血热。

撒毒饵来挖鼠窝,黑线姬鼠来消灭。

一旦得病先发热,全身酸困极倦怠。

"三红"①"三痛"②出血点,呃逆呕恶尿蛋白。

有病赶快找医来,莫当感冒在家待。

解热镇痛勿滥用,以防汗多致休克。

板蓝根来大青叶,贯众二花又"三白"③

煎汤连服三五天,预防疾病避祸灾。

目前可治出血热,"三早一就"④记心怀。

中西结合效灵验,保您顺利度病关。

　　注:①"三红"指面、颈、上胸红;②"三痛"指头、眶、腰痛;③"三白"指葱白、白萝卜、白茅根;④"三早一就"指早发现、早休息、早治疗,就近治疗。(近年已有出血热疫苗)

(《卫生知识》)

28. 拜谒司马迁墓

·乔富渠·

烈日正当空,拜谒司马冢。

祠前人如潮,史圣人敬重。

一生万功绩,宫刑为李陵。

世无后悔药,魂当苏武敬。

(2013 年 5 月 1 日)

29. 出血热与"水湿"

·乔富渠·

　　学者们预测:今年秋季干旱,出血热发病率要低。截至 11 月中旬,从我省的发病情况看,的确为专家们言中了。这是什么道理呢?

　　早在两千多年前的祖国医籍《黄帝内经》中就指出"天人合一",即人与自然合一。出血热发病与大气中的"湿"关系最为密切。清代温病学家张石顽发现:"时疫之邪,皆从湿土郁蒸而发……"大家知道,出血热多发于低洼潮湿之地,我省常见于渭河、丹江、泾河(笔者 1985 年曾赴略阳县医院会诊 1 例典型出血热病人,这里是嘉陵江岸)沿岸。在出血热的"祖籍"黑龙江省虎林(曾名"虎林热")县发现,降雨量高峰在 7 月,发病率高峰在 11 月;降雨量高峰在 8 月,发病率高峰相应推迟到 12 月。1975 年,我省兴平县降雨量特大,该年冬季即发生了历史上最大的一次流行性出血热流行。咸阳市秦都区 1981 年降雨量猛增,该年发病率亦很高。这是因为,气候潮湿有利于传染源野鼠、螨的生长繁殖。传播出血热的传染源是黑线姬鼠,它们多栖居于渠岸与稻田埂上。江西省赣榆县卫生防疫站调查,湖洼地、平原、丘陵鼠密度分别为 3.3、2.13 与 0.25。另外,我省原来的一些旱原县份如礼泉、乾县、富平、耀县等,近年来随着兴修水利,引水上塬,出血热病也相继发生。可见出血热与"水湿"有密切关系。

　　出血热出于"水湿",临床上也出现一派"水湿"现象。中医称"湿邪致病,一身尽痛"。出血热病一开始,就四肢困重难举,年纪轻轻的小伙子,被迫卧床不起,发热一两天,眼球结合膜尤其是外眼眦处,就似凉粉皮样水肿,接着颜面甚至周身水肿。舌头肿大,边有齿痕。笔者详细观察过数百例病人,发热早期即多见肿舌厚腻苔,即水湿之象。出血热病人多尿期甚至不吃不喝,一天也要尿 5000~6000 毫升甚至 10000 毫升,可见体内积水之多。如果不尿不拉,则会周身肿胀,出现胸腔积液、腹水、脑水肿、肺水肿,病人将会被水"淹"死。

合理地解决"水湿"问题,是防治出血热的重要环节。

(《陕西科技报》1986 年 10 月)

30. 出血热史话

·秦郎中·

流行性出血热(近称肾综合征出血热,简称出血热)目前已波及欧亚大陆的 18 个国家,这些国家是:中国、朝鲜、韩国、日本、蒙古、苏联、土耳其、匈牙利、捷克斯洛伐克、瑞士、保加利亚、南斯拉夫、罗马尼亚、波兰、丹麦、挪威、瑞典和芬兰。就发病人数来讲,中国是世界之"最",陕西则是中国之"最",咸阳地区是陕西之"最"。

出血热最早在 1913 年就有记载,但在 20 世纪 30 年代之前,曾被误诊为中毒性流感、食物中毒和钩端螺旋体病。1932 年苏联从黑龙江下游盆地发现本病,1935 年诊断本病为出血热肾病肾炎。同年,在中国东北日本侵略军中发生本病,当时因地起名,叫"二道岗热""孙吴热""虎林热"(即最先见于黑龙江省虎林县一带)等,1942 年才统一命名为流行性出血热。国外因地命名的有"朝鲜出血热""蒙古出血热""芬兰出血热"等。另外,在瑞典称"流行性良性肾病",在南斯拉夫称"流行性肾炎"。目前在我国,已有 23 个省、市、自治区有本病病例的报告。

陕西最先于 1955 年见于宝成铁路秦岭工地,1956 年户县,1957 年周至县……相继发现本病。目前本病在我省主要分布于渭河、泾河、丹江以及汉江、嘉陵江沿岸各县市,基本上是由西向东蔓延的。近年随着兴修水利,原来没有出血热的礼泉、乾县、富平、耀县、彬县等旱原也相继发现本病。出血热与"湿"有不解之缘。大量的流行病学调查证明,哪里水渠纵横低洼潮湿,哪里有黑线姬鼠、有螨(革螨与恙螨),哪里就可能有出血热病。但根据省防疫站调查,陕南的汉中盆地沃野,陕北的黄陵川溪,尚未发现本病。1985 年笔者赴嘉陵江岸略阳县医院会诊过一个典型的出血热病人,这里虽符合上述发病条件,但无此病流行。

(《卫生知识》总第 76 期 1982 年 10 月)

31. 电影《上甘岭》观后感

是什么电影，
还未吃完晚饭，
人们就在饭厅门口排列的像长蛇阵一样。

是什么电影，
一分一秒都在震动着每个观众的心脏，
使人为它提心吊胆，落泪、欢笑、激昂、崇敬！
不，
这不是电影，
这是"上甘岭"的英雄们，张忠发、七连指导员杨松才……
在向我们讲述着"上甘岭"的经过，
——革命成果，是用鲜血换取来的！
用不着我多动口舌，
举世闻名者，英雄的名号——上甘岭，
每个观众都能联想它，从头至终。
朋友们，
如果你总是懒洋洋的，
警告你们，
前途是凶险的！
永远记着吧朋友，
吃水不忘挖井人，
身在福中要知福！

（《西安医学院院刊》1957 年 4 月 22 日）

32. 为啥同学对保健科同志意见多？

·穷溪·

上班迟，下班早，
同学呻吟他们睡大觉。
查体不查体，
先给 APC。

33.一张病历

· 乔富渠 ·

主诉:22 期同学头痛如炸多月。
诊断:本学期一周 34 节课,又要考六门(其中四门又是学年课程),负担过重矣!
处方:请问教学法科。

34.今春热病多

· 乔富渠 ·

诸位听我说,今春热病多,
冬应寒而暖,病菌多存活。
温邪先入肺,肺炎起病急,
高热胸疼咳,痰多又气促。
流脑莫忘却,头痛硬项脖,
皮肤出血点,神错又惊厥。
眼泪鼻涕多,麻疹这里说,
烧三天发疹,疹齐热退却。
身上虱虮沾,斑疹伤寒染,
冷热夜间重,胸背疹成片。
高热咽喉烂,皮肤红艳艳,
舌头如杨梅,猩红热诊断。
出血热最凶,三红又三痛,
身困难行动,热退病反重。

(《卫生报》1986 年 2 月)

35.写给积肥英雄们

· 乔富渠 ·

一

积肥英雄干劲冲天,通宵达旦积肥如山。
喜闻河南"七千"奇迹,还看我们"万金"丰产。

二

谁说"粪土不值钱",粪土是黄金,能值千万元。

谁说"粪味臭难闻",粪土是香水,能香人的心。

谁说"粪土最肮脏",粪土是良药,能使人健康。

注:23期同学为了争取明年小麦(时学院空地种有小麦)亩产500千克以上,已积肥182500千克,平均每人积肥405千克,超过了各原定计划。

(《西安医学院院刊》1958年8月)

36.长寿诀

最近一老年医学考察队在广西某县考察后得出了这样的看法:长期生活在青山绿水、空气新鲜的自然环境里,注意节制饮食并以素食为主,经常爬山走路和劳动,以保持乐观情绪,可能是长寿的重要因素。口诀是:

居住分散,空气新鲜,环境幽静,干净卫生。

"日出而作,日入而息",走路爬山,坚持劳动。

饭少一口,菜多鲜素,饮食勿暴,减少疾病。

开朗乐观,不躁不郁,长寿诀言,铭记心中。

37.二十四节气歌诀

春雨惊春清谷天(立春、雨水、惊蛰、春分、清明、谷雨),

夏满芒夏暑相连(立夏、小满、芒种、夏至、小暑、大暑),

秋处露秋寒霜降(立秋、处暑、白露、秋分、寒露、霜降),

冬雪雪冬小大寒(立冬、小雪、大雪、冬至、小寒、大寒)。

注:上半年(阳历)5日、21日,下半年8日、23日,两者前后不差1~2天。我国二十四节气已被联合国教科文组织列为世界文化遗产。

38.出诊

夕归腰腿酸,寒夜只等闲。

出诊永不忘,穿梭乡门间。

"大夫"赛神仙,针灸尤灵验。

众声夸不绝,党育花朵艳。

(《西安医学院院刊》1958年)

39.昭陵·袁家村游记

·乔富渠·

巍峨昭陵九嵕山,唐太宗骨深山掩。
依山造陵开新宇,大唐盛世天下传。
陵下旁有袁家村,风水宝地海外闻。
国锋瑞环刻石赞,集体致富众人尊。

(2013年12月)

40.郝怀斌教授赠言

全科两帧*捧手中,活显著者音和容。
治病全赖诊断准,除疾贵在思路清。
脉象证候指下见,理法方药心内明。
熟言当今乏太医,富渠堪称医中神。

注:受富渠先生两书赠言以谢甲午年岁春二月愚友郝怀斌题书。

郝怀斌简介:陕西省中医药研究院客座研究员,宝鸡中华传统医学研究会名誉会长,宝鸡市诗词学会终身常务理事,西府中医药文化丛书总编辑,宝鸡市戏剧家协会会员,宝鸡市职业技术学院(原宝鸡中医学院)退休老师。

(*指笔者撰著的《全科疾病诊断手册》获优秀图书奖与《全科疾病名方精选》。)

41.半丝半缕恒念物力维艰

·穷溪·

前几天南郊学生会生活部,在学生饭厅门口又一次进行了遗失物品展览。课外活动时,我往茶炉打开水,顺便也到那里看了看。展品真不少啊,有日记本、茶缸、面盆、水笔、袜子、鞋、汗衫、棉衣、单衣、绒衣、毛衣等,真是"京广杂货,样样俱全"! 特别是那一大堆衣服鞋袜,最令人触目惊心,不禁使我联想起了一些极平常的事情。每当一刮大风,晒在宿舍院子里的衣服就撒满地,任凭日晒雨淋,无人过问,于是墙角、垃圾箱便成了这些衣服的栖息之所。在洗澡间的更衣室里也常常堆积着一大堆被人遗弃的衣服。最近每逢午睡,会听见有同学在用旧衣换肥皂,旧鞋袜换火柴。这两天大概是换破烂的小贩找着了窍门,三番五次地在宿舍周围叫喊招揽生意,并且一来就是好几人,吵嚷得大家不能安睡。

我真不了解这些同学有多么富贵,也不知道他们究竟有多少件衣服,但我知道他们不过是正在念书的学生,不过是依赖家庭供给罢了。不知他们会想到这是父兄们的血汗吗! 也不知他们会想到还有许多灾区和山区的难民因为没有裤子穿,不能走出大门吗! 也不知他们会想到有些家庭较贫苦的同学,为了积储一点钱买一双袜子,连电影都不舍得看吗! 当然,在他们的心目中毫无"半丝半缕恒念物力维艰"的观念。虽然也从书本上看到过,听老师讲解过,甚至自己给别人宣传过。

我恳切地希望这些阔气的同学们,如果不愿意穿稍微破烂一点的衣服,或是衣服多得真的没法处理,请送给你周围的贫苦同学吧,他们会衷心感谢你的。

(《西安医学院院刊》1958 年)

42. 赞名中医乔富渠

甘肃陇东学院赵国林教授

久病久治不得愈,慕名千里拜乔医。
寻常草药十来服,廿年顽疾已痊愈。

(2013 年 6 月于西安)

43. 长安名医乔富渠赞

甘肃陇东学院赵国林教授

年近八旬神采奕,救死扶伤不停息。
医术高超医德好,患者鸡鸣得排队。

(2014 年 11 月)

44. 读乔公《医药知识秘趣》感言

陇东学院赵国林教授

乔公出类又拔萃,独占鳌头数第一。
医圣文豪皆成就,誉满泾渭享口碑。

(2014 年圣诞节于西安)

45. 返祖风不可长

舞台上帝王将相,电影里戏在床上。

公车上接吻搂抱,大厅里胸露臂光。
粗鄙事有人赞扬,文明礼忘在脑旁。

46. 乔老爷福不浅

乔老爷福分不浅,家人也把"专家"看,
专碗专筷专椅子,专茶杯又专沙发,
女子孝顺妻子贤,吃喝玩乐不老仙!

(2015 年 11 月 14 日于温哥华二女家)

47. 中秋佳节思故乡

中秋佳节思故乡,想起亲人泪汪汪,
二女小女与老伴,一起过节心喜狂,
外孙女今日相随,月饼瓜果屋甜香!

(2015 年 9 月 27 日中秋节于二女家)

48. 母亲说我红薯命

母亲说我红薯命,红薯成熟我出生,
豫西主食是红薯,救了千万穷人命。
生熟红薯都能吃,出门干粮红薯饼,
红薯叶菜鲜干用,填饱肚子是一功。
红薯粉面做凉粉,红薯饸饹也新颖,
红薯发糕赛砖块,红薯粉条全国行。
红薯酿酒成礼品,红薯用途数不清,
如今虽届耄耋年,红薯香甜天天用!

(2015 年 9 月 28 日于温哥华二女家)

49. 示女

逝世原知如灯灭,但悲不见台归来,
分久必合两岸统,家祭莫忘慰父怀!

(注:仿宋代陆游《示儿》)

(2015 年 10 月 23 日于温哥华二女家)

50. 二女门前小憩有感

原始森林车马稀，门无罗雀着实奇，
门前虽然多花丛，很少见有蜂蝶飞。
虽住豪宅心空虚，昼夜成了电视迷，
挤空写点小诗文，消磨时间如"牢狱"！

51. 白露时节二女别墅即景

原始森林参天松，松声阵震耳不聪，
蓝天白云满天飞，可惜不见鸟飞鸣。
房前屋后花盛开，难见蝴蝶与蜜蜂，
门不罗雀车马稀，四下如夜哑无声。
吾籍依然在山村，莺歌燕舞人丁盛！

（2015 年 9 月 9 日于温哥华二女家）

52. 小女租屋小景

小女租屋北温地，山水相连景色稀，
超市成群便购物，学校医院娱乐齐。
老伴别墅居深山，人烟稀少逊公寓！

（2015 年 9 月 14 日于小女家）

53. 二女别墅即景

二女别墅居山林，参天大树遍遮阴。
高尔夫球围别墅，满院花香宜居人。
上午陪伴逛大街，一路两边见人难。
虽说野山林茂密，半天难见鸟声喧！

（2015 年 9 月 3 日于二女家）

54. 老来喜与愁

老来喜，老来喜，三个女儿都孝矣。

老来愁,老来愁,三个女儿三地走。

生活虽漂加国好,看病还是回故里!

(2015 年 9 月 4 日于小女家)

55. 豫剧台词选

穷居大街无人问,人前难借钱分文。

雪中送炭君子少,锦上添花尽小人!

至亲厚友莫依靠,人情比纸薄三分。

(2015 年 2 月 25 日录豫剧小品《骗子》)

56. 游松肌山顺口溜

风和日丽春光暖,一家四人松肌山,

温市屋脊是松肌,山顶积雪厚尺三,

四方滑雪人如潮,山高足有三千三,

缆车人数超千元,女儿花钱心不安!

(2015 年 2 月 26 日于温哥华二女家)

57. 天下穷人是一家

南南合作乐开花,天下穷人是一家,

今日中国富裕了,不能忘记亚非拉。

昔日能进联合国,多亏南南穷弟拉[△],

今天大手援南南,绝非邪说"大方穷"!

[△]毛主席曾说中国之所以能进联合国,实在是亚非拉穷兄弟抬进啦!

(2015 年 9 月 28 日于温哥华二女家)

58. "锄草"与"扫房"

杂草不除禾难长,房屋不扫灰尘扬。

贪污腐败祸国民,放纵忘党国必伤。

毛泽东思想是传家宝,一时一刻不可忘!

(2015 年 10 月 13 日于温哥华二女家)

59.二女别墅小景

二女别墅丛林中,地下上共三层。
凉台二层更如画,参天古松荫凉乘。
乌鸦成群松鼠窜,高尔夫队来去匆。
远望别墅排成龙,一望无际绿地绒!

(2015 年 9 月 28 日于温哥华二女家)

60.有感我国连得"诺奖"

诺奖诞生一世纪,名落孙山中国一,
两年莫言屠呦呦,国富民强是根基!

(2015 年 10 月 13 日于温哥华二女家)

61.甘南、青海游记

8 月 14 日游拉卜楞寺

塔尔卜楞似姐妹,
前喜后悲为唇急。
县医外科缝四针,
一路烦闷游心碎。

(注:指青海塔尔寺与甘南拉卜楞寺。)

8 月 15 日游青海湖

无际地镜青海湖,
游客如潮海鸥笑。
遍野菜花黄金毯,
蒙古包里梦乡愁。

8 月 16 日游盐湖

远眺盐湖雪盖地,
近踏盐沙心眼喜。
游客争盼捡盐块,

· 171 ·

亲家捡盐三斤足。

8月17日登鸟岛
五月百鸟满天飞，
八月该岛海鸥稀。
湖边捡石也心乐，
偶闻鸟鸣更欢喜。

8月18日瞻原子基地
为抗美帝核讹诈，
再穷原子要造下。
邓稼先老立奇功，
雕像面前人人夸。

（注：先前赴青海省医院会诊时到过塔尔寺。2017年8月14～22日随小女青、婿红、外孙女史乔婧与亲家母赴甘南、青海游纪要。）

附录：后继有人侄孙乔孟超诗词选集

（一）七律　诊小儿脑瘫等病人体会

·乔孟超·

小儿语迟勿轻看，再观眼神肢体间。
四肢软弱智能低，项软无力竖头难。
更有肢体强直硬，步态不稳像醉汉。
癫痫发作时常有，早诊早治莫等闲。

（2017年12月21日）

（二）七绝　诊病有感

·乔孟超·

八旬老翁忆童年，孩提之事津津谈。
若问昨日近期事，张口结舌答不全。

（诊远记忆好近记忆差之老年病人有感）

（三）七律　风雪行医有感

·乔孟超·

风雨之天出诊忙，诊断用药细思量。
冰冻道路单车滑，寒浸身躯路途长。
当头片片梨花落，扑面纷纷柳絮狂。
回首遥望岐黄路，身单自坚信心强。

（2016年1月11日）

（四）五一值班抒怀

·乔孟超·

长假值班乐趣多,辨证用药细琢磨。

少了旅途劳顿苦,多了清净自娱乐。

人人自有开心事,不必强求攀比着。

乐此坐堂不知疲,天道酬勤凌云波!

（2016 年 5 月 1 日值班抒怀）

（五）七绝　惜时

·乔孟超·

春雨沥沥轻洒落,时光如梭转瞬过。

白驹过隙不待人,莫使韶华成蹉跎。

（2017 年 4 月 8 日）

（六）七绝　游白马寺

·乔孟超·

千年帝都藏古刹,游人如织观佛塔。

佛教文化无国界,异域风格落中华。

（2017 年 12 月 17 日）

（七）五绝　观"十一"出行偶感

·乔孟超·

绵绵秋雨多,出行受折磨。

胸中有山河,何必去颠簸?

（2017 年 10 月 3 日）

（八）七绝　诊疗抒怀

·乔孟超·

银烛秋光夜色朦,斗转星移秋夕中。

临证值班疑问处,卧看伤寒本草经。

（2015 年 9 月 6 日夜班有感）

（作者简介:乔孟超,男,河南省洛阳市伊川县中医医院中医内科主治医师。）

第三部分　小品　杂文

1. 从头到脚看营养

·乔富渠·

皮肤 干燥、有皱纹者,缺乏锌、维生素 A 及主要的脂肪酸。脱屑性皮炎则属缺乏蛋白、烟酸与核黄素(维生素 B_2)。鼻唇皮脂溢因烟酸、维生素 B_2、维生素 B_6 不足。苍白则由于铁、叶酸、维生素 B_{12} 与铜不足。阴囊(女阴户)皮肤损害多因维生素 B_2 不足。皮下脂肪丧失属于蛋白与热量不足。

毛发 色素脱失系蛋白、铜不足,易折断与脱落则缺蛋白,稀少与变细缺蛋白、锌与生物素。

头部 颈部肌肉萎缩因缺乏蛋白与热量,腮腺肿大因蛋白不足。

眼睛 夜盲症因维生素 A、锌缺乏,角膜血管翳缺维生素 B_2,干燥、毕托氏斑(Bio +)与角膜软化缺乏维生素 A,结膜炎因维生素 B_2 不足。

口腔 舌炎(深红、生肉样)属缺乏烟酸,维生素 B_6、B_2。唇炎则缺乏维生素 B_2。口角炎缺乏维生素 B_2、铁。舌乳头萎缩因缺乏烟酸、铁、维生素 B_2、叶酸、维生素 B_{12}。味觉减退因缺锌与维生素 A。舌裂纹因缺乏烟酸、钾。

胸部 "鸡胸"、佝偻病,因缺乏维生素 D。

心脏 高搏出量性心衰,因缺维生素 B_1 所致湿性脚气病。心脏搏出量减少则因缺乏蛋白与热量。

肢体 肌肉触痛与自觉疼痛因缺乏维生素 B_1、维生素 C。肌肉萎缩成废用,系蛋白与热量不足。肢体水肿因蛋白与维生素 B_1 缺乏。骨头触痛因缺乏维生素 D、维生素 C、钙与磷。

应当说明的一点是,上述从头到脚的症状,绝非全因营养素缺乏引起,只是当从营养缺乏这个角度考虑时,可以如上边所讲,"对号入座",寻求病源。

(《陕西科技报》2001 年 11 月 17 日第 2405 期第 4 版)

2. 长武农民夜遇"鬼"

·乔富渠·

我在甘肃省泾川县康复医院"会诊"期间,一天一位来自陕西长武县的中年农民一进诊室就大喊:"我真的是遇见鬼啦,数月来多次深夜犯病,左侧踇趾剧痛难忍,并且紫红肿胀,特别是在酒肉美食之后,更容易发病。四处求医,有说是'关节炎',有说是'脉管炎',有说是'霉菌病'……听说你是'老神医',您就救救我吧!"

听了这位从长武县远道而来的中年男子的诉说,详细进行了全身检查发现，这位农民除了体态微胖，别无异常，只是左𫠆趾关节紫红肿胀，压之疼痛。当即抽血化验尿酸，显示尿酸很高，结果显示尿酸性关节病（又叫痛风）。因为它常发于𫠆趾关节，故又名𫠆趾痛风。嘱咐他"以后少吃含嘌呤多的食品，如海产品、豆制品、各种动物内脏，要戒烟、戒酒，尤其是啤酒。多喝水排尿酸，多吃碱性食品以中和尿酸，也可服用小苏打片"。

我当即给他开了含有威灵仙、百合、秦艽等能降低尿酸与加速尿酸排泄的中草药，并用利尿剂车前子（草）、茯苓、白茅根、猪苓、大腹皮，还开了别嘌呤醇和秋水仙碱等防治痛风（泾川县康复医院无此药，让他外购）等特效西药。后来回访他，再未碰到夜间遇鬼咬趾的怪事了。

早在1960年，我曾报告过一例痛风病案，患者为山西一煤矿矿长，每逢会餐或节假日改善饮食时，痛风便会发作，发作时痛得死去活来。那时我翻阅资料全国仅11个省有该病的报告，如今痛风已成了常见病、多发病，尤其是胖男（男女比例9∶1）与"美食家"。这可能是改革开放后生活富裕、饮食结构发生了变化，吃肉喝酒的人太多，胖子也多的缘故，也可以说是一种新的"富贵病"吧！

（《咸阳日报》2013年3月18日）

3.节外生枝的高热

·乔富渠·

医家有句名言："没有正确的诊断，便没有正确的治疗。"正确的诊断是正确治疗的前提与保证。而误诊对任何一个医生来讲，在其医疗生涯中，都难以完全避免，会由于这样或那样的原因，造成了诊断上的失误。"失败乃成功之母"，一位高明的医生，正是在经常不断认真总结每一次诊断的经验与教训中，尤其在认真分析与吸取失败的教训中，得到较快提高的。我常向同事与实习生们讲，我之所以能有今天的诊断水平，在某种程度上讲是从病人的痛苦甚至与生命攸关的痛苦中，不断得到启发与提高的。从某种意义上讲，不少病人以自己的痛苦甚至生命在为医学的发展做出或正在做着贡献！10多年前一个中午，我正在值班室午休，突然我的一个学生从高陵县城冒着酷热匆匆赶来，说是有一个将要参加高考的女学生，得了不明原因的持续高热病，如今又出现深度黄疸，怀疑为急性重症肝炎、肝坏死，危在旦夕。我听了学生急促的诉说，二话没说便从床上爬起来上了救护车。

病人当时在高陵县中医医院肝炎病房，我详细询问与检查之后，看到病人精神尚好，肝脏未见缩小，出血也不明显，尤其当用激素退热后还有些食欲，我马上长出了一口气。原来这个女学生持续高烧已半个多月，血象正常，只是时而腹痛，被某军大医院诊为"结核性腹膜炎"，并一下子开出了4种抗结核药：链霉素、异烟肼、利福平、乙胺丁醇。可是自从用了这4种抗结核药后，很快病情恶化，恶心呕吐不止，肝区疼痛，还出现了逐日加重的黄疸。我当时分析女学生平素健康，体质很好，又是个青年人，家庭也无结核病史（结核病有遗传性），起病又这么急，热度又这么高（39～40℃），无盗汗现象，血沉也不甚快，不像是慢性传染病——结核病。时值夏秋交接之时，正是肠道传染病高发季节，于是认定了是"肠伤寒"，与中医医院医生一起决定立即停掉全部用的抗结核药物，因为它们大多都对肝脏有损害，而肠伤寒对肝也有毒害，不能再使肝"雪上加霜"了，改用抗伤寒药。果然，病人的高热逐渐减退，体温逐渐降至正常，精神食欲都大增，黄疸也很快消退了……经化验，证实了女学生患的是"正伤寒"（肠伤寒病中还有副伤寒甲、乙、丙以及鼠伤寒……）。

事后，同学在我面前高兴地讲："你到底是位传染病专家呀！"（我原在陕西中医学院从事过多年传染病工作，任传染科主任）。其实我心里想，那位诊断为"结核性腹膜炎"的医生，也绝对不会不知道"肠伤寒"这个连距今1700多年前的东汉名医张仲景都知道的古老传染病呀（笔者曾发表"世界最早论述肠伤寒的巨著——《伤寒论》"的论文，《伤寒论》便为张仲景所著）。临床上，在夏秋季节，遇到持续发烧尤其是较高烧（体温高于38.5℃），伴有腹痛都应当把肠伤寒放在首先想到的诊断范畴。既名"肠伤寒"，没有不腹痛的，严重者肠子还可以出血与穿孔！

在作诊断时，多想一些类似的与可能的疾病，再仔细加以鉴别，不失为诊断诀窍。

（《陕西日报》2002年8月下旬）

4. 复杂多变的疟疾

·乔富渠·

疟疾俗称"冷热病""打摆子"，是由疟原虫引起的，通过带虫的按蚊叮咬而传播的传染病。疟疾是一个古老的传染病，殷墟甲骨文里就有"疟"字；距今已两千多年的《黄帝内经》对疟的症状有逼真的记载："疟之始发也，先起于毫毛，伸欠仍作，寒栗鼓颤，腰背俱痛，寒去则内外皆热，头痛如破，渴欲冷饮。"可以说为典型的疟疾发作，几乎是人所共知。但对疟疾复杂多变的形形色色的表现，能识其庐山真面目的，就为数不多了，常贻误病情，甚至导致不测发生。下边仅就疟疾的多种临床类型予以简介：

（1）典型发作：所谓三部曲：发冷期，发热期，发汗期。发冷期寒冷发抖之甚为多层衣被所不解，皮肤鸡皮疙瘩，持续约半小时至2小时，迷信的人说是中了"邪"，其实是疟原虫侵入血流。冷之后变为热，体温可高达39～40℃，头身剧痛,呼吸急促,持续 4~6 小时;热之后便出汗,大汗如淋,持续 2~4 小时,病人疲惫嗜睡。如不治疗,这"冷,热,汗"周期定时发作。

(2)脑型疟疾:多先典型发作,数日后头痛,项强,烦躁,昏迷,抽风,状如脑炎,病死率极高。

(3)胃肠疟疾:状如急腹症,发热,腹痛,腹泻,呕吐,可发生休克,肾衰竭。

(4)肾型疟疾:呈进行性少尿,尿闭,尿里有大量的蛋白、细胞与管型。

(5)超热疟疾:体温可达 42℃ 以上,肌肉痉挛,喘促不安,昏迷谵语。

(6)寒冷疟疾:寒冷至极,腹痛吐泻,皮肤湿冷多汗,每致脱水休克。

(7)肺型疟疾:突然呼吸极度困难,口鼻发绀,吐白泡沫性痰,乃肺水肿所致。

(8)黑尿疟疾:尿呈酱油样褐红色或黑色,故而得名,多由于急剧溶血所致。病人排尿时有腹痛,恶心,呕吐,软弱感。

(9)输血疟疾:多于输血后 7~10 日发作,发作多不超过 10 次,病状稍轻。

(10)幼儿疟疾:发热极不规律,冷汗尽缺,而吐泻,烦躁,惊厥殊多。

(11)孕妇疟疾:易致流产,早产,死产,婴儿多夭折。

(12)慢性疟疾:表现为长期不规则发热或低热,消瘦,贫血,疲乏,可有黄疸及皮肤色素沉着,手脚浮肿,而尤以脾大质坚(巨脾)为其特点。

由上可见,在蚊虫滋生繁殖猖獗的夏秋季节,须时刻警惕疟疾尤其是一些与生命攸关凶险型的发生。

(《陕西日报》1994 年 6 月 11)

5. 形形色色的"流脑"

·乔富渠·

冬末春初,是流行性脑脊髓膜炎(简称"流脑")的高发季节,防治流脑的关键在于及时发现病人。但由于"流脑"的临床表现类型繁多,所以常被误诊。这里谈谈"流脑"的各种类型。

(1)鼻咽炎型:这类病人很像伤风感冒,主要症状为头痛、咽喉发痒、疼痛、咳嗽、鼻塞,半数病人有微热,持续 1~2 日。白细胞可稍增多。由于对它"难识庐山真面目",常致"放过一人,传染一群"。所以,在流行季节,不可轻易放过"感冒""鼻咽炎"病人。

(2)出血点型:在流脑流行期间,有不少"流脑"病人,仅仅表现为皮肤有多数小出血点,皮肤可有过敏及疼痛表现,有时唇部起小水疱。所以,在"流脑"高发季节,经常察看皮肤,不无裨益。

(3)关节炎型:文献报告占 5%~8%。多表现为手指及肘、膝关节红、肿、热、痛,持续 2~4 日消退。在"流脑"流行季节,要留神每一个"关节炎"病人。

(4)典型流脑:急起高热,头痛、呕吐,脖子僵硬,头不能低,腿不能抬,全身红点,白细胞高,脑子易混。如不救治,生命有险。

(5)暴发类型:①脑膜脑炎:骤起高热,神昏谵语,抽风不止,危在旦夕。②败血症型:身热肢凉,全身血斑,血压降低,脉微声息,抢救稍迟,命丧黄泉。③混合类型:①②兼备,犹如电击,性命最危!

(6)其他类型:如"胃肠型""虹膜睫状体型""肺炎型""心内膜炎型""滑膜囊炎型"等。

"流脑"季节,若遇上这种"新病",尤其是小儿,千万不可忘掉流脑。

(论文曾在《黑龙江医药杂志》发表,本文为缩写稿)

6. 莫让"慢活肝"节外生枝

· 乔富渠 ·

"慢活肝"是慢性活动性肝炎的简称,也是慢性肝炎的一种类型。凡被确诊为急性肝炎患者,病程超过半年未愈,且又有明显的肝炎症状,肝大,中等硬度,伴有肝掌、蜘蛛痣、面色晦暗及脾肿大,肝功能化验反复或持续多项异常,即为"慢活肝"。

俗话说:"三分治,七分养。"这对慢活肝病人具有十分重要的意义,可防止病情恶化与节外生枝。

不论中药、西药,慢活肝病人都应从简,用药过多,往往增加肝脏负担,因为绝大多数药物进入体内后,都要经过肝脏处理。抗生素、激素、保泰松等,慢活肝病人用后往往发生荨麻疹、剥脱性皮炎、紫癜、支气管哮喘、白细胞减少等不良反应。有的病人用泼尼松(激素)后,常出现腰背痛、恶心、呕吐、发热等症状。有的病人甚至会因应用疫苗使病情迅速恶化。

临床上常见慢活肝病人抽烟、饮酒也会使病情恶化。大量长期抽烟、饮酒可导致肝脏中毒,肝细胞坏死,肝衰竭。慢活肝病人对强烈日光比较敏感,容易引起皮疹、发热、黄疸、腹痛与消化不良等。

(《陕西日报》1984 年 7 月 28 日第 3 版)

7. 肝病患者的皮肤标志

· 乔富渠 ·

黄疸:身目俱黄者为黄疸。虽可见于胆囊、胆管、胰头等多种疾病,但遇到黄疸病人时,首先应当想到的是肝脏疾病。医学界有句口头禅:"黄疸必肝病。"

黑变:表现为颜面、关节、手掌等暴露部位皮肤呈带青色的灰褐色色素沉着,亦见疤痕处,下肢伸侧面黑色斑(注:糖尿病人亦见此症)。

蛛痣:呈帽针大红色小丘疹,周围有放射状毛细血管扩张。好发于上腔静脉引流区域,如颜面、颈侧、上肢、胸前等处。笔者在陕西中医学院时见有一位重肝病人全身长满蛛痣(已故)。

网斑:可见直径 1 厘米毛细血管扩张形成的网状红斑,日久红斑部位可呈萎缩性凹陷。

红掌:又称"肝掌""朱砂掌"(中医),多见于手掌或足部,不仅表现于指端、指腹,亦可见于整个掌,而以手掌大小鱼际最为多见。

黄瘤:呈扁平或结节状黄色瘤,多伴有高脂血症,常见于阻塞性黄疸与胆汁淤积性肝病、肝硬化。

黏肿:医学上称"黏液水肿性苔癣"。外观呈常色或带黄色的苔癣状丘疹,主要见于颈部、背部及前腕部,皮肤可增厚、硬化,欧美称其为"副蛋白血症"。日本肝硬化病人此症发生率较高。此因肝病时甲状腺功能异常所致。

瘙痒:多由于肝病时胆酸刺激皮肤所致,其同肝脏病损程度呈正相关。本症亦见于其他阻塞性黄疸病人(如胆囊、胰腺病等)。

乳胀:如男子肝脏病人的女性化乳房、阴毛与腋毛脱落,唾液腺(如腮腺、颌下腺、舌下腺)肿大,皮肤线条状皮纹等,皆因内分泌腺(如性腺)功能紊乱、求偶素增高所致。

风团:即医学上称的"荨麻疹"。表现为皮肤骤起、骤退、骤聚、骤散的瘙痒性红斑块,可呈环状红色隆起,伴以发热、关节痛等。

扁苔:即扁平苔癣。以慢性活动性肝炎与丙型肝炎多见。表现为皮肤呈片状皮革性粗糙,状如病人抓后的神经性皮炎。

其他:尚可见有结节性动脉周围炎、硬皮病、皮肌炎、紫斑性血管炎、不溃烂、结节性红斑、渗出性红斑、毛孔一致性丘疹、杵状指、白色爪甲、舌表面萎缩至龟裂状(阴囊舌,中医称"裂纹舌")……

仔细观察皮肤的上述各种改变,不失为早期发现肝病的有用线索。

(《陕西科技报》1997 年 8 月 12 日第 1752 期第 4 版)

8. 警惕肝源性胃病

·乔富渠·

据笔者数十年来的临床经验,总结出这样一个对诊断很有帮助的顺口溜:"脸胀肾脏病,腹胀肝脏病,足胀心脏病。"对于顽固性"胃病",顽固性上腹膨胀,尤其是食后腹胀,矢气(屁)多,应高度警惕背后的肝病或肝源性胃病的存在。这是由于肝与胃不仅解剖上密切相连,并且功能上共司消化功能。肝为体内最大的消化腺,胃为消化道的第一大脏器。

据新近文献报道,凡有肝病与蜘蛛痣的病人,胃部有血管充血扩张等类似蛛痣的改变。对 48 例肝硬化门静脉高压病人进行胃镜检查发现,胃底部亦多见静脉曲张,另见胃黏膜有花斑状图案病变者多达 38 例,胃体上部 3 例,胃窦部 1 例。另有学者报告,乙型肝炎病人的胃窦部黏膜常有病变。

新近有报告,肝病时顽固性上腹部(胃脘)膨胀病人,对胃动力的敏感性降低,胃排空时间延长,胃窦部收缩力下降,男病人往往黄体酮(孕酮)升高,并认为这些因素还是导致腹胀的重要因素。再者,肝病时的门静脉系统(占腹腔静脉的 90% 以上),以瘀滞与胃肠道内产气的增多亦相关联,肝硬化时交感神经功能亢进,亦加剧胃脘胀满。如有腹水与腹膜炎,则腹胀更自不待言了。记得1964 年《天津医药》杂志一篇论文中讲到,肝硬化病人常伴有胃炎、溃疡病,而有胃病、胃溃疡病时,亦多伴有肝病。这是因为它们解剖部位相连,生相功能相关!

(《华商报》1998 年 11 月 14 日)

9.肝硬化三年早知道

·乔富渠·

近年来由于病毒性肝炎发病率增高,人群有习惯饮酒者日多,以及血吸虫病的回升等多种因素,肝硬化十分常见。又因为本病起病极其隐袭,多数病例进展缓慢,致使病人尤其是许多农民病员,往往以鼓胀(腹水)、呕血、黑便、黄疸、浮肿等病情已到晚期才就诊,延误了早期的良好治疗时期,不少人员难免招致"财尽人亡"。

依据笔者长期的临床实践经验,以下"九大信息",十分有益于"三年早知道",早期发现肝硬化。

(1)纳呆身困:肝脏既是人体最大的消化腺,又是重要的代谢器官,所以纳呆身困是肝硬化早期十分常见的症状。病人往往表现为懒倦嗜睡,常打呵欠。

(2)腹胀腹痛:顽固腹胀尤其是上腹部饱胀。腹腔 90% 以上的血管回流入门静脉而入肝,肝病后门静脉瘀血,腹内气体向血液弥散困难,因而胀气屁多。

(3)恶心腹泻:由于消化道、消化管充血水肿,消化吸收及蠕动障碍,"胃气上逆",病人易于恶心。恶心以晨起为显著,乘车、船震动时亦易头晕恶心。病人极易腹泻,对一些食品(如生冷瓜果、鱼虾、鸡蛋等)易过敏,一旦吃的不对头,半个小时内即可见腹泻。

(4)夜盲皮糙:病人常有"鸡宿眼",白天或光线亮时眼睛还好,黑暗下或刚

·183·

从灯光下离开,长时间看不清,是因为维生素 A(肝细胞可合成)缺乏致眼睛暗适应力降低。病人皮肤粗糙,或毛囊角质化,指甲裂(脆裂)等,亦因维生素 A 不足所致。

(5)肝掌蛛痣:病人手掌大小鱼际鲜红如染。面、胸、上肢可见毛细血管(微动脉)扩张,有时形成蜘蛛样红痣。这些是因为血中雌激素增多(肝病后对其灭活能力降低)引起。

(6)面黑睾萎:"肝主青",病人常见面色青黑,小腿前黑色素沉着,睾丸萎缩,性欲减退或见阳痿,亦见男子乳房胀痛,女子月经不调等,皆因内分泌功能紊乱、失调,雌激素多,睾丸素与肾上腺皮质素减少所致。

(7)脾大脉张:脾大而硬,腹壁、食道等静脉怒张,且易出血,大便黏滞而不爽,以上皆因门静脉高压所致,可有痔疮。

(8)出血、水肿:脾大脾功亢进,可见血小板减少,加之肝脏合成凝血酶原等凝血因子减少,常见鼻衄,皮肤紫斑。肝脏合成的白蛋白减少,门静脉高压,醛固酮增多,致水肿腹水。

(9)化验异常:常见的如顽固的白细胞与血小板减少,尿胆原阳性,转氨酶及浊(麝浊)、絮(脑絮)升高等。

(《陕西科技报》1994 年 7 月 19 日第 1282 期第 4 版)

10. 自发性腹膜炎的先期征兆

·乔富渠·

肝硬化病人出现腹水,标志着肝硬化已届晚期,初次出现腹水,尚有望治愈,如再发生自发性腹膜炎,则是雪上加霜,大大增加了治疗的难度。

肝硬化腹水自发性腹炎病人是有征兆的:

有学者对 45 例调查发现,甚多有腹痛,压痛,甚至反跳痛,36 例有发热(另有报告肝硬化病人有发热者,自发性腹膜炎占 42.45%),13 例休克,腹水白细胞 70.8%,大于 0.5×10^9/升,腹水增多 29.4%,有大肠杆菌,亦见有脑炎球菌、金黄色葡萄球菌、克雷布氏菌、白色葡萄球菌、结核杆菌(南京医学院宋宏勋教授主编的《肝脏病学》记述竟达 10%)等。另有学者报告,70%病人腹水白细胞大于 10×10^9/升,中性粒细胞大于 70%,腹水外观呈混浊状。

(《华商报》1999 年 11 月 21 日)

11. 大腹便便非都病态

·乔富渠·

一个再高明的医生,在其一生的医疗生涯中,没有一次误诊的事情可以说是不存在的。而在医生的误诊中,可以有主、客观各方面的诸多因素,如病人的症状表现的极不典型,医疗条件差,辅助检查的手段与方法太少,病员的配合不够,如有意或无意隐瞒病情等,曾已被一些有名气的大医院大家下了诊断,此后"人云亦云",医生本身的技术水平、责任心……但不少的场合是医生的"问、望、闻、扪、切、触、叩、听"得不仔细,粗枝大叶,这常常是造成误诊的主要原因。

下边举个笔者在大查房中见到的令人啼笑皆非的例子:

20 世纪 90 年代末,在一次大查房中,下级大夫介绍一位"大腹便便"的年轻女病人,当时诊断为"肝硬化腹水""结核性腹膜炎"我望着病人傻了,病人皮肤白皙,杏眼有神,齿若碎玉,声如铜哨……哪里像是有病?(下级医生介绍这位年轻貌美的女子尚未婚配)

我当时奇怪,"病"得有"病态",尤其是"肝硬化腹水""结核性腹膜炎"皆非急性病,既已"大腹便便",绝非"一日之寒",怎么能如此身段丰满又如花似玉?于是我对"病女"做了一番必要的鉴别性体检,竟然发现了其腹部"滚动",与很有节奏的特异的"哒哒"音。我马上让主管医生问病人:"月经咋样?"出乎主管医生意料的是,女病人羞答答地讲"已有六七个月没来了!"……须知如今未婚同房的已非稀罕事了。

把孕妇的"大肚子"当成病态,虽然看来滑稽可笑,但临床上绝非仅有。近从报纸上看到,一位孕妇竟然先后被多家西安大医院甚至西北的权威医生误诊,后在交大一附院被诊断为妊娠。这两例孕妇被误诊的活生生的例子告诉我们,诊查中的粗枝大叶极易造成误诊。当然,如果说真正因粗心大意把孕妇的生理性"大腹便便"误诊为病理性的"大腹便便"是极稀罕的事,对于临床上由于粗枝大叶造成的错误诊断的事,则绝非偶然,而是常有的事,甚至从某种意义上讲,还是十分多见的事!

(乔富渠《会诊奇遇记》陕西科学技术出版社 2014 年版)

12. 西府胃病何其多

·乔富渠·

1988 年笔者协同陕西中医学院实习生,对岐山县中医内科门诊 1300 多例病人做了调查统计,患胃炎及少数胃下垂者达 126 例,占 10.3%,其中成人(16

岁以上)达 98.1%,发病年龄高峰为青、壮年。

西府胃病何其多? 据群众普遍反映及我们的实地调查表明,西府农村胃病之所以多,与饮食习惯关系最为密切。西府农村"以地产秦椒、大蒜最为突出",习以"酸、辣、香、煎(烫)"的滚汤面为主食,故"胃病"特多。当地传统的饮食习惯是:

(1)酸、辣:这里一日三餐,酸辣为先。所谓"早饭酸辣汤,午饭酸辣面,晚饭辣碟醋罐罐",且多喜食过热的"滚烫汤面",使胃肠整天遭受着酸、辣、热的刺激,甚至不少炒菜也以"酸辣"为上。中医文献特别指出,"恣食肥甘辛辣"为胃病成因。

(2)生、冷:这里广大农民群众习惯吃生菜,常吃生葱、大蒜、生萝卜、生蒜苗等,而较少吃炒菜。一年四季又喜欢吃凉皮(传说慈禧太后曾吃过并赐名"御京粉",也以"酸辣"为先),这些对胃的损害是显而易见的,中医有所谓"寒凉败胃"的理论。

(3)干、硬:西府各县的锅盔是颇有名气,诸如"岐山锅盔""凤翔锅盔"等。农民习惯干啃锅盔不喝水,难免擦伤胃黏膜。

上述"三食",加之普遍与饮食单调,胃长期遭受不良刺激与损害,胃病高发不难想见。不良因素的长期作用是形成胃病的重要原因,而高发年龄组又恰恰为"饮食不节""狼吞虎咽"的青、壮年(16~40 岁占 56.2%)。

为了我们与后代人的健康长寿,应当加强对广大农民群众卫生知识的宣传教育,下决心改变西府名食千百年来的不良积习,尽快改革岐山面的传统吃法。

(《陕西日报》1988 年 9 月)

13.慢性胰腺炎病因排"座次"

·乔富渠·

日本学者调查的 4326 例慢性胰腺炎患者中,男性 3429 例,约占 80%;女性 897 例,约占 20%。其中男性患者的 3429 例中,其病因依次为饮酒的 2467 例(占 72%),特发性(原因不明)652 例(占 19%),胆结石 160 例(占 4.7%),由急性胰腺炎迁延所致 76 例(占 2.2%),胰脏损伤 26 例(占 0.8%),十二指肠乳头旁憩室 5 例(占 0.1%),甲状旁腺功能亢进 8 例(占 0.2%),高脂血症 7 例(占 0.2%),其他 21 例(占 0.6%)。而女性患者的 897 例中,其病因依次则为特发性 528 例(占 58.9%),胆石症 202 例(占 22.5%),饮酒 74 例(占 8.3%,急性胰腺炎 32 例(占 3.5%),十二指肠乳头旁憩室 15 例(占 1.7%),高脂血症 8 例(占 0.9%),胰腺管非愈合 7 例(占 0.2%),胰腺损伤 3 例(占 0.3%),甲状旁腺功能亢进 1 例(占 0.1%),其他 27 例(占 3%)。

慢性胰腺炎常见的临床症状有：腹痛、背痛、食欲不振、恶心呕吐、腹部膨满感、腹部重压感、口渴与多尿（该病可合并糖尿病）、腹泻、黄疸、腹部压痛与抵抗感（腹肌紧张）。血、尿化验淀粉酶与脂肪酶升高。（译自日文杂志）

（《卫生报》1998 年 12 月 12 日）

14. 顽泻"顽"在何处

·乔富渠·

医学界有句口头禅："没有正确的诊断，便没有正确的治疗"，即是说只有当诊断正确了尤其是精准地诊断，治疗才有可能是正确的，否则将是"瞎子摸鱼"，难以取得预期的疗效。据笔者 50 多年诊疗生涯中的经验与教训，深深体会到此点。而临床上遇到不少治疗棘手的所谓"顽症"，其"顽"，也恰恰多顽固在诊断的不正确与（或）不精准上。西医如此，中医亦如此。应当强调的是，这里所谓的"诊断"，绝不单是病名的诊断，如病因、病型、病理、生化……是全面的诊断。如"慢性肝炎"的诊断，是病毒性肝炎还是酒精性肝炎？是肉芽肿性肝炎、免疫性肝炎，还是脂肪性肝炎（脂肪肝炎）？是病毒性肝炎，又究竟是甲乙丙丁戊己庚辛（嗜肝病毒）甚至巨细胞病毒、EB 病毒……哪一种病毒？如为慢性乙型肝炎，是轻度（相当于既往的慢迁肝）、中度（慢活肝），还是重度（重肝）？下面举个我数十年前遇到的一个病例。

20 世纪 80 年代后期，一次接诊陕西重型机械研究院一位高级工程师，他腹泻多年，几乎跑遍西安各大医院，也多次来我院就诊，但都无效。笔者接诊后，将其原来的病历仔细翻阅了几遍，看其诊断多为"慢性肝炎""消化不良""泄泻""脾虚""肾虚"……而我在刨根追底的问诊中，得知他曾患过"急性胰腺炎"，便迅速想到"胰原性腹泻"的诊断。当即化验大便，检见多量"肌纤维""脂肪细胞"。于是我开出了中西医结合的"二甲（甲氰咪胍、甲硝唑）""二四（四君汤与四神丸）"与"多酶片"疗法。具体是：中药方为：四神丸（中医学有"久病入肾，久泻用四神"之说）、"四君子汤"（久泻多脾虚）、"化瘀"（久病多瘀）与"消导"剂（含有消化酶）；西药为"甲氰咪胍"（抗肠道过敏、抗渗）、"甲硝唑"（广谱抗菌、促凝）与"多酶片"（含胰蛋白酶、胰脂肪酶、胰淀粉酶）。这一综合疗法的应用，取得了该病人认为的"空前的与突破性疗效"！经过一个多月的治疗，病人与腹泻"拜拜"！多年后随访，病人体壮，与以前相比判若两人。

这个病例再次告诉我们，当病人的疗法不佳时，要在"诊断"的深入上多下些功夫，以求精准诊断，并在此基础上调整一下原来的治疗方案，应是提高疗效的重要途径之一。

15.怎样早期发现伤寒与副伤寒

·乔富渠·

夏秋(阳历5~9月)是伤寒与副伤寒高发季节,饮食不洁特别是不干不净的生冷饮食是患病的重要原因,青壮年和儿童更易患本病。患病后轻则高烧、腹痛、不思饮食,重则发生肠出血、肠穿孔、脑炎、心肌炎,甚至突然死亡。本病只要早期发现,一般都可治愈。那么,怎样早期发现伤寒与副伤寒呢? 据笔者多年的临床实践体会,应抓住伤寒与副伤寒的十大特点:

(1)持续发烧:患病后为持续性发烧,1周以上发烧不退,而且发烧一天天地加重,早上稍轻午后加重,同时伴有出汗多。

(2)相对缓脉:正常人体温每升高1℃,脉搏增加10~20次。本病则脉搏增快与体温上升不成比例,往往体温高达39~40℃,脉搏仅有80~90次。

(3)表情淡漠:病人往往面貌呈呆滞状,对于旁人问话与外界反应迟钝。

(4)脾脏肿大:多以左胁下刚刚触及为特点。

(5)玫瑰疹:发病7~10天,部分病人出现玫瑰疹,色淡红,稍隆起,直径2~4毫米,压之褪色,一般在10个以下。多数分布于胸腹交界部横膈透射部位,也可以发生于背部,少见于四肢。

(6)便秘鼓肠:得病后第一周内常持续几天不大便,肚子胀气。

(7)逐增头痛:随着体温一天天上升,头痛一天天加重。

(8)流鼻血:常在发烧最初5天发生一过性流鼻血(间歇性)。

(9)右下腹隐痛:这是由于本病主要病变部位在小肠下部淋巴组织,有时这里肠鸣音特别响,如雷鸣样。

(10)伤寒舌:舌边、尖红赤无苔,而中心有三角形黄厚苔。

假若化验一下白细胞,计数常偏低(4000~6000/毫米^3),嗜酸性细胞更少。

另外,伤寒病人多无怕冷现象,更无寒战,口鼻部位从不出现片状小疱疹(单纯疱疹),但身上可以出白痱子(因汗液排泄不畅而潴留汗管,中医叫白痦)。

以上所说都是伤寒与副伤寒病人的典型表现,早期发现,就不能等上述特点都出现再确诊。如已具备上述症状,尤其是具备前几项,就应尽快找医生迅速查明,以免耽误病情,造成治疗困难。

(《卫生知识》1980年9月第9期总第52期)

16. 追捕"伤寒玛丽"

·乔富渠·

伤寒是伤寒杆菌经消化道传染而引起的急性传染病,是一种古老的传染病,我国公元前 1~2 世纪已有记载。

在治疗伤寒的特效药氯霉素等发现及应用以前,伤寒曾猖獗一时,甚嚣尘上。1897 年伤寒菌苗的问世及 1948 年氯霉素开始用于治疗伤寒之后,伤寒的发病率及病死率均大大降低。但值得注意的是,国外自 1972 年墨西哥首先报告抗氯霉素菌株以来,其他国家也相继屡有发现。国内迄今抗氯霉素菌株尚少,加之氯霉素对骨髓的造血功能有抑制作用,所以目前各国学者又踏上寻求新的抗菌剂征途。国内也有学者在努力寻找有效的中草药。

伤寒近年临床表现变异很大,非典型病例甚众,每易误诊误治。伤寒名字虽"寒",其实不"寒"。伤寒不"寒"可说是伤寒临床表观的一个突出特点。距今 2000 多年前的祖国医籍《黄帝内经》中就记述:"今夫热病者,皆伤寒之类也。"这里泛指外感热病如感冒等。国外称其为"肠热症""Thyphoid Ferer",近代中医界以及医学泰斗首都医院张孝骞多认为它属"湿温"范畴。伤寒发之夏秋"热"季,非受寒所致,乃因饮食不洁(含伤寒杆菌)而生。伤寒杆菌喜欢温暖(20~30℃)的外界自然环境,更乐于在高热的人体内生长繁殖,一旦发病则无"寒"意。如"寒""热"往来,或骤现"寒"意,尤其是"寒战",则多属变异型或变病(如有并发症或伴发病等)。

目前伤寒的主要传染源是伤寒带菌者。所以,当前预防伤寒的关键,是对带菌者的发现、治疗和管理。关于伤寒带菌者的重要意义,"伤寒玛丽"的故事最引人瞩目。玛丽小姐原为英国一个富豪家的厨师,由于她是一个伤寒带菌者,在她的一生中,引起了多次伤寒传播,发病者达千余人,其中 200 多人丧生。因此"伤寒玛丽"成了举世闻名的伤寒带菌者的代名词。"玛丽小姐"虽早已离开人世,但作为伤寒的带菌者,却依然生活在我们的周围。笔者曾在"世界最早论述肠伤寒的巨著"——《伤寒论》一文中记述,后汉张仲景在其《伤寒论》巨著的序言中讲,"余宗族素多,向余二百,建安纪年以来犹未十稔(年),其死亡者,三分有二,伤寒十居具七……"推断仲景家族有"伤寒玛丽"。夏秋季节,伤寒最易酿成流行,所以,追捕"伤寒玛丽"刻不容缓!

(《陕西日报》1983 年 7 月 15 日第 3 版)

17. 莫把伤寒当感冒

·乔富渠·

近年,由于伤寒病临床表现不典型,往往被误诊为感冒,以致延误治疗,导致严重并发症,甚至死亡。伤寒与感冒的区别是:

发热不同:感冒发热,多伴怕冷,热度不高,热程不长。伤寒只热不寒,发热日增,顽固不退,热程多在半月以上。

主症不同:伤风感冒,头身刺痛,鼻塞清涕,咽干咳嗽打喷嚏。伤寒又名肠热症,必有腹症(腹痛、腹胀、肠鸣、便秘或腹泻),表情淡漠,偶流鼻血。

特征区别:感冒病人一般查体与化验多无明显改变。伤寒病人胸腹皮肤可见玫瑰疹,肝脾肿大,化验白细胞偏低,转氨酶多偏高。

其他方面:感冒病人周围多有类似病人。伤寒目前常呈散在发生,且用药后 5 ~ 8 日方能退热。

夏秋季节,凡持续发热 5 天以上,有程度不等的腹部症状,伤风症状又不明显者,都应当想到伤寒的可能,不可掉以轻心。

(《西安科技报》1984 年 8 月 1 日)

18. 警惕肠伤寒的突然袭击

·乔富渠·

伤寒与副伤寒是由伤寒与副伤寒杆菌经消化道侵入而引起的急性传染病,近年我省时有发现。

伤寒与副伤寒杆菌多为通过饮水、食物、日常生活接触(苍蝇和蟑螂)"病从口入"而得,不论男女老幼皆可发病,青少壮年发病率最高。伤寒与副伤寒杆菌经口而入后,一旦不被胃肠消化液及各种消化酶所杀灭,便定居和生长繁殖于小肠下部(回盲部)淋巴结。如到此为止,病人多无症状。一旦伤寒杆菌生长繁殖持续与其内毒素大量由此进入血流,便引起发病。伤寒发病常表现为以下临床特征:

(1)慢悠悠起病:起病多缓慢,病人常有程度不同的发热,全身不适,咽喉痛与轻度咳嗽,食欲减退,腹胀腹痛(右下腹)等。时间大约持续 1 周,这一时期常被误诊为"感冒""胃肠炎""消化不良"等。

(2)持续性高热:如果说伤寒病人第一周的发热是"阶梯状"步步升高,第二、第三周则呈持续性高热,医学上称稽留热,即病人白天晚上体温一直持续在 39℃以上,一天 24 小时体温波动不超过 1℃。但如用皮质激素(如地塞米松、氢化考的松、泼尼松等)、解热镇痛剂(安痛定、朴热息痛、阿司匹林等)可使体温一下子降至正常甚至呈过低温,但又可迅速回升。

(3)相对的缓脉:这是由于伤寒杆菌内毒素刺激迷走神经兴奋而交感神经受抑制所致。一般情况下,体温每上升1℃,脉搏常增20次/分左右;但伤寒病人体温虽已达40℃,而脉搏却为90～100次/分。这是伤寒区别于其他急性热病的突出特点之一。

(4)神经中毒症:形形色色的神经系统中毒症状,为伤寒的重要特点之一。诸如病人表情淡漠,耳鸣与听力下降,对周围事物反应迟钝,严重者可有说胡话、精神错乱、昏迷等。一般讲,体温越高,神经中毒症状越重。

(5)肝肿伤寒舌:伤寒引起中毒性肝炎十分常见,近年学者专门将其命名为"伤寒型肝炎",主要表现为肝脏肿大、肝区疼痛,化验检查转氨酶升高,个别见有黄疸。伤寒病人的舌头表现为舌尖舌边缘无苔,舌质红赤,舌苔厚腻而黄,十分特殊,医学家称其为"伤寒舌"。

(6)脾肿玫瑰疹:伤寒病人亦常见脾肿大,左胁部疼痛。其特点是以刚刚能扪及为特点,笔者所见数百例,仅1例脾脏巨大而被误诊为脾脓疡。伤寒发病第6～12天,胸与上腹部(横膈透射部位)可见淡红色稍稍隆起于皮肤的玫瑰疹,压之褪色。常分批出现,一般一批在10个以下。

(7)白细胞减少:白细胞减少或偏低(一般在3000～5000/毫米³),尤其是嗜酸性粒细胞减少为伤寒的突出特点,且同病情轻重度密切关联。

(8)其他特点:伤寒病人早期可见一过性鼻子出血,与日俱增的头痛。另外,小儿与老年病人多表现不典型,更应提高警惕。一般讲,阳历5～9月,凡不明原因发热5天以上,有程度不等的胃肠道症状,化验检查白细胞不高,都应想到肠伤寒。

防治肠伤寒,关键在于把住"病从口入"关,要特别注意饮水、食品卫生,避免生冷饮食与不清洁瓜果,尽量避免吃剩菜剩饭,要防蝇灭蝇。如未得过伤寒病应注射预防针。一旦得了肠伤寒,应尽早住院治疗。目前对伤寒治疗有特效药,如氯霉素、呋喃唑酮(痢特灵)、复方新诺明、吡哌酸、氨基卞青霉素等,只要能早发现早治疗,多可迅速控制病情与彻底治愈。

(《卫生报》1989年5月6日第3版)

19. 曹操兵败赤壁新说

·乔富渠·

《三国志·武帝记》在建安十三年赤壁之战时明白记述:"……众至赤壁,与备战不利。于是大疫,吏士多死者,乃引军还。""……与曹于赤壁,时曹军已有疾病,初一交战,曹军不利,引次江北。"曹操给孙权的信中说:"赤壁之战,候有疫病,孤烧船自退,横使周瑜虚获此名。"笔者认为,如果说曹操兵败赤壁是因为疫疾,"战争瘟疫"斑疹伤寒(主要指流行性斑疹伤寒)则是使曹操兵败赤壁的重要原因。其理由是:

冬春是斑疹伤寒高发季节:关于赤壁之战的具体时间,《资治通鉴》记述在"冬十月"(农历)之后,而孙权十二月围合肥时,赤壁之战已经结束,即赤壁之战的时间为严寒的冬末春初。从截至目前已知的常见传染病来说,主要严重流行于北方(长江以北)曹操军队的疾疫,不外乎流感与斑疹伤寒。而流感是呼吸道传染病,在两军交战中对方军队决不会安然无恙。文献又明确记载,建安初期,中原军阀混战,军队中虱虮严重。

北方是斑疹伤寒高发地区:斑疹伤寒虽遍及我国各地,但高发地区为三北(东北、华北、西北),曹军多北方人,且在赤壁之战的建安十三年春开始,在今河北省临漳县(邺城)习练水兵达半年之久。

军队兵员为斑疹伤寒的高发年龄与人群:现代大量的流行病学资料表明,人群各年龄组对斑疹伤寒普遍易感,但 20～30 岁(15～35 岁)的青年壮年发病率最高。

战争是斑疹伤寒发病的重要环境:现代流行病学告诉我们,低层人群、贫穷、自然灾害、战争、集中营、俘虏拘留所、监狱与劳改所囚犯、难民、盲流……是斑疹伤寒最易发生和流行的场所和人群。斑疹伤寒曾被医学家称为"战争瘟疫"。

斑疹伤寒易于暴发流行与病死率很高:甚至在近代如 1938—1942 年抗日战争时期,仅上海市一地发病即多达 4000 多例,病死率高达 20%,而 1918—1922 年在东欧和俄罗斯大流行中,有 3000 多万人发病,死亡达 30 多万。

赤壁之战前后均有斑疹伤寒记载:我国东汉医学大师张仲景在其所著《伤寒论》中记载之阳毒"有斑烂和绵纹",与晋代巢元方《诸病源候论》中的"发斑候",据近代医学家考证皆为斑疹伤寒。日本学者上田茂树也讲:"在东汉末代,中国有十一年间继发流行凶猛的疫病。这种疫病,经过中部及西部亚细亚,流传到了欧洲……"现代医学查明,斑疹伤寒属于全球性传染病。

列宁曾说:"革命消灭不了虱子,虱子就会消灭革命。"显然,"战争瘟疫"斑疹伤寒使"83 万"曹军兵败赤壁的历史遗训,是永远值得后人记取的。

(《卫生报》)

(注:该篇的论文曾全文刊登于上海《中医文献杂志》)

20. 怎样早期发现急性肝炎

·乔富渠·

目前正是肝炎高发与流行季节,如能早期发现肝炎病人,则能及时得到合理的治疗,避免病情迁延或转成慢性,并可及时得到隔离,以防传播与蔓延。现结合自己多年来的临床经验,谈谈怎样早期发现急性肝炎。

(1)貌似感冒:急性肝炎病人病初可出现发冷发热头痛身痛,但无明显的鼻子不通气、流清涕、打喷嚏、嗓子疼等感冒症状。值得注意的是,病人往往表现为身困乏力,瞌睡多,食欲不振,食后膨胀。一些平素吸烟的人,突然不想吸了,医学上称为"厌烟"。

(2)纳呆厌油:肝脏是人体最大的消化腺,一旦得了肝炎,常表现出消化不良症状如不想吃东西,尤其厌油腻食。早晨起来常常有恶心症状,有时还呕吐。病人常常感到肚子发胀,饭后及下午更明显,亦可见轻度腹泻,大便稀溏。

(3)胁痛出血:肝炎虽是一种全身性疾病,但由于肝脏发炎肿胀,肝包膜受刺激,故肝区明显疼痛、胀痛或刺痛,病人用手按揉后可暂时减轻。正常肝脏有很多凝血因子,所以肝脏病变往往有鼻子与齿龈出血、皮肤出血点等。

(4)热退见黄:近年所见大多数急性肝炎病人,或不发热,或仅有低热。如病人明显发热,则往往热退见黄疸,此为急性肝炎的特点之一。一旦黄疸显著时,病人往往食欲明显好转,"黄疸明显后症状减轻"又是急性肝炎特点之一。

(5)警惕危候:如病人持续高热,黄疸进行性加深,出血明显,极度疲乏,肝区剧痛,恶呕不止,不停打嗝,嗜睡,精神萎靡或烦躁不安,意识模糊不清,多半是重症肝炎,有生命危险,应立即送往医院救治。

(《陕西日报》1989 年 3 月)

21. 肠道里的"吸血鬼"——钩虫

·乔富渠·

钩虫同黑热病、疟疾、血吸虫病、血丝虫病被列为我国要消灭的五大寄生虫病。据英国 1979 年出版的《传染病的实践与原理》记述,全世界约 1/4 的居民被钩虫侵袭。本病多见于北纬 45°至南纬 300°之间的亚热带地区,国内多见于气候温暖潮湿尤其是用人粪肥较多的旱地作物(如红薯、烟叶、桑树、牧区、棉花、蔬菜等)地域。

钩虫身长仅 1 厘米,如此小虫,为什么能引起严重的疾病而被列为五大寄生虫病之一呢? 钩虫对人体有多种毒害,但最重要的是其吸血习性。据研究,体内每条钩虫每日吸血约 0.2～0.6 毫升(在实验室里,则每日吸血为 0.01～0.03 毫升)。据国内某学者调查,钩虫还能分泌抗凝血物质,使叮咬肠壁损伤流血不止。而钩虫又有"喜新厌旧"不断更新叮咬吸血部位的习性,严重者尚能抑制骨髓造血的功能,由于上述种种因素,钩虫病患者主要临床表现为严重的贫血。据研究,感染 30 条以上的钩虫,即可显示血红蛋白下降。

还有一点值得注意的是,钩虫在体内寄生的寿命相当长,多为 5 年左右,最长达 15 年之久。足见该寄生虫的严重性。防治钩虫病,驱出肠道里的"吸虫鬼",不容忽视且刻不容缓。

(《陕西科技报》)

22. 慢性肝病的蛛丝马迹

·乔富渠·

我在多年的肝病临床实践中,常遇到这样一些病人,仅仅拉了几天肚子,便吐血不止(食道与胃静脉破裂);酒稍喝多了些,便发生黄疸、昏迷。这些病人如救治不及时,还会命丧黄泉。其实,这些病人早已患上了"慢性肝病"(肝炎、肝硬化),只是由于肝脏代偿能力极强(动物实验表明,狗的肝脏切除 7/8,仍能保持正常功能),使病人外表看起来还很健康。如能早日发现慢性肝病的蛛丝马迹,采取合理的防治措施,则可防止种种危急症状的发生。慢性肝病人的蛛丝马迹有以下种种:

蛛丝红掌:多见于面、颈、胸、臂、手掌等上腔静脉收纳区域,表现为微小动脉扩张弯曲,有时形成树杈形状或蜘蛛样,医学上称其为"蜘蛛痣"。有的手掌呈红点状,即谓"手掌红点",朱砂手掌,医学上称为"肝掌",表现为手掌尤其是手掌膨隆部位(大小鱼际及指腹)呈鲜红色,状如朱砂所染。朱砂手掌、手掌红点与蛛丝红缕的形成,是由于肝功能不足时肝脏对雌性激素灭活能力下降,以致血液求偶素增多与活力增强,从而引起微小动脉扩张的缘故。

清晨恶心腹胀:病人早晨起床有恶心感,有时厌恶烟油。上腹有顽固性饱胀,饭后、傍晚、夜间加重,晨起缓解。病人矢气(放屁)较多。这些症状与慢性肝病患者腹腔血管血液瘀阻不通、肠道气体弥散障碍有关。

齿衄便滞:病人往往出现顽固性齿龈出血,口气腥臭。这主要是慢肝病人之胆汁消油腻饮食障碍对维生素 K 吸收与应用不足,导致血凝机制障碍所致。与此同时,病人往往大便不爽快,总感觉大便不尽,这与门静脉压力增高造成直肠肛门瘀血有关,俗称"肝火旺"。

脑木胁痛:病人感到头颅枕部如同压了层厚纸,常感麻木。另外,病人常感右胁肝区疼痛,可呈现隐痛、胀痛、刺痛等表现,生气、劳累、站立时加重。这与肝包膜紧张及肝周围炎症有关。

困倦思睡：病人常感周身困倦,两腿酸软无力;情绪容易波动,心烦易怒。前者因肝脏这一体内"生化工厂",代谢障碍,蛋白质、维生素等营养素不足所致;后者则因肝病时,脑神经与自主神经功能紊乱、交感神经功能亢进所致。部分病人与甲状腺功能偏亢有关。

夜盲便溏：慢肝病人由于维生素 A 缺乏,眼睛适应力下降,夜间或天气昏暗时视力锐减,从灯光下走出来时长时间看不见东西,俗称"夜盲""鸡宿眼"。同时病人常常大便稀溏,一旦饮食不当,会马上腹泻,医学上称为"肠道过敏",实质上是肠道吸收不良所致。

慢肝病人还表现有皮肤尤其是两小腿前面及疤痕处色素沉着,小便发黄,乳房胀痛等。发现一种或多种"蛛丝马迹"的病人,应尽快就医诊查肝脏病变情况,以免贻误病情。

(《陕西日报》1992 年 9 月 27 日第 3 版)

23. 糖尿病与急腹症

糖尿病性假性急腹症,亦称糖尿病性假性腹膜炎或昏迷前期弛缓,常见于失代偿期糖尿酮症酸中毒(多见于 1 型糖尿病人)的病人,在临床工作中并不少见。糖尿病酮症酸中毒是糖尿病最常见的急性并发症,临床以发病急、病情重、变化快为特点,是胰岛素缺乏引起的以高血糖、高酮症和代谢性酸中毒为主要生化改变的临床综合征。2 型糖尿病还可引起高血糖高渗性昏迷。

糖尿病酮症酸中毒常见的消化系统症状包括:食欲减退、恶心、呕吐。频繁的呕吐可进一步加重酮症酸中毒及电解质紊乱。当血钾减少到一定程度时可发生腹胀气,甚至麻痹性肠梗阻。患者可出现上腹痛、腹肌紧张及压痛等腹膜炎症状,易与外科急腹症混淆。同时,可有胰淀粉酶升高,酷似急性胰腺炎,但并非胰腺炎引起。仔细检查病人,可发现病人常表现出颜面潮红、充血、口有酮味(类似烂苹果味)等症状。因此,急腹症患者应知道自己是否有糖尿病病史,如有应提醒医生做有关检查,引起对糖尿病性假性急腹症的警惕,以免误诊及延误病情,失去抢救机会。

(《华商报》)

24. 早期糖尿病病人的"矛盾"症

· 乔富渠 ·

这里所讲的糖尿病是指占原发性糖尿病(病因尚未完全查明)中 90% 以上

的 2 型糖尿病,又称成年(中老年)型与稳定型糖尿病。由于 2 型糖尿病起病隐袭,进展缓慢,症状多不典型(所谓三多一少:吃得多,喝得多,尿得多与逐渐消瘦),故多被延误诊断。结合笔者多年积累的经验,认为病人以下的"矛盾"症十分有助于早期发现 2 型糖尿病病人。

躯胖肢瘦:病人多表现为形体肥胖,但以上身与腹部显著发胖(医学称向心性肥胖)而四肢瘦小为特征。

吃多反乏:人们常说:"人是铁,饭是钢,吃饱饭,有力量",但 2 型糖尿病病人食量不减甚或增大,但却全身倦怠无力,常被家人误以为"好吃懒做"。

喝多反渴:病人往往喝多出(尿、汗)多,喝不止渴,故中医称其为"消渴病"。

冬寒反热:寒冬腊月,病人却红光满面,燥热多汗,甚至被烧烂,皮肤出火疖。

年轻眼花:年纪轻轻,却未老先衰,眼生玻璃体混浊或白内障,老眼昏花,戴上"老花眼"。笔者见有 12 岁糖尿病小女得了白内障!

尿清沫多:病人喝得多,尿得多,故尿外观清亮,但尿入盆之后,泡沫多而翻滚(含糖多之故,蛋白多亦见)。

易勃速缩:男子阴茎与女子阴蒂性交时勃(挺)起容易,但却迅速"雀缩"(阳痿或阴痿)。

以上"矛盾"症可谓糖尿病病人早期的蛛丝马迹,但不一定同时都具备,只要能透过这些蛛丝马迹洞察到糖尿病,查查尿与血糖(餐前血糖 > 7 毫摩/升,正常空腹血糖值为 3.92 ~ 6.16 毫摩/升)便可确诊。

(《陕西科技报》1999 年 1 月 14 日第 1971 期第 4 版)

25. 2 型糖尿病的灵丹妙药——铬

·乔富渠·

早在 50 年代末,医学家就发现微量元素铬与糖尿病的关系十分密切,如国外学者麦尔兹(Mertz)发现动物缺铬可以造成糖耐量受损或发展成糖尿病、高脂血症、动脉硬化,寿命缩短。而缺铬引致糖尿病同铬对胰岛素的作用有关,与铬可稳定胰岛素的作用亦有关。近年研究证明,铬可稳定胰岛素的结构,提高胰岛素药敏性,增强胰岛素的作用。国内某研究所研究发现,2 型糖尿病病人血铬浓度多低。总之,目前学者们一致认为缺铬是 2 型糖尿诸多病致病因素中重要因素之一。

饮食疗法是国内外学者公认的 2 型糖尿病治疗的基本与首要措施,但据天津医学院营养教研室调查表明,糖尿病病人膳食中摄入的铬量明显低于正常人。显而易见,给糖尿病病人饮食中增加铬的摄入量势在必行,刻不容缓。现知啤酒酵母、甲壳类动物尾巴、蘑菇、小鸡、河虾、黑胡椒、粗粮,动物肝、肾,蛋黄以及大白菜、小米、玉米、南瓜、坚果等含有丰富的铬,可在食谱中选加。

增加含铬食物的摄入,目前被专家们认为是糖尿病尤其是 2 型糖尿病防治的一条新途径。

(《卫生报》)

26. 糖尿病切记“九字”

·乔富渠·

近年来糖尿病人已成为威胁我国人民身体健康和生命安全的常见疾病。据 1980 年对我国 14 省市 30 万人口的调查,年龄在 40 岁以上患此病者高达 30% ~40% 。依据笔者多年来诊治糖尿病的经验,要想早期发现中老年糖尿病,需牢记以下“十字”。

“胖”:中老年糖尿病多发于“胖子”。据调查,超重者患病率达 20.4% 。

“饥”:早期病人常见多食善饥,总有“吃不饱”的感觉。医书记载“食欲亢进而体重反而日益下降”为本病特点之一。

“渴”:一般表现为口渴难以忍受,夜间尤甚,尽管饮水甚多,依然止不住口干,且一年四季皆如此。中医称其为“消渴症”。

“瘦”:为糖尿病人“三多一少”之“少”的内容。吃得多,喝得多,尿得多,大便亦多,反而日渐消瘦,为本病最突出的临床表现。

“困”:病人往往“肥吃海喝”,却困倦异常,甚而下肢困重得难以抬起。与此同时,病人整日嗜睡,打呵欠,性欲显著减退。

“疖”:皮肤反复出现疖、痈、癣及尿路、胆道、肺部等细菌感染,尤其易发生在严寒冬季。

“盲”:病人往往较早出现眼玻璃体混浊(飞蚊征)、白内障及视力减弱。

“痒”:病人往往皮肤瘙痒剧烈,尤多见于会阴部、耳朵,影响睡眠。而霉菌性阴道炎和巴氏腺炎是女性病人常见的并发症。

“麻”:常出现于下肢或上肢,多为对称性,由于末梢神经受损引起。后期可转为疼痛,性质为隐痛、刺痛或烧灼样疼痛,夜间及寒冷季节加重。

(《西安晚报》1994 年 9 月 6 日)

27. 糖尿病病人新的"二高三低"饮食

·乔富渠·

糖尿病病人的调整饮食疗法是糖尿病"三大疗法"之首,所谓"先管住嘴,再多动腿",一般通过科学合理的饮食,多可达到治疗糖尿病的目的。不论糖尿病属何类型,病情轻重或有无并发症,也不论是否应用药物治疗,都应长期坚持饮食治疗。关于食量问题,总原则是为了保持标准体重。肥胖者应限制饮食量,使体重下降,从而纠正胰岛素抵抗,增加机体对胰岛素的敏感性,以利于血糖下降;相反的,消瘦者应适当增加饮食量,使体重增加到或接近标准体重,即纠正既往一味地强调"控制食量"与"控制体重"的观念。当今推荐的"二高三低"的饮食,具体为:

高碳水化合物:近年提倡,在不超过规定总热量(休息者 25 ~ 30 千卡/(千克·天)、轻、中、重度体力劳动者相应为 30 ~ 35 千卡/(千克·天)、35 ~ 40 千卡/(千克·天)与 >40 千卡/(千克·天))的前提下,高碳水化合物饮食可增加周围组织对胰岛素的敏感性,调整糖耐量,以降低胆固醇和甘油三酯,有利于降低心血管病的发生率。碳水化合物可占每日总热量的 60% ~ 70%。高碳水化合物即高淀粉食物,如玉米面、小米、粗米、麦面等。但应少吃葡萄糖、果糖等含单糖过高的食物。

高纤维食物:高纤维食物中的纤维不能被人体胃肠道消化吸收,不产生热量,并可延缓食物中糖的吸收,降低餐后血糖,有利于改善血糖控制,降低总胆固醇和低密度脂蛋白胆固醇,并且有促进胃肠蠕动,防止"胃轻瘫"并发症、防止便秘等多方面效用。高纤维食物包括豆类、地根类、绿色蔬菜、各类水果(含糖少的梨、菠萝、桃与樱桃、草莓等)。

低盐、低脂:相当部分糖尿病病人易患肥胖与高血压,二者又为冠心病的危险因素,而进食食盐过多,不利于高血压与肥胖,不利于血糖的控制,一般要求每日量不超过 3 克。另外,糖尿病病人血中甘油三酯、胆固醇、低密度脂蛋白等多明显增高,故主张对各型糖尿病病人给予低脂饮食,脂类的每日摄入量不应超过总热量的 30%,以 22% ~ 25% 为宜,主张多吃食用植物油。

适当限制蛋白:近年研究表明,多食蛋白质可使肾小球滤过压升高而引起与加重糖尿病肾病,糖尿病病人约 25% 死于糖尿病肾病。目前主张每日蛋白摄入量不超过总热量的 25%,以 15% ~ 20% 为宜,并要求植物与动物蛋白各半。植物蛋白(粗蛋白)的利用率低且多增加肾脏负担。

(《陕西健康教育》1999 年 10 月 16 日)

28. 糖尿病病人不可视"糖"如虎

· 乔富渠 ·

在临床上常常遇到一些糖尿病病人,他们视"糖"如虎,一看到化验单上血糖/或尿酮体稍高,便毛骨悚然,愁眉苦脸;一些病人也视"果"如虎,一见到水果便直打哆嗦,退避三舍,甚至成年也不敢尝苹果一口!(电视报道玉门油矿工人为了治糖尿病竟10年没吃过一个苹果!)原因是他们太怕血糖高引起种种危及生命与生活质量的并发症,如心脑血管病、眼病、神经损害、肝病、肾病……

糖尿病病人血糖过高易引起与加重并发症的事实是毫无疑问的,糖尿病病人也不能吃含糖多的水果,如甜苹果、香蕉、葡萄等。但他们却不大知道,低血糖竟然是糖尿病治疗中一个严重的、潜在性严重的肝脏、肾脏病、肾上腺与垂体功能不全、自身调节功能低下的重要因素。滥用乙醇(酒)以及精神异常时,最容易出现严重的低血糖反应,因而在这些场合,更不应过于严格控制血糖水平。殊不知低血糖比高血糖更危险!糖尿病病人伴脑血管或冠状性动脉硬化的人,如果发生低血糖则很严重,甚至危及生命。如大脑神经对缺氧、缺糖最为敏感,低血糖可诱发昏迷甚至死亡。因此,对这些病人,也不宜使血糖过低。目前学者们多主张把空腹血糖控制在8毫摩/升与餐后血糖控制在10毫摩/升以下即可。笔者曾遇到东关一位糖尿病老人,因控食特严,又吃降糖药过多,致休克昏迷,经西北医院(交大二院)抢救一夜,方挽救了性命。

再说饮食中糖类的摄入问题。对果糖、葡萄糖、乳糖等单糖,与蔗糖、麦芽糖等双糖,是不宜多食的。但并不是一点也不能吃,《健康报》也曾讨论过糖尿病病人"二高三低"的饮食中就有高碳水化合物。而碳水化合物如淀粉则属复糖,它们可转化为单糖与双糖,如吃馒头时,越嚼越甜,就是在咀嚼过程中,唾液淀粉酶将淀粉消化成麦芽糖(双糖)的缘故。近年提倡在不超过总热量的前提下,高碳水化合物包含可增加周围组织对胰岛素的敏感性,调整糖耐量,以降低胆固醇和甘油三酯(须知糖尿病病人常并发高脂血症),有利于降低心脑血管病的发生率。提出碳水化合物应占"三大营养素"(含蛋白、脂肪)的60%~70%。高碳水化合物即高淀粉饮食如玉米面、小米、粗米、麦面、谷物、南瓜等,是颇适合糖尿病病人的基本营养物质。

而对水果来讲,也不是一概禁吃,如可吃些含糖少的水果,如梨、桃、樱桃、菠萝、草莓等,酸苹果也可以吃一些,这些水果大都含有多量纤维素、果胶等,可以减少肠道对糖的吸收。

(《医药与保健》)

29. 三高饮食

· 乔富渠 ·

这里所称的"三高饮食"具体指的是"高纤维、高钾、高钙"饮食。现将"三高饮食"的健身防病作用予以简要介绍。

高纤维饮食：流行病学调查表示，"高纤维饮食"可降低胃肠疾病的发病率，这里包括肠易激症候群、憩室与结肠癌。其食品如新鲜水果、蔬菜、完整的谷料、豆类与种子以及糠麸制品等。对某些病人可加用车前子与未加工的糠麸。

高钾饮食：当接受排钾利尿剂时应用"高钾饮食"预防低钾血症已是众所周知的事。预测流行病学调查与实验表明，高钾饮食也可以抗高血压。水果如香蕉、橘子、蔬菜以及它们的汁液含有丰富的钾，亦可服用成药果味氯化钾片与胶囊或水剂。但血钾正常尤其是肾功不好时勿用。

高钙饮食：现代研究发现，高钙饮食可以预防妇女绝经后的骨疏松症，预防与治疗高血压病，预防结肠癌。大多学者认为，成年人每日需1克钙，而经绝期妇女则每日需1.5克钙。目前在美国，平均每日进食钙约700毫克。研究证明，进低脂奶与低脂牛奶制品不耐受，可以给予非液态制品如干酪与酸乳。多叶的绿色菠菜与罐头也含有丰富的钙质，但亦含有很高浓度的钠。

(《陕西科技报》1999年11月13日第2099期)

30. 瓜果蔬菜里的"胰岛素"

· 乔富渠 ·

在糖尿病的"三大疗法"(饮食、运动、药物)中，食疗居第一位。但一些糖尿病患者不恰当地对待食疗，一味地排斥水果甚至一些蔬菜，以致造成营养不良，与病无补甚至有损。事实上，在一些瓜果蔬菜中，还含有"类似胰岛素"与"胰岛素样"物质的，现将它们予以介绍。

含果胶类：如桃、梨、菠萝、杨梅、樱桃等，这些水果均含有十分丰富的果胶。果胶能延缓肠道对糖及脂质的吸收，又能增加胰岛素的分泌量，可使血糖明显下降。

含胰岛素样物质：如苦瓜、柚子、空心菜、红薯叶等。苦瓜用时先洗净切碎，水煮半小时左右，口服其汁1碗。而红薯叶则被欧美、日本以及我国香港地区尊称为"蔬菜皇后"，它不仅含有丰富的胰岛素样物质，还含有大量的叶绿素及蛋白质，维生素 B_1、B_2、C_3 及钙、磷、铁等矿物质。

食用纤维素：食物纤维中含有丰富的果胶，如西红柿、燕麦、小麦、米糠、荞菜、芹菜、大白菜等均含有丰富的纤维素,不仅延缓肠道对糖与脂质的吸收,还能延缓病人血液中胰岛素的消逝过程。

含铬、钴等微量元素:已知蘑菇、大白菜、南瓜、坚果、黑胡椒、甲壳类动物尾巴,以及粗粮、小米、玉米、荞麦与小鸡、河虾、啤酒、酵母、蛋黄、动物肝、肾等有丰富的铬。铬能稳定胰岛素的结构,提高胰岛素的药敏性,增强胰岛素的作用。其中南瓜粉是知名的降糖食品,这是因为南瓜不仅含有大量的果胶、丰富的纤维素与铬,并且还含有微量元素钴。据称其中钴的含量高于所有蔬菜,而钴正是胰岛素细胞所必需的,它可使患者胰岛素分泌正常化。

其他含降糖物质与限定淀粉的辅助食品:茶叶中含有一种较理想的降血糖物质,但其耐热性不强,其有效成分常在开水浸泡过程中遭到破坏,故冷开水泡茶可防治糖尿病。大蒜含有带硫的氨基酸,它能加速胰岛素生成,并降低血液糖的含量,经常食用大蒜有助于防治糖尿病。常食葱、胡萝卜以及黑芝麻等,则有助于改善淀粉食物所造成的乏力等症状,并能降低血糖。葱还能增强人体对蛋白质的利用。

(《陕西健康教育》1998 年第 3 期)

31. 糖尿病周围神经损害常用药物介绍

·乔富渠·

据《古今专科专病医案·糖尿病》一书(苏礼主编,陕西科学技术出版社2001 年出版)收集的验案 10 方中,最常应用的中药依次为:黄芪(出现 8 方,占80%,以下仅记数字),生地(有 7 方,占 70%),玄参(6 方,占 60%),太子参与水蛭(均 5 方,占 50%),桃仁、红花、当归、川芎(均 4 方,占 40%),麦冬、天花粉、知母、苍术、山萸肉、桂枝、鸡血藤(均 3 方,占 30%)13 味,其中活血化瘀通络药达 6 味,占 46%。中医学认为,"气为血帅""气行则血行,气滞则血凝",故补气药有知名的黄芪(占总药物之首)、太子参。另外,中医学称为消渴病的糖尿病,多以阴虚为本,故上述 13 味中养阴药有生地、玄参、麦冬、天花粉、山萸肉、知母 6 味,与活血化瘀剂等同,占 46%。余则苍术燥湿,桂枝通阳,有益于化瘀通络作用的加强,与上述益气养阴、化瘀为伍,相辅相成,相得益彰。

中医学认为,糖尿病病人之周围神经损害,多属气滞血瘀、脉络瘀阻所致,故目前各地的治疗多用活血化瘀通络之剂,这里统计的常见药物中活血化瘀药占近半数(46%),表明活血化瘀法的确行之有效。而阴虚燥热又可煎熬营血,导致瘀血内停,故养阴药占近半数(46%)。而"气为血帅",补气以行血,故补气药为必用之品,如知名补气药黄芪出现率达 80%,占诸药之首,充分表明大家对"帅"的重视。闻名海内外的糖尿病中医学家祝谌予先生治疗该病的用方为四藤一仙汤(鸡血藤、络石藤、海风藤、钩藤、威灵仙)加羌活、独活、钻地风、桑寄生、续断、枸杞、狗脊、千年健等,治以养血活血、疏通经络、解痉止痛,独具匠心,别开生面,疗效卓著。

32. 单味草药巧治病
·乔富渠·

头痛、眩晕:①偏头痛:菊花 20 克,开水 100 毫升浸泡半小时后,即可当茶饮用。②梅尼埃病(眩晕):仙鹤草 100 ~ 120 克,加水 500 毫升煎至 400 毫升,每日 1 剂,分 2 次服。

鼻衄、痔血:①鼻衄:鲜茅根 30 克(干品 60 克)装入带盖的碗内,将开水沿碗边冲入,盖好勿让漏气。待水放凉时,每次服 30 毫升,每日 3 次。②痔血:用虻虫粉 3 ~ 12 克,每日服 1 次,温开水冲服。(注:以上除明确标明小儿例外的,均为成人量)

(《陕西农民报》1998 年 12 月 3 日星期四第 4 版)

33. 先知的梦觉
·乔富渠·

梦境一向被认为是虚幻的,毫无实际意义的。但据近年有关专家们的研究发现,梦里有不少微妙的学问。如苏联医学博士卡萨特金 30 年来积累了 1410 人的 23700 个梦的资料,经过分析得出结论:睡眠中人的大脑能够预知正在酝酿中的某种病变。而那种疾病往往在几天、几个星期、几个月以后,甚至几年以后显示出外部症候。

做梦是人们大脑的一种功能活动,是睡眠状态中的一个侧面(医学上叫作正相睡眠与异相睡眠)。正相睡眠持续 80 ~ 120 分钟后,转入异相睡眠,异相睡眠持续 20 ~ 30 分钟后,又转入正相睡眠,以后又转入异相睡眠。整个睡眠期间,这种反复转化 4 ~ 5 次,越接近睡眠后期,异相睡眠持续时间逐步延长。有学者统计,191 例被试验者异相睡眠期间在唤醒后,152 例说他(她)正在做梦。而 160 例被试验者正相睡眠期间被唤醒后,只有 11 例说其做梦。

有学者报告,冠心病人在夜间心绞痛发作前常先做梦,梦中情绪激动,伴有呼吸加快、血压升高、心率加快,以致心绞痛发作而觉醒。有肠道溃疡病的人,常做梦吃臭鱼之类的腐败食物,醒来时嘴里有不快味道。许多人都有这样一种体验,一阵铃声把你从梦中惊醒,在你醒来之前,你总是先梦见某种铃声在响,这样的梦境持续片刻之后,你的听觉神经才活动起来,听到了铃声。类似的体验还很多。这是由于大脑皮层是贮存人体健康状况信息的"仓库",任何一个器官或组织的功能失调,它就发生信息传达到睡眠中的大脑皮层,视听、嗅等知觉神经就把这些信息变成(声、味)形象,从而引起梦幻。而这些为睡眠状态的大脑皮层所接受而发生反应的信息,在清醒状态下由于受种种刺激干扰,未必能引起大脑皮层的反应,即为人们所不觉察。看来梦境并非都是"黄粱美梦一场空"。有兴趣研究这一奇妙现象的学者也并非多此一举。国外统计,长寿八兆之一便有多梦一项,多梦表明大脑皮层功能好!

(《陕西卫生报》1984 年 7 月 14 日)

34. 眉毛何以独"乌"

·穷溪·

君不见,寿星们个个鹤发银须,唯有眉毛乌黑,甚至还长出长长的坚硬的、秀丽的所谓"寿星眉毛"。这究竟是什么道理呢?

笔者医道浅薄,只能无知妄测。人常说:"流水不腐,户枢不蠹""生命在于运动",我揣测除其他原因(如血液供应、激素影响等)外,眉毛比胡子、头发运动得多可能是重要的原因。众所周知,心情高兴时,"眉开眼笑""眉飞色舞";心情郁闷时,"紧锁眉头""愁眉难展";思考问题时,亦"眉头一皱,计上心来"……

总之,比较发、须、眉三者的运动度,眉当之无愧为冠军了。而人眉毛乌黑岁月之长久,又一次表明,"生命在于运动"这一经验的珍贵性。当然,眉毛作为第二性征,与性激素(如须眉是男性标志)雄激素睾丸素高应有关联,示"肾气旺盛",肾主黑色嘛!

35. 亮灯下何以近视多

·穷溪·

从旧中国农村过来的人都知道,那时农村里的读书人夜间读书时,穷者点着黄豆大灯头的煤油灯,更有甚者借月光的,甚至借荧光的(笔者小时亦曾将捉来的数只萤火虫一起放在玻璃瓶中当灯用),也有借从富户门窗缝里透出的光夜读的。可那时,在中小学生中戴近视眼镜的甚为稀罕。我还清楚记得,家乡有个姓时的小孩子,每当他戴着精美的金丝小眼镜上学时,我们总好奇地围着他看大半天。那时听老人说,是他老子在大城市读书得了近视眼遗传给他的!

新中国成立后,中小学里经常用煤油灯、蜡烛、气灯、电灯、电棒灯……随着灯光越来越亮,灯下的近视眼却越来越多。这是为什么呢? 笔者妄测,除了如今的课程重、看书时间长、看的符号(含外文符号)与看手机多……亮灯可能是

· 203 ·

导近视的罪魁祸首吧！笔者推想,亮灯光对眼睛的刺激力强,久而久之,可能导致眼肌松弛,眼球突出而得上近视。据说,听力就是如此,长期生活在人声鼎沸、机器轰鸣的大城市里,遭受强烈的声音刺激,听力远远低于长期生活在宁静的山野僻乡、人烟稀少乡村的人们的听力！

36. 望甲色探病源

· 乔富渠 ·

白甲：如指(趾)甲为白色,则可能是遗传性疾病。亦可见于肝硬化、溃疡性结肠炎、肠伤寒、旋毛虫病、麻风等。如表现为白色横线,多示血浆白蛋白降低,亦由于氟中毒、烟酸缺乏症(又称癞皮病)、肾病综合征(低蛋白血症可见甲白横纹)、慢性肾衰竭,败血症等。

黑甲：指(趾)甲色素沉着可见于慢性肾上腺皮质功能不全症(阿狄森氏病)、黑棘皮病、肠息肉——色素沉着综合征以及抗疟药引起的反应。甲板下出血(多由感染性心内膜炎、血小板减少、创伤等引起)症,由于含铁血黄素沉着,则呈黄黑色。

黄甲：可表现为甲黄色、黄绿色等,可见于淋巴水肿(淋巴管发育异常)、胸腔积液、胸膜粘连,支气管炎、支气管扩张、肺炎等。亦可见于低蛋白血症、副鼻窦炎、肝胆病、心肌病以及梅毒与癌症等。

青甲：多由于甲下出血与化脓性指头炎(黑瘭疽)所引起。肝豆状核变性(外耳逊氏病)病人,由于铜离子沉积,则可见青色甲。

其他：尚有甲板近端为白色,而远端则为红色、粉红色或棕色,常见于慢性肾衰竭与氮质血症的患者。

(《西安晚报》)

37. 成人"风湿"莫轻看

· 乔富渠 ·

国外有位学者曾讲："成人风湿的诊断往往是错误的。"这实在是经验之谈。

"风湿"一症,几乎是家喻户晓、老幼皆知。殊不知"风湿"症尤其是成人"风湿"症,是何等复杂繁多,这里略说其要。

风湿热：本症系由乙型溶血性链球菌感染而引起的变态反应所致,有所谓"五大表现"：风湿性关节炎、风湿性心脏病、风湿性脑病——少儿舞蹈症(又名小舞蹈病,女孩多)、风湿性皮下结节与环形红斑。成人风湿热最多表现为风湿性关节炎,其特点是好发于青少年,好侵犯大关节(肘、膝等),呈多发性,对称性,游走性,急性的可见关节红、肿、热、痛,活动受限。化验检查可见白细胞总数及中性粒细胞增多,血沉增速,抗"O"滴度高于1:500,泼尼松、水杨酸钠、阿司匹林治疗收效迅速,治愈后不遗留关节畸形。有风湿性关节炎的人,应及时到医院检查是否伴有心脏病等。

类风湿:病因未明,属自身免疫性疾病(由于免疫反应反常所致——笔者注)其特点为最易引起关节、骨骼畸形及强直,故又称畸形性与"强直性"关节炎。可表现为五大类型:①周围型:好侵犯全身小关节,如颞下颌、指、趾、胸锁骨等,尤以手指近侧指间关节受损最为特殊,呈梭状或豆荚状,其关节背侧往往颜色发暗,手指向尺侧偏斜。该型女多于男。X线片示关节间隙狭窄与骨质疏松。②中枢型(注:目前认为是强直性脊柱炎,从类风湿分开来,RF(-)而HLA-27(+),脊柱呈"竹节"状改变,90%先起病于骶髂关节,少数从颈椎开始。目前将该病归于RF(-)关节病。):主要侵犯骶髂与脊柱关节,男子多。X线片脊椎边缘增生而形成所谓"竹节脊柱"。③骨炎型:好侵犯跟骨、胫骨、坐骨结节,呈骨质增生与骨膨大。④单个膝关节型:表现为顽固性单膝关节肿胀与积液、活动受限、关节周围肌肉萎缩。⑤混合型:兼如上述两型或三型,往往进展迅速,导致严重骨关节畸形。化验类风湿因子(RF)可呈阳性,目前尚无理想疗法。类风湿被认为是目前最严重的一种慢性关节病,近年发现不少病例还伴有心脏病,以心肌损害多见。另外,尚有"恶性类风湿关节炎",全身病状严重,病情进展迅速(详见乔富渠《医师进修杂志》)。

结核风湿症:苏联塔列耶夫院士称,其为类风湿的特殊型,表现酷似类风湿。但它由结核(多为深部淋巴结核)引起,常有结核病症状,如午后潮热、盗汗、血沉增速,结核菌素为阳性(OT,PPD,OT今已不用)。多表现有结节性红斑,治疗用抗结核药加抗过敏药可治愈。

良性膝关节风湿症:成人甚为多见,尤其如矿工、渔民、野外工作者等,遇寒、风、湿则重,逢热则轻,多年变化不大,全身状况良好。但这类病人往往长时间背上不必要的思想包袱,担心心脏受损,其实是不会的。对这类病人,一般不必用药物治疗,可针灸、热敷与理疗(如红外线照射、蜡疗等)。

值得注意的是,一些严重疾病,如各种结缔组织病(红斑性狼疮、皮肌炎、硬皮症……),一些恶性肿瘤、慢性活动性肝炎亦可表现如类风湿关节炎等,即所谓的"假风湿"。其他如布鲁氏杆菌病(波状热),更年期综合征等亦见有"风湿"样表现。此不一一赘述。

仅就上述,足以表现成人"风湿"原因之众,所以,对患有"风湿"的成人来说,切不可掉以轻心,应及早找医生检查,揭开"风湿"的"假面具",认出其"庐山真面目"来。如今把凡是骨关节、肌肉、肌腱、韧带的慢性疼痛统称为"风湿病",可谓"大风湿"或广义的风湿病(笔者注)。

(《西安科技报》1986 年)

38.警惕红斑性狼疮带"假面具"登场

·乔富渠·

红斑性狼疮是一种常见的结缔组织病,如多脏器(皮肤、关节、肝、肾、神经……)受累,则不难发现。如首发症状单一,尤其为其较少见的症状时,即所谓带"假面具"登场者,则很难识其"庐山真面目",往往长时间误诊,因而失去珍贵的早期治疗机会。

如以血小板减少伴出血倾向为首发症状者,发生率高达 14% ~26%,误诊短则 1 年,长则有 9 年者。亦有以红细胞型再生障碍贫血为首发症状者,专家们认为,单纯红细胞再生障碍病人,如出现关节痛与发热时,应警惕本病。文献论述,以自身免疫性溶血性贫血为首发症状时(发生率约为 6%),至确诊平均需 22 个月。以肝、肾损害为首发症状者,较为常见。我科近遇 1 例蒲城女孩,1 年前以肾炎住院,1 年后表现为典型的红斑性狼疮。文献记载尚有以斑秃、淋巴结核、心前区疼痛、心律失常、心脏传导阻滞、舞蹈病、癫病(麻风)、帕金森病、精神抑郁等为首发症状者。

总之,对上述种种表现,原因难以查明,病情又顽固不愈者,应当想到本病。如疑似本病应及早化验血沉与抗核抗体等自身免疫性抗体。

(《卫生报》1995 年 9 月第 4 版)

39.脑中风的危险因素

·乔富渠·

脑中风为发病率高、死亡率高、残疾率高、复发率高,严重危害生命与健康的疾病,是目前三大死亡原因(另有心血管病、恶性肿瘤)之一。但如能及早防范诱发脑中风的危险因素,则是可以长期保持健康无恙的。

(1)寒冷:脑中风高发于寒冷地区与寒冷季节。据医学家调查,70%的脑中风患者发生于寒冷的秋冬与早春季节,尤其当气温骤变时。

(2)早晚:清晨与傍晚血压会升得特别高,易于发生出血性脑中风。而血液凝固性、血小板集聚性与血性黏稠性在早上偏高,故早晨也易发缺血性脑中风(旧称脑血栓,今称"脑梗死")。据某医大统计的 1321 例中,60% 发生于 6 ~13 时。

(3)高血压:在众多的脑中风发病因素中,高血压是首要祸根。据统计,高血压病发生脑中风比正常人高出 6 倍。如果高血压病人未服药控制,发生脑中风的机会为服药者的 21 倍,负重登高、情绪激动、屏气用力排便血压急剧升降尤易发病。

(4)糖尿病:糖尿病病人常并发血管损害、动脉硬化、高血压、高血脂等,故极易引起脑中风。尤其是脑梗死与多发腔梗,发生率高达 25%。糖尿病病人脑中风发生率高于无糖尿病者 3 倍。

(5)饮酒:忌嗜酒成性与酗酒。酗酒者脑中风发生率比正常人高 3~5 倍。

(6)吸烟:据统计,有高血压病的吸烟者,发生脑中风的机会比不吸烟者高出 20 倍。

(7)高脂:高脂血症、血黏度增高,亦易发生脑中风,尤其是缺血性脑中风脑梗死等。睡前或半夜喝杯水可稀释血液,吃点阿司匹林、血塞通(又名三七总皂苷)可抑制血小板集聚、抗凝,可预防脑梗死。

(8)其他:如遗传、肥胖、郁郁寡欢、屏力排便等,均是危险因素。如家族中有中风史者,更应积极防范此病。

(《卫生报》1998 年 10 月 10 日)

40. 形形色色的中风先兆

·乔富渠·

中风相当于现代医学的脑卒中,亦即脑血管意外,包括脑出血与脑缺血两类疾病。中风对中老年人威胁较大,发病率高,死亡率高,后遗症多,在世界人口死亡率中占第三位。在中风之前多有先兆,或"小中风"甚至见于中风发生数年之前,如能早期发现予以防治,可以大大降低中风的发病率与死亡率。临床所见之中风先兆,真是形形色色,千奇百怪。①脑病变同侧表现:头痛、耳鸣、脸痒、头皮紧、发鬓早白、脱发等。于发病前数月、半年甚至两年即出现。②脑病变对侧:指麻、指肿、肢麻、体麻、肌肉颤动、肢体肌肉疼痛等,多于发病数日,个别患者发病在半年前。③五官异常:全头发痒、眼疲、复视、耳鸣、口麻、面赤、舌大等,多见于发病数日至 2~3 个月,个别半年。④性格失常:易怒、无故哭泣,或哭笑无常等,多于半年前出现。⑤其他:如近事遗忘、嗜睡、早醒、头晕、顽固性病因不明的口干、烦躁、失眠、低热、出汗等。多于半年至数年前即出现。中老年人出现上述各种异常症状时,应及时找医生查明原因,谨防中风发生。

(《医疗保健》1998 年 9 月 10 日)

41. 脑出血的前奏曲

·穷溪·

"月晕而风,础润而雨",说的是气候改变前的先兆现象。自然界如此,许多急病在其发生之前,也往往有一些易为人们所忽视的先兆,如老年人常患的脑中风便是。最近我收治了一位平素耳不聋眼不花的回族耄耋老人,他患的是"大叶性肺炎",高烧39℃以上,经中西医结合精心调治,第3天即体温下降,诸症好转,老人精神倍增,食量日加,笑逐颜开。谁料于住院第4天早晨突然出现四肢阵阵抽搐并迅速昏迷不省人事,口眼歪斜,肢体瘫痪,于当晚离开人世。事后翻阅病历,在发病前一天的记录上这样写着:"夜里休息不佳,右侧上肢发麻……血压170/100毫米汞柱,继用上药。"(入院时血压为130/70毫米汞柱)显然,脑出血的先兆已提前一天出现了,可惜未能引起主管医生的注意。

医书上明确记载,脑出血病人在发病前常出现头痛、头晕、肢体麻木、软弱无力、情绪改变、睡眠障碍、言语塞塞、肌肉抽搐、血压升高等症状,所以,对老年人来说,一旦出现上述一种或数种症状,都应高度警惕脑出血,尽快找医生积极防治。

(《西安科技报》1986年11月16日)

42. 脑中风的预后有征兆

·乔富渠·

脑中风是威胁生命的危急重病,病死率高。如脑中风病出现以下表现,则更是雪上加霜,预后恶劣。

(1)症状方面:脑中风病人如有发热,发热越高,预后越差。若体温高于40℃(如桥脑出血),死亡率极高。脑中风后一般血压多下降,但如果血压持续高水平,则示预后不良。脑中风病人有意识障碍者示病情重,意识障碍越重,死亡率越高。脑中风病人如出现潮式呼吸,呼吸时有时停,多示呼吸中枢衰竭,则危在旦夕。

(2)并发症方面:脑中风病人如出现并发症,则预后凶险。据一组300多例的脑中风统计:合并上消化道出血者(呕血、黑便)死亡率为67.5%,无此并发症者死亡率为17.6%。如果并发心脏损害(所谓"脑心综合征")与肺炎者,死亡率更是猛增。

(3)化验方面:如白细胞总数与(和)白细胞分类中中性粒细胞增高,则示预后不良,二者呈正相关。如出现高血糖,死亡率剧增。一组报道有高血糖死亡率为 17.72%，血糖正常者死亡率为 8.45%。如二氧化碳结合力（CO_2CP）降低，即出现酸中毒，则示预后不良。

（4）治疗方面：如能早期合理治疗，多能转危为安，化险为夷。但是，如出现输液反应，则会加速死亡。如甘露醇应用剂量过大，疗程过长，易合并甘露醇肾病致肾衰竭，死亡率很高。

（《家庭医生报》1992 年 2 月 8 日）

43. 脑出血病人的凶兆

·乔富渠·

脑出血病人病死率高达 26% ~50%，如病人出现以下表现，则为凶兆！

意识障碍与抽风：临床上任何情况下的意识障碍，都应当被认为是危重急症，对脑出血病人来讲，预后尤为凶险。如一组 103 例意识清楚的脑出血病人无 1 例死亡，而意识障碍的 40 例中死亡 21 例。另有报告，有意识障碍的脑出血病人，病死亡率高达 68% ~100%，脑出血病人抽风发病率达 10% ~25%，而有抽风者病死率达 40% 左右。如意识障碍又有抽风，则是雪上加霜，病死率高达 70% ~80%。

血压升高与心悸：脑出血病人既往有高血压病史及发病时血压 >150/100 毫米汞柱者病死率高，因为血压升高易形成脑疝，发病凶险。一组报告 42 例血压 >190/120 毫米汞柱者，31 例死于脑疝。脑出血病人心率过快多预后不良。

出血部位与血量：丘脑出血预后最差，其次为基底节出血，小脑与皮质下出血预后最佳。即出血越近脑深部，预后越差。脑出血病人的预后还决定于出血的量，如脑叶出血 >50 毫升，丘脑出血 >10 毫升，都难以生存。有发现出血 >35 毫升极少存活，出血量 >40 毫升多于日内死亡。另有发现，血肿 >50 毫升预后恶劣，出血量 >80 毫升则必死无疑。当然，如解救及时，开颅抽血或取出血肿，部分病例可化险为夷。

白细胞数与血糖：脑出血病人的白细胞升高，死亡率高，如呈类白血病反应（白细胞高于 5 万/毫米^3）更为凶险。如有报告脑出血病人早期白细胞升高，其死亡率达 70%！血糖升高，也是不良预后征兆之一。对脑出血病人急诊检测血糖，可作为生命预后制定的一个可靠指标。

高钠血症与低钙：脑出血病人一旦出现高钠血症，是濒危的征兆。如一组 9 例有高钠血症者，全部死亡。而血钙的持续降低，亦为脑出血病人危险信号之一。

另外，脑出血病人合并以上病症出血者，病死亡率高达 80%，且发生上述症状出血越早，预后越差。

应当说,影响脑出血病人预后的因素是多方面的。上述不良因素的出现,对抢救病人有指导意义。如出血量<30毫升采用内科治疗较好;出血量在31~60毫升,则保守治疗成功率亦相当高,出血量>60毫升则保守治疗难以救命。

44. 警惕脑梗死的特殊表现

·乔富渠·

心脑血管病为当今第一杀手,在我国心脑血管病中,脑血管病又远远高于欧美发达国家。冬季是心脑血管病的高发季节,因而对其预防,切不可掉以轻心。早发现早治疗同样是对待心脑血管病的基本原则。而在脑血管病中,又以脑梗死最为常见。近年越来越多地发现,由于脑梗死有许多特殊表现,往往造成延误诊治,甚至招致不测发生。有鉴于此,下边介绍脑梗死的一些特殊表现。

(1)没有症状:据某学者报告的一组104例无症状性脑梗(经CT证实),其多属脑腔梗死(毛细血管梗死),一般血管直径仅为5~15微米,多位于脑基底节、脑桥、额与顶叶皮质下。所以凡中老年近期有原因不明的头昏头晕,记忆力减退,睡眠多梦,走路不稳……应早做CT、磁共振等有关检查,以早期发现,及早治疗。

(2)不明疼痛:有学者发现,一些中老年人近期出现不明原因的肢体疼痛,经CT检查,证实为脑梗死。疼痛部位多发生在腓肠肌、股四头肌、肱二头肌与肱三头肌。脑梗死病人中1/3有头痛,且多为胀痛。另外值得注意的是,头部跳痛常为脑梗的先兆或前驱症状,预示脑梗的发生。

(3)情绪怪异:一方面表现为情绪抑郁,悲观失望,早醒,轻生……另一方面可表现情绪激动,烦躁不安,心悸失眠,恐惧易怒,欣快……一般中老年人近期突然不明原因出现上述症状,都应当想到脑梗的存在。

(4)其他表现:有学者报告一组256例脑梗死,15.36%有胃肠出血,而胃肠出血死亡者远比无出血者为多。另有介绍一组102例脑梗病人中,心电图检查相当一部分人病人有心律异常,如房性与室性期前收缩、心房纤维震颤等。尚有学者发现,脑梗病人中常见有血糖升高现象(非糖尿病病人),而血糖升高往往预后多差些。

(5)静脉梗死:一般讲的脑梗,多指的脑动脉梗死,但近年发现脑静脉性脑梗亦屡有所见,且多被误诊。如近有学者报告脑静脉梗死91例(女42例,男49例)。临床表现为单纯颅压高(头痛,呕吐,项强)129例,局状性损害或癫痫发作56例,脑海绵窦静脉梗死5例……这些病例多为通过磁共振及血管造影与数字减影检查出来的。这些病人常被误诊为局部性脑炎(3例)、脑膜癌(1例),颅占位疾病(2例)……其常见病因有感染、用避孕药、偏头痛、外周静脉血栓、产后、贫血……

　　当然,脑梗还有其他一些特殊表现,限于篇幅,不再一一介绍。总之,只要能知道以上介绍的脑梗特殊表现,必将大大降低脑梗的延误诊治率。

(《卫生报》)

45. 形形色色的经前期症候群

·乔富渠·

　　1931 年,医学家发现一种"怪病",这种病仅见于生育期妇女月经之前,一旦月经来潮,症状即迅速消失。患这种病的妇女,尤其是一些重症妇女,每逢月经来前十天半个月,即"精神紧张",对她们来说,真是来经如"过关"! 这种病目前叫"经前期紧张症",该症发病率较高,见于半数的行经妇女,30 ~ 40 岁妇女发病率高达80% ~ 95%。值得注意的是,该症本属妇科病,但患者却常常辗转于中西医内、外、妇、五官、皮肤、神经等科室治疗。如某文献报告指出,30 例患者,在长达 2 ~ 24 年求医过程中,仅有 3 例找过妇科医生,足见对此症应引起广泛重视。

　　据笔者多年临床所见及国内外有关文献记述,经前期紧张症常见病状及特点为:①年龄与职业:本病主要见于生育年龄妇女,且城市多于农村,脑力劳动妇女多于体力劳动妇女。②精神症状:易激动、易怒、易哭、多虑、多语、抑郁、性格孤僻,无缘无故地产生亲属不幸的恐惧等。③血管障碍:血压忽高忽低,头痛、心区痛、心悸、眩晕、恶心、呕吐、耳鸣、面部烘热,或遇寒时手指麻冷疼痛。④内分泌:乳房胀痛,眼睑、手、足甚至全身浮肿,盆腔有沉重感,可见低血糖(饥饿感、出虚汗)、低血钾(四肢无力)及皮肤热。⑤皮肤及其他:瘙痒、荨麻疹、湿疹、痤疮、过敏性鼻炎、口涎、鼻出血、贪食与喜甜食等。⑥伴随疾病:此症多发于精神过度紧张,分娩,小产,流感,疟疾等之后。无伴随病的妇女发病率较低,而伴随有生殖器结核病者最高。故对该症患者应注意发现其他病症。⑦共同特点:多周期地见于经前 2 ~ 14 天内;月经来潮后,所有病状迅速消失;症状中以情绪波动、乳房胀痛、胸闷气憋、全身困倦、纳呆、皮痒最为常见。

　　目前认为其发病原理是:精神过度紧张,导致皮质下中枢与自主神经功能紊乱,以及因内分泌障碍使身体处于敏感状态。此症的治疗常用神经调整剂(苯丙胺,谷维素、氯普噻吨等)利尿剂、脱敏剂、维生素 A 与维生素 E、维生素 B_1,以及抗生素(控制生殖器炎症)。中医常用疏肝解郁、活血化瘀、滋肾阴、潜肝阳等治法。

(《西安科技报》1985 年 9 月 1 日)

46. 人参的强精作用

·穷溪·

人参是一味家喻户晓的珍贵药材,这里仅介绍一点有关人参强精作用的新资料。

有学者用白鼠做实验,投予人参精后,雄鼠睾丸和雌鼠子宫及卵巢重量增加,促进了发情。试验还证实,人参能使睾丸内核酸活跃旺盛,促进蛋白质合成。用此药对24名精子减少症患者进行治疗,结果70%的患者(17例)的精子显著增加,精子运动率增加者占67%。其中14名患者的妻子受了孕(7名为人工授精),说明人参较激素、维生素、氨基酸等治疗效果显著。

祖国医学认为"冬不藏精,春必病温"。在严冬季节,尤其对肾亏精少的人,吃些人参炖羊肉,或喝点人参汤,颇有裨益。但是,也正如中医所说,"虽参芪之辈,为性亦偏",尤其"体不虚,用之弊",所以用人参时让医生作指导,方可收到理想的效果。

(《陕西中医学院学报》1983年7月1日)

47. 危险性头痛的十大信号

·乔富渠·

所谓危险性头痛或称致命性头痛,系为同生命攸关的各种原因所致的头痛,如蛛网膜下腔出血,硬脑膜下血肿、脑炎、脑膜炎、脑积水、脑室内及后颅窝内肿瘤……对这类疾病,贵在早发现,早治疗,以化险为夷。

危险性头痛的十大信号:①患者平生少有的难忍性剧烈头痛。②头痛起病急骤。③伴有明显可查的神经损害性头痛。④既往数个月内有头部外伤史的头痛。⑤视觉与意识障碍性头痛。⑥清晨起床时与刚起床后的头痛。⑦摇头时增剧性头痛。⑧有视神经乳头(用眼底镜检查)充血与水肿的头痛。⑨伴晶状体出血的头痛。⑩有脑膜刺激征颈项部硬直、克氏征(屈膝伸髋时疼痛)、布鲁津斯基征(猛地屈颈时腿亦紧跟着不自主地抬起来)的头痛。

另外,发热伴剧烈头痛,伴有恶心、呕吐、呃逆的头痛与伴有眼症状的头痛多严重;而30岁以前起病,以往间或有同样的头痛,家族中有类似的头痛,头痛与肩痛并存的头痛(多为颈椎病、肩周炎等)等,则危险性较小。

(《陕西科技报》1999年2月6日)

48. 醉翁头痛莫轻看

· 乔富渠 ·

酒醉后猝然毙命者屡有所见,学者们的研究发现,其多数是由于脑出血性脑卒中(俗称脑中风)所致。这是由于长期饮酒脑血管发生硬化、脆性增加等病理性改变,而纵酒时则可引起脑血管紧张度突然波动、渗透性增加,加之睡眠障碍,情绪波动,饮食不规则等,促使中风发作,短时丧生。

据国外某学者近 25 年(1959—1983)所观察的 260 例出血性脑中风病人,140 例为嗜酒者。值得注意的是,这些人的年龄 70% 在 50 岁以下,而其他原因之脑出血者则年龄大都在 50 岁以上。足见长期纵酒是引起青、中年脑出血的重要原因。饮酒病人之脑出血,多为脑膜出血,最多见为硬脑膜下出血,如 140 例饮酒性脑出血者 53.6% 形成硬脑膜下血肿,而非饮酒者之 120 例,仅 23.3% 形成硬脑膜下血肿,酒癖者脑出血很少为脑实质出血。所以,嗜酒者脑出血发生过程相对较缓,病人于纵酒后表现为精神兴奋,酒后头痛,往往认为其酒醉状态会很快好转,其实可导致严重不测——致命脑卒中。故酒后头痛常是嗜酒者出血性脑卒中之先兆,死亡之"丧钟"!

(《西安科技报》1985 年 3 月 16 日)

49. 肺癌的十大信号

肺癌发病之前,多有先兆,其中一些先兆尤其是肺外先兆,早在肺部症状出现之前 1～3 年就已有所表露。这里将肺癌的先兆归纳并称作肺癌的十大信号。

骨痛:主要以长骨及四肢关节疼痛为突出。特别对于以往无关节病史,40岁以后突然出现的骨痛尤应警惕。

杵指:属于肺癌性骨病之一。如能排除心脏病及其他原因如肺脏多种疾病等,意义更大。笔者曾遇泾阳县一 48 岁农民,因咳嗽久治不愈就诊,由于见其有明显的原因不明的杵状指而迅速确诊与手术的。

激素:肺癌病人早期可表现有乳房增大,疼痛,性欲突然亢进,胡须毫毛增粗增浓,面肩背、臀部发胖……这些是性激素与肾上腺皮质激素血液水平增高的特点。

皮病:如顽固性皮肤瘙痒、皮肌炎(发亮、硬痛)、黑棘皮病、带状疱疹(又名蛇练疮、缠腰火丹)等表现。

顽咳:40 岁以上,无原因的顽固性咳嗽,常为肺癌早期先兆,尤其经过治疗经久(3 周以上)不愈者,更应想到肺癌的存在。

胸痛:胸部无明显原因的剧烈疼痛,常为肺癌早期的信号。对中年以上病人,顽固性胸内刺痛,尤应警惕。

咯血:肺癌早期的咯血特点是,为极少量的血丝,多无痰液,但顽固不消失。血多鲜红色,当排除流鼻血、齿龈出血以及呕血(多发黑)后更有诊断价值。

低热:有报告称70%的肺癌病人有程度不同的低热表现,低热常为间歇性的。如排除了肺结核病,此症对肺癌的诊断更有意义。通常与大气相通部位如肺、胃肠等的癌肿常有发热。

肺炎:肺癌患者在发病之初,多以肺炎面貌出现。对于中老年人同一部位的反复性肺炎,尤应想到肺炎背后的肺癌。笔者最近多次遇到某男病人(本院家属)因肺同一部位肺炎数次住院,后查明为肺癌。

(《陕西科技报》1995 年 2 月 16 日)

50. 警惕前列腺癌

·乔富渠·

前列腺癌是老年男子的一大隐患,近年发病又有增长趋势,由于其生长缓慢,可长时间不被发现。而一旦被诊断出来,多属晚期,其危险性在于早期即向肺、肝、骨转移,新近连续遇见 3 例已手术的病人。其实,前列腺癌也有一些早期征兆:

(1)慢性前列腺疾患:如前列腺增生(肥大)、炎症等。据调查,50%的前列腺肥大可为前列腺癌的癌前潜病。节制房事,少用烟酒,减少憋尿,防治便秘,适当用些消炎抗菌剂,有益于该病的防治。

(2)进行性排尿困难:表现如排尿费力,尿流缓慢,射程变短。较晚期则表现为尿意频急,尿线变细,夜尿增多,尿滴沥不尽,膀胱经常有残留尿,耻骨上深部隐痛不适。

(3)血精、骨痛、淋巴大:出血为各种恶性肿瘤晚期共同的征兆,前列腺癌晚期则表现为精液带血(须除外结核、结石等病)。由于癌肿向股骨、耻骨及腹股沟淋巴结转移,故见股骨、耻骨疼痛及腹股沟淋巴结肿大。

(4)直肠指检阳性:如可触到前列腺呈不规则结节或隆起,坚硬如石,凹凸不平,固定不动,压之疼痛,并且有时可见尿道口溢血。

对 40 岁以上男子,如有上述一种或数种表现,应立即找医生确诊,早日诊断(宜做前列腺特异抗原 PSA 检测,如 >10 应做穿刺活检),早期治疗,可使本病预后良好。

(《陕西科技报》1994 年 9 月 24 日)

51. 青年顽呕非佳兆

中医学讲得好,"脾主升,胃主降",即是说在生理情况下,胃受纳饮食之后,经过初步"腐熟"消化,迅速将其向下(肠)传送,亦即"下"者为"顺"。而一旦呃逆呕吐等"上"升者,即谓之"逆",所以中医学将呃逆、呕吐称为"胃气上逆"。但短暂的、轻微的呕吐并不足奇,在人生的漫长旅途中,何人没有?尤其是不避生冷、狼吞虎咽、暴饮暴食的青年人,更是屡见不鲜,如常见的急性胃炎与胃肠炎等。而如果是顽固、持久的呕吐,甚至吐得骨瘦如柴者,则多半非佳兆。下边介绍一个新近会诊时遇到的病例:

记得几个月前,一个由老父陪送从武功县来的二十七八岁的青年男子,诉说顽固反复呕吐已半年余,经多方面诊疗,呕吐一直未能被控制。来找我之前,还在杨凌某医院做胃镜检查,报告为"慢性浅表性胃炎"。而坐在我面前的青年已骨瘦如柴,精神萎靡,坐了一会儿就坚持不住要卧床休息。我对他进行了详细的"望、闻、问、切、视、触、叩、听"之后,虽一时未能做出明确诊断,但明白地告诉父子俩,"慢性浅表性胃炎"是解释不通患者病情的,于是开了血常规及肾功检查。报告有贫血及肾功不全(尿素氮、肌酐均升高,CO_2 结合力↓)符合慢性肾衰氮质血症的表现。经数天调治后,精神好转,欲进食。但我一再叮咛最好能做消化道钡透或在大医院复查一次胃镜,因为病人的肾功不全不像是肾病引起的,很可能是长期呕吐造成肾前性肾衰(即肾功不全)。但家属推说经济困难,又刚在原籍做过胃镜检查,想等一等再说。约半个月之后,又因顽固呕吐不止复来西安,西京医院做胃镜检查为"胃癌晚期",虽经手术(术中发现癌肿瘤已有转移)仍不久离开人世。"老年丧子"的不幸,令老父是痛不欲生,老泪纵横,后悔未能早到大医院检查。

这个病例告诉我们几点值得吸取的经验教训:其一,作为病人家属,某病症顽固不退,应多方找医生,听多位医生的看法,切不可"守株待兔"地抱住"让一个医生或一个医院看到底"的观点而贻误病情。其二,病人与一般医生都错误地认为化验、器械(如心电图、B 超、X 线、胃镜、磁共振……)检查是"客观"的与"可靠"的。其实化验与器械都不是万能的,都未必能把病检个"水落石出"。因为一些病早期是很隐蔽的,(如心绞痛)是呈发作性的,一些病(如癌肿)直径很小,一些病生化改变很轻未必能明确显示出来。另外,化验也罢,器械也好,都是靠人操作的,而操作人的技术水平也是不一样的,报告的结论也未必正确。其三,作为临床医生,当"客观"检查与病情不符或大相径庭时,如武功胃镜检查的错误结论,绝不可盲从地随声附和,而应进一步查找原因。若医患双方都这样做了,就可能避免本例这样的不测发生。无独有偶,笔者 1959 年在南京市鼓楼医院实习期间,就遇到一位中年男子因厌食恶呕极度消瘦,住院半年余方确诊为贲门癌。

作为临床医生,一定要把握好临床关,决不能被辅助科室的报告牵着鼻子走,充当机器的奴隶!

(《陕西大众医学教育》2012 年 2 月)

52. 颈椎病的五大症状

·乔富渠·

一般所称的颈椎病又叫颈椎增生症等,当然,颈椎还有多种其他表现,是中老年十分常见的疾病。由于其症状复杂多样,故病人往往求医于内、外(骨)、眼科、五官科及神经科等多科医生,常常延误治疗,有时也给病人带来不必要的精神与经济负担。依据笔者多年来的临床经验,只要熟悉颈椎病的五大症状,便可使病人获得早期诊断与及时合理有效的治疗。

(1)椎骨受压:颈部发紧、僵硬、转动不灵,甚至疼痛与局部压痛,有时波及肩部,形成"冻结肩"(肩关节周围炎)症状。病人常反复出现"落枕"的现象。

(2)神经根症:系脊神经根(脊神经从脊髓发出达椎孔处)被增生的颈椎(骨刺)压迫引起。症状为转动头部或头负重时,出现颈部疼痛,或向一侧发散性疼痛,并出现一侧或双侧上肢皮肤、手指感觉异常(麻木、针刺样)与无力(尤其当举臂时更明显)。

(3)椎动脉症:即椎动脉受压症状。表现为当头转动尤其猛然向一侧转动时,出现眩晕、恶心,甚至突然跌倒。平时可有一侧肢体麻木或头痛。病人十分恐惧,担心是"脑中风""半身不遂""终生残废"。

(4)五官症状:常为口、鼻、眼干燥,亦见眼睑下垂、瞳孔缩小、眼球下陷以及心跳加快、肢端发凉、汗多或无汗、恶心呕吐等。这里系由颈交感神经受刺激所致,而颈交感神经支配着心、五官(眼)、汗腺、血管等。

(5)脊髓受压:早期出现下肢行走不灵活,继而表现上、下肢行动不便,步态不稳,并伴随有感觉障碍(麻木、酸沉、针刺样等)与肌肉萎缩,严重时也可出现瘫痪与感觉消失。对于凡中老年病人出现不明原因的上肢麻木、无力、步态蹒跚,以及颈部僵硬疼痛,排便无力(有时表现为便意急迫),就应考虑脊髓型颈椎病潜存的可能。

一旦有上述一种或数种表现,早到医院拍 X 线片明确诊断与及时治疗,一般大都预后良好。

(《陕西科技报》1994 年 10 月 20 日第 1322 期)

53. 延年益寿须培"二本"

·乔富渠·

中医典籍《医学正传》讲:"肾气盛则寿延,肾气衰则寿夭。"中医学认为衰老的重要机制是肾虚。中医又认为"肾为先天之本,脾为后天之本",简称"二本",亦即人的健康长寿关键在于"二本"之状况。现代医学大量的研究表明,衰老的重要机理有:免疫器官与内分泌系统功能的逐渐减退,体内自由基含量随年龄增长的积累,脱氧核糖核酸的修复能力下降,以及大脑神经细胞的减少与神经细胞突起的萎缩及其分支的减少。同时发现不少补肾健脾中医方药具有阻抑上述衰老过程的良好作用。

如有学者发现,滋补肾阴药六味地黄丸(熟地、山药、山萸肉、泽泻、丹皮、茯苓)、丹坤汤可阻挠老化过程中的淋巴细胞对系列免疫原的应答能力下降;补脾方四君子汤(党参、白术、茯苓、甘草)与补中益气汤(黄芪、党参、白术、炙甘草、当归、柴胡、升麻、陈皮)可以延缓重要免疫器官胸腺和脾脏的萎缩。一些补肾健脾的单味中草药,如淫羊藿、何首乌、人参、党参、黄芪等亦具有增进免疫力的作用。由附子、肉桂、补骨脂、淫羊藿、菟丝子、黄精、熟地组成的补肾药具有对肾上腺功能的调节作用;而由覆盆子、菟丝子、肉桂、肉苁蓉组成的补肾药对卵巢功能的衰退有延缓作用。近年广泛应用于更年期综合征,调节肾阴阳的"二仙汤",据研究其对许多内分泌腺,如下丘脑、垂体、肾上腺、性腺及其性激素效应器等都具有调节作用。已发现具有多层次、多环节改善老年人内分泌功能的中成药,有寿尔康、龟龄集、还精煎……而通过增强抗氧化活性以减少自由基的补肾、补方药有:长生不老丹、健脾丸、寿星宝,以及单味药当归、川芎、五味子、人参、丹参,尚有石斛、蜈蚣等。另外,补肾健脾药枸杞子、杜仲、何首乌、人参等能增强 DNA 修复与合成能力。当归、五味子、酸枣仁、人参等,具有延缓大脑神经细胞的减少及其突起萎缩等老化过程。

总之,数千年的传统医学实践与大量现代医学研究充分证明,积极合理地培补"二本",是延缓衰老、健康长寿的重要措施。

(《卫生报》1999 年 6 月 5 日)

54. 长寿十要

归纳近年国内外对高寿人群的调查资料,高寿者多具备以下十大要素:

精神:精神愉快,性格开朗,遇事不怒,精神生活丰富多彩。

志趣:志趣超广,多想有趣的事,保持活跃的好奇心与童心。

劳动:生命在于"运动",热爱劳动,终生保持体力劳动与(或)体育锻炼的习惯,但又要量力而行,要适度,勿过力。

休息:生命在于"静息",保持充足的睡眠与休息时间,讲究劳与逸的有机结合。伟大的革命导师列宁曾经说,"不会休息的人便不会工作"。

饮食:食勿过量,营养适当,不暴饮暴食,不偏食,坚持简单但经常变换多样化的饮食。

烟酒:戒绝吸烟,不饮、少饮或适量饮酒,饮酒宜在高营养、高蛋白的同时进行,切忌酒醉。

房事:要节制、要适度,但不必回避与戒绝,适当的性生活也益于健康与高寿。

环境:环境洁净,空气新鲜,视野所及,绿意盎然,一片生机。

治病:"十人九病",健康与疾病可以说是一对不可分割的矛盾,有时两者还有相辅相成的关系。疾病未必全对健康有害。但不论大病小病,都应及时调治,决不可掉以轻心,有时吹毛求疵之"疵",也可致命!

健康:健康是长寿高寿的基础。要努力达到世界卫生组织提出的"五好三良"的健康标准:"五好":胃口好,不挑食;便能好,大小便能畅通;睡眠好;口才好,讲话流畅;腿脚好,行动自如。"三良":良好的个性,温和、坦荡、坚强;良好的处世能力,能客观处理事由,适应复杂的社会环境,良好的人际关系,待人宽和,助人为乐。

(《陕西科技报》1995 年 1 月 5 日)

55. 杨贵妃"雪肤花貌"的秘诀

·乔富渠·

号称"天下第一汤"的华清池温泉,位于西安市以东 30 千米的临潼(今西安市临潼区)骊山北麓,这里山清水秀,风光旖旎,松柏碧翠,温泉潺潺,是历代帝王后妃游乐沐浴之地。相传早在 2700 多年前的西周时期,周幽王就在此修建天浴池"星辰汤"。秦始皇又"砌玉起宇,名骊山汤",并用温泉"洗疗疮痔,不日即愈"。迄唐玄宗,更"治汤井为池,环山列宫殿,宫周筑罗城",并更名为"华清池"。传说每年农历十月,唐玄宗携杨贵妃必到华清池沐浴游乐,至次年春暖方归。杨贵妃因常沐此浴,常葆"雪肤花貌"而赢得"三千宠爱在一身"的美誉。而唐玄宗也因常沐此浴,至六七十岁高龄仍风流倜傥。

"春寒赐浴华清池,温泉水滑洗凝脂",唐代大诗人白居易这一千古绝唱,使华清池更加天下闻名。华清池何以"温泉水滑洗凝脂"?又何以使杨贵妃常葆"雪肤花貌",唐明皇年高依然风流倜傥?从现代药理学分析,这同华清池温泉富含特有的钾、钠、钙、镁、硫、碘、锂、锶等20多种矿物质和微量元素不无联系。

（1）钾可促使多种激素分泌，防止血液和体液过分酸性，保持肌肉、神经、心、肾等重要脏器的正常活动。人体缺钾时，可出现全身乏力，以四肢肌肉最为突出，主要表现为食欲不振、恶心、呕吐、腹胀、嗜睡、烦躁不安、倦怠、反应迟钝、神志不清。

（2）钾与钠分别储存于细胞内和外，维持体液的渗透压，参与人体酸碱平衡的调节以及神经肌肉的正常活动，二者必须保持平衡，否则均会影响人体健康。

（3）钙具有强壮骨骼、牙齿，消除紧张、防止失眠，有维持心跳的节律、血液的凝结、神经的传导功能，可提高人体对传染病的抵抗能力。儿童、老年人、孕妇尤需补充钙。近年国内盛行补充钙防治高血压。

（4）镁在体内仅次于钙、钠、钾的含量，在细胞内则居第三位。镁对蛋白质合成和肌肉的收缩起重要作用，是体内200多种酶的激活剂。镁还能对抗其他有害因素，维持心肌细胞代谢完整，对心血管病人起保护作用。镁能促进人体纤维蛋白溶解，使血管扩张，抑制凝血酶的生成，具有抗血栓的作用，也有利于降低血清胆固醇，对于急性贫性心脏病和高血压都有一定的疗效。

（5）硫主要以硫酸根离子的方式与钙、镁、钠等离子生成硫酸盐，具有降低动脉压、减轻心脏负担以及杀菌消炎、增白润滑、缓泻减肥等作用。

（6）碘是组成甲状腺素的主要成分。它能调节人体的热能代谢和三大营养素（蛋白质、脂肪、碳水化合物）的合成与分解，促进人体生长发育。缺碘会引起甲状腺肿，引起儿童甲状腺功能不足，生长发育迟缓、疲乏无力、抵抗力低甚至痴呆等症状，俗称"呆小病"。碘还是调节人体血糖水平与胰岛素的重要组成物。

（7）锂具有调节神经，减轻烦躁、倦怠的作用，还能促进人体新陈代谢和血液循环，减少心血管病的发生。临床上很早就发现锂可以治疗精神病。

（8）锶对老年人很重要。人到老年由于细胞老化、死亡和器官功能的退化，很易造成骨质疏松、脆化，而摄入适量的锶，不仅可以防止中老年骨质疏松，延缓骨骼退化，而且还可保持细胞的活力，具有返老还童的奇特功效。最近同济医科大学附属协和医院研究发现，微量元素锶和钼能够抑制尿结石的形成，故可以预防和治疗尿路结石症。

中华人民共和国成立后，尤其是改革开放以来，党和人民政府对华清池进行了多次扩建与修葺，并建立了群众池，还陆续在华清池周围建了十多家疗养院，使这一千古名泉为亿万劳动人民以及国内外广大游客的健康与长寿谋福祉。

（《医药与保健》）

56. 看病也要"兼听则明"

·乔富渠·

据笔者40年来的诊疗经历,患者看病尤其是患有慢性疑难杂症时,也要坚持"兼听则明",方有可能获得良好与经济的治疗方案。下边举例来谈。

20世纪70年代笔者在咸阳工作时,曾遇到甘肃一位长期低热、腰痛的19岁姑娘,她先是求诊于当时知名的某中医妇科老先生,老先生十分热情地讲:"你这种病叫痹证,我治的多了,保管1个月就可以治好!"姑娘与家属十分感激,还不断给送鸡蛋、挂面与糕点。谁知治疗才半个月,姑娘突然下肢瘫痪了。经笔者检查诊断为脊柱结核,我亲自送西安红会医院骨科医院治疗,经手术转危为安。如果当初姑娘再听听西医的意见,也许能及早得到抗结核治疗,不一定要手术或者及早开刀,也能减轻姑娘的经济负担。

再一个例子是前几年的事。一位长期高热、心慌气短疑似为亚急性感染性心内膜炎的病人,在某军大医院住院两个多月,病情一直控制不住。转来我院后,笔者重用知名的中药针剂静脉点滴,同时辨证施治服用中药泻剂,不到1个月便控制了病情,后继续治疗,终获痊愈。本例又告诉人们,当你的病在西医医院"山重水复疑无路"时,不妨找找有经验的中西医结合医生或中医,也许会获得意想不到的"柳暗花明又一村"的疗效。

上边的例子足以提示人们:"兼听则明",也应是看病吃药中一条可取的经验。

(《卫生报》)

57. 劝医生莫做"机器奴"

随着科技的发展,医疗上使用的仪器设备越来越多、越来越复杂,但是误诊却时有发生。这究竟是什么原因造成的? 乔教授感慨地说:"当今诊断器械远比20世纪五六十年代多而且先进,但对一些病人如结核等的正确诊断却远比之前低得多。究其原因之一,便是当今一些医生过于迷信器械检查,变做'机器'的奴隶,一味地被'机器'牵着鼻子走,而忽视了最重要的临床基本诊查方法,诸如详细地询问病史,望、触、叩、听、闻、扪、切的一般理学检查。"

乔教授回忆说,数年前,彬县大佛寺工地转来一位壮年民工,因一次朋友聚会喝白酒1000毫升(2斤),迅速昏迷不省人事,继之高烧、咳嗽、吐痰,且带血迹。经拍X线片报告为"转移性肺癌"。下级医师找乔医生会诊,经临床综合分析,果断排除肺癌,诊断为"金黄色葡萄球菌肺炎"。住院救治,体温迅速复常,肺部病灶全消。不久,这个民工就康复出院了。

"宝鸡有位年轻干部,左侧胸痛,气短,经多家医院多种仪器检查,花了将近2000元,诊断为'冠心病',经治疗不见好转。经我详细询问病史,张某胸痛明显地随着呼吸动作而加重或减轻,便立即想到'胸膜炎',于是检查血沉增速。胸X线片显示左侧胸膜炎伴少量积液,于是我用抗结核治疗,短期痊愈。"乔教授继续回忆说。

乔教授的这些临床经验都在告诉我们一个不争的事实:任何再高级再先进的"机器人",永远也不能完完全全代替有血有肉的人的大脑!

"机器检查代替了医生检查,不恰当使用、过度使用医疗仪器,也是造成医患隔阂的重要原因之一。"南京医科大学博士生导师易利华认为,尖端仪器让病人受益的同时,也拉大了医患之间的心理距离。价格低、效果好的适宜医学技术方法,不应该在新的诊断手段出现后被抛弃,一味地追求新的、昂贵的技术,而丢掉了最简单有效的手段理学检查,违背了医学价值。医疗技术越来越发达的今天,迫切需要回归"人文医学",需要防止医学根本目的的淡化,需要重新思考技术的价值。有的医生,只看病不看人,只相信机器检查的数据,不耐心听病人主诉,也是导致医患纠纷的关键所在。

采访手记

医学是一门"人道主义"学科,医生不仅承担着治病救人这一艰巨的社会责任,医生更要懂得呵护和关爱患者的心理健康。随着医疗设备的不断更新以及医界利益链条的庞杂,很多医院出现了"过度医疗"。一些缺乏职业道德的医生会让患者去做不必要的检查甚至是重复检查,这样不仅极大地浪费了医疗资源,而且为医患矛盾留下了隐患。正所谓"医者仁心",如果医生用心去为患者诊疗,相信患者是可以感受到的,也能增进医患间的感情。

(《咸阳日报》2013 年 10 月 14 日)

58. 一拳救活了一条命

· 乔富渠 ·

笔者在1989年的全国急症学习班(天津医学院附属第一医院主办)上,听到教授讲了一个真实的事:某市卫生局一位女处长,一拳救活了丈夫的命。处长的丈夫素患有冠心病心律不齐,一天晚上突然发病,懂医的妻子对准丈夫的心区(胸骨左边)只给了一拳,就使丈夫化险为夷,转危为安。她丈夫当时为严重房室传导阻滞,心跳次数很少,造成大脑缺血,故神志不清,四肢抽动,医学上称作心脑缺血综合征。而妻子的一拳刺激,使丈夫恢复了正常心律,避免了心脏骤停而死亡。值得注意的是,近年急症死亡者中,心脏病居第一位。有资料统计,不少国家的领导人中,近半数死于心脏骤停。所以一些国家有这样一些规定:凡拥有 20 名以上人员的单位,应有一人懂得心肺复苏技术,否则就得关门;一个汽车司机如不会心肺复苏技术,就不许开车。

怎样早期发现心脏骤停呢? 医学家强调,对凡不能用原发疾病解释的神经精神症状,都应当视为心脏骤停的先兆,如病人睡觉中不断把被子蹬开(包括严寒天气),循衣摸床,撮空理线,无故哭笑,在输液中多次挣脱针管;若病人出现较多的室性期前收缩或明显的心律不齐,更要提高警惕。如发现病人的脉搏跳动消失,则心脏骤停已无多大疑问了。

如遇到上述病人,先现场简单急救。首先要使呼吸道畅通,如使病人头向后下仰,拉出舌头;如病人已停止呼吸,可以口对口吹气,使胸廓随着气入肺而扩张,一分钟吹 12 次。同时,可在心前区重击一拳,以期心律复常。但应记住,只许击一下,因为击得多了,易造成心肌损害与出血,或使已恢复了的正常心律又变成病态心律。当然,如砸一拳后,病人无心跳者,可用手掌根部紧压胸骨下端,用力反复按压(医学上称心外按摩)。在现场急救的同时,还应尽快拨打120 电话,向附近医院呼救,或转送医院。

(《卫生报》1989 年 7 月 8 日第 4 版)

59. 当心补药暗杀人

·乔富渠·

随着物质生活的普遍提高,人们延年益寿的愿望大大增强。于是名目繁多的滋补口服液、浓缩剂、颗粒冲剂、补酒……"忽如一夜春风来,千树万杆(电线)梨花开"。据调查,目前全国已有 4000 多种"口服液""补药"。近两年,为了堵住生产假药风,国家将新药生产的审批权统统收回卫生部,于是各地一些厂家又纷纷将本来是"药"的产品转为"健"字号产品生产。所以,市场上"健"字号产品猛增。值得注意的是,原来"健"字号不让进医院,而眼下医院为了增加收入,纷纷为"健"字号大开绿灯。药商在利润的驱使下,不惜拿出血本敲开各种渠道,人为地掀起一股什么"灵芝热""珍珠狂""王八风",又美其名曰什么"宫廷秘方""皇家私藏""乾隆御题""世代祖传"等名目,以招徕顾客。更有所谓的"有病治病,无病健身""男女老幼皆宜""胖瘦强弱均可""人人食之有益"等背离医理的宣传。时下,盲目进补者何止千万!

果真"补多无害"吗? 否!

中医学早就有"是药三分毒""药补不如食补""虽参芪之辈,为性亦偏"(偏即有毒)的告诫。中医治病,贵在辨证,对"证"(非单一的症状)下药,如"寒者温之,热着清之","虚则补之,实者泻之",利用药物寒热阴阳的偏盛偏衰,来纠正机体生病后的寒热虚实的偏胜。而正常人处于"阴平阳秘"的生理性阴阳平衡状态,如盲目滥用补药,势必发生因药性质的偏,打破机体正常的生理平衡,从而潜移默化,使人不知不觉地进入疾病状态,使进补者遭"暗算"而不察! 我们医院就抢救过自服人参中毒险些丧命者,我也亲眼见过一位肝硬化腹水病人因吃"祖传秘方"鳖肉中药汤,病情突然恶化而死亡的。

新近美国医学会杂志著文中提到"人参滥用综合征",133 例服用人参两年以上所引起的不良反应有晨泻、皮疹、失眠、高血压、闭经等。

奉劝读者,再不可盲目进补,要有科学的态度,进补之前最好听听医生的意见,辨证进补,且补而适度,以使补得对证,补而得益。切不可听信药商甚至一些为挣广告费的报纸、广播的宣传,盲目滥用、乱用,被补药悄悄"暗算"!

(《陕西科技报》1994 年 11 月 26 日)

60. 生命在于平衡

·乔富渠·

按照中医生理学理论的人体生命,是由"阴""阳"两类部件与(或)功能构成的。距今 2000 年前成书的中医典籍《黄帝内经》颇有创见地称:"阴平阳秘,精神乃治。"即是说,健康状态的人体,是由于阴、阳处于一种相对平衡的状态。而一旦阴阳失去了相对的平衡协调,产生了偏盛或偏衰,即"阴阳失衡"时,人体就会由健康状态转化为疾病状态。亦即中医学所称的"阴胜则阳病","阳胜则阴病"。如果阴阳严重失衡造成"阴阳离决",就会导致生命的终结——死亡。而中医治疗的总则,治疗的基本目的与关键所在,在于"平衡阴阳"。中医学所谓"诊病按脉,先别阴阳"正是这个道理。所以,中医疗法中诸如"虚则补之,实则泄之""热则清之,寒则温之""攻其有余,补其不足",以及"坚者软之""表者散之""燥者润之""濡者燥之"……皆寓于"平衡阴阳"之中。

西医学中亦有类似中医学"阴阳观"的看法,如强调"内环境平衡""内环境稳定""内稳态"……对维持人体健康与生命的重要性。如在治疗尚无特效疗法的出血热中用的平衡盐液,正是由于它能使机体内环境保持平衡,故大大提高了抢救的成功率。治疗尿毒症时用的血液透析疗法,亦旨在调整机体内环境的平衡,矫正高钾、高磷与低钙血症,荡涤血内毒素,维持酸碱平衡,从而延长病人的生命。

其实,维系人体健康与生命的过程在于"平衡",维系社会生命的过程亦大致如是。不断地调整社会内部的动态平衡,应是社会稳定健康发展的重要保证。

(《卫生报》1999 年 9 月 11 日星期六)

61."百病之因"只有一个

· 乔富渠 ·

今天在门诊看到小玲时,我简直不能相信自己的眼睛,如果不是病历上的名字,我根本不敢认她。

小玲是我最要好的同学,上高中时,她是学校长跑队的队员,运动不仅带给她健康的身体,也带给她白里透红的肌肤和爽朗的性格。每次听着她毫无掩饰的笑声,看着她脚下像装着弹簧一样有弹性的步伐,我心里羡慕得要命。可是今天坐在接诊桌旁的小玲,与我记忆中的她判若两人,皮肤又粗又黑,颜面浮肿,满脸愁容,走路也有些蹒跚。小玲看出了我的疑惑,叹了口气说:"一言难尽。你今天中午有时间吗? 我们到外面去坐坐。"

中午下班后我赶到约定地点时,小玲已经在等我了。待我坐定,她就讲起了她的情况:"我4年前结的婚,丈夫对我很好,经济上也很宽裕。唯一让我发愁的是,这几年一直没能怀孕,到过好多医院都没查出原因。半年前,我自己感到性欲减退,月经量也少了,到妇产科检查,医生诊断为月经不调,开了点药。没想到吃了这些药后,月经索性不来了。后来乳房也开始慢慢萎缩,皮肤变得灰黑,像没洗干净,像抹了灰一样;血压下降了,常常感到头晕眼花。到乳腺科,那些'乳腺专家'费了九牛二虎之力也无济于事;去皮肤科,被诊断为'慢性肾上腺皮质功能减退'。用皮质激素治疗还有点儿效果,但我的皮肤在用药之后变粗糙了,脸也肿了,尤其怕冷。内科医生检查后诊断为'甲状腺功能减退与黏液性水肿',用甲状腺素治疗也有疗效。但不久后,我又出现眼花,眼前常有黑点晃动,只好去找眼科医生。

我现在已经不能上班了,每天就这样在各个科转,医院的医生我都认识得差不多了。最近我又感到头痛,有时真想一死了之。"

听了小玲的诉说,我心中浮起了一丝疑惑,这么多病的病因是什么呢? 我拍拍小玲因抽泣而耸动的肩膀,说:"我给你介绍一位专家。请他给你做一个全面的检查吧!"

那位内分泌学姓乔的老专家详细询问了小玲的病史,又让她做了一些检查之后说:"你的'百病'其实只有一个病根,是脑垂体出了问题。你开始的性欲减退、经量减少,表明性腺雌激素不足;乳房萎缩,是催乳素不足造成的……脑垂体既分泌促性腺激素,又分泌催乳素,还分泌促肾上腺素和促甲状腺素,是内分泌腺的'总司令'。'司令'出了毛病,各内分泌腺的工作自然也会受到影响。从你的头痛、眼病,更容易想到脑垂体疾病,因为视神经交叉就在它附近。"

后来,CT和开颅术证实了乔老专家的诊断——垂体前叶腺瘤。

术后的小玲精神明显好了,看她依偎着丈夫幸福地微笑的样子,我感到记忆中的小玲又回来了。

(《医药与保健》1986 年)

62. 体力劳动教育了知识分子

·乔富渠·

西安医学院的学生本学期以来经常参加体力劳动,从这些实际活动中大家受到了许多教育。从下面的几件事就可以看出在劳动过程中新思想是怎样成长起来,旧的思想是怎样逐渐消除的。

才知盘中餐,粒粒皆辛苦

以前,尽管同学们常说"一粥一饭当思来之不易"这句话,但究竟怎样的不易,却不大清楚。把馍放在宿舍里发霉,把面条倒在厕所里等糟蹋粮食的行为,并不是罕见的事。至于随便抛撒米饭和馍馍更属平常了。自从同学们两次到南郊姜村农业社参加过劳动以后,情况就不同了。在农村里,大家亲眼看到要长成一穗麦子,农民得受多少辛苦、流多少汗,而且农民是过着那样俭朴的生活,这些都使同学们感到过去的浪费行为实在是罪过。于是,大家一致提出在吃饭时保证做到"不挑不拣""不撒不剩""有啥吃啥",并制定出节约粮食的严格检查制度和批评表扬制度。近些天来许多饭桌上连一粒被抛撒的大米也难找到了。

劳动无贵贱,样样都光荣

二一六班同学刚提出自己打扫厕所的倡议时,就得到了许多同学的支持。起初,也有一些同学表示不赞成,认为这样会妨碍体育锻炼和休息,认为同学不能"胜任"这种劳动。还有人表示坚决反对,理由是"厕所脏,容易传染疾病"。还有人说,"大学生打扫厕所,真不像话!"大家为此展开了争辩。辩论结果,绝大多数人认为扫厕所并不降低大学生的身份,如果全校同学都参加这个工作,一人一个月才轮一次,并不影响什么。至于嫌厕所脏,难道清洁工人不嫌脏吗?最后还是决定就这样办。事实也证明了同学完全能胜任这个工作。自从同学自己动手打扫厕所以来,卫生情况非常好。过去不少人一看到清洁工人扫粪便就捂鼻子,现在却比谁都打扫得干净了。正像一位同学给院刊写的文章里说的"劳动无贵贱,样样都光荣"。

人人爱劳动,节约成风气

参加体力劳动已成为同学们的习惯了。操场不够用,自己修平,自己安球篮,自己修跑道。环境不美,自己动手植树绿化,自己打扫干净。最近三〇一班同学看到宿舍到饭厅的路不好走,自动在课外活动时间把它修成一条又美观又结实的煤渣路。同学们自己理发,自己钉鞋……大家对体力劳动逐渐热爱起来。通过亲身劳动,懂得了劳动成果来之不易,大家都想尽办法给学校节约。三〇三班同学最近把宿舍里、垃圾箱里的药瓶、墨水瓶、牙膏瓶等废物收集了几大篓子,交给学校处理。谁要不重视节约,就会受到大家的批评。

吃得苦中苦,方为接班人

同学们在劳动中受到了很大教育,并认为体力劳动是很好的思想教育方式。在生活上,大家也进一步养成了艰苦朴素的作风。鞋底破了,自己钉一下;衣裳烂了,自己补一下;有的同学还建议多吃杂粮和土豆。大家对艰苦朴素有了新的认识,觉得越艰苦越光荣。在一次班级座谈会上,许多同学这样说:我们将来要做老一辈革命家的接班人,如果怕吃苦,怕劳动,怎能担负起建设社会主义社会的艰巨任务!因此,大家都下决心要在劳动中经受锻炼,立志做一个无产阶级的劳动知识分子。现在,在同学中流传着这样一句话:"我们要经常参加体力劳动,不让铁锹生锈,也不让我们的思想生锈!"

（《西安日报》1957 年 12 月 27 日）

63. 小鹅和小鸭

小鹅和小鸭在河边碰头。非常敏感的小鹅很骄傲地对小鸭说:"不知怎的,我一见你就不舒服。说句心里话,你的身体也实在太肥胖了,我要是像你这样,只好整天躲藏起来,不让任何人瞧一眼。你看看自己吧,走起路来,一摇一摆的,多难看!你真不怕别人指着脊背笑话你吗?我真替你担心呀!"小鸭听完了,鼻孔里哼了一声,冷冷地说:"嘿,请你想想看,我怎会像你说的那样呢?天晓得!要是你的眼睛能看看自己,那么,你简直会羞得无地自容呵!你走路的姿态,活像一只愚蠢的猪,谁见了都会恶心的。"

可是,谁能说服谁呢!它俩只得各自挺胸昂首,摆动起它们肥胖的屁股,笨拙地下河去了。

（《西安医学院院刊》1957 年 4 月 11 日）

64. 读了寓言"小鹅与小鸭"后

· 乔富渠 ·

4 月 11 日院刊上的"小鹅与小鸭"一篇寓言,给人以生动鲜明的启示,使我们领悟到了是什么在阻碍着我们大家的团结与进步。在我们的日常生活中,不也有许多像"小鹅与小鸭"的人吗!只看到别人的缺点,看不到自己的缺点。提别人的意见,"针针见血",对待别人的成绩则认为是"狗屁"!正如乡间俗话那样"自己一身白羽毛,反说人家是妖魔"。这就是造成相互间谁也瞧不起谁,不能相互团结和建立真正的友谊。直截了当地说,我们在运用批评武器的时候,不是遵从毛主席的教导,"责人从宽,责己从严"的原则,而往往是"责人从严,责己从略"了。批评与自我批评本是团结的纽带,进步的保证,但如果对人家"肥胖""走路姿态"不美等一味地指责嘲笑,必然要影响团结的。当然,我绝不是提倡大家都相互不提与人为善的意见,一团和气,我是说,在日常生活中,要善于发现人家的优点,相互之间做到"取长补短"。只有这样,才能使我们达到真正的团结,使我们永远进步。如果一个人老是看见别人的缺点,自己就可能不虚心向人家学习,是会阻碍自己进步的。殊不知"十步之内有芳草","三人行必有我师"。如果大家相互间都像寓言中的小鹅与小鸭那样相互对待,那是不可能相互团结的,必然会"各自挺胸昂首",摆动起它们肥胖的屁股,笨拙地下河去了。

(《西安医学院院刊》1957 年 5 月 15 日)

65."滴血认亲"未必荒唐

·乔富渠·

看过戏剧及影片《三滴血》的人,都会觉得那个五台县官"滴血认亲太荒唐"了。俗话说"尽信书,反误事",五台县县官只信书本知识,不重视实际调查研究,结果以真当假,以假乱真,真假不分,做出了一次又一次违反科学的荒唐断案。

《三滴血》中县官所信的书,应是距今 700 多年前宋代的《洗冤录集证》。该书这样记载:"两人各刺血滴一水内,如系子母父子夫妻,其血即合一,否则不相连。"显然,用这样简单的方法来"滴血认亲",从科学观点上来看是十分荒谬的。但这种血液与遗传有关的观点,不但不应当说是荒诞无稽,在 700 多年前还是十分先进的。近代(1920 年)已证明血型的遗传性质,并于 1924 年开始应于用亲子鉴定案件。目前所知,如果亲代一方的血型基因是纯合子(例如 A 型,纯合子是 AA,杂合子是 AO),则所有子代必定有该基因。所以,依据血型遗传规律来判断亲子关系是可靠而简单的方法。但血型测定的结果,一般只能作为否定的根据,而不能做出肯定亲子关系的结论来。

目前应用检测血等中 DNA 鉴定亲属关系的方法是十分科学的,这应是创新性的"滴血认亲"或古代"滴血认亲"的发展吧!

(《卫生知识》1982 年 2 月)

66.医院的变迁

在五六十年代,西安最大的医院西安医学院第一附属医院(今西安交大一附院),专门开设了"简易病房",病家可以带上被褥与锅碗瓢勺,病房外设有炉灶,住院费当然十分低廉。而七八十年代,"简易病房"销声匿迹了,而代之为"贵宾病房",住院费自然昂贵得多,使普通家庭望而却步。当然,日子普遍富裕了,医院也自然阔气多了。

这里值得深思的是,"为人民服务"永远不能忘记,"站在最大多数劳动人民的一面"不能忘记。习近平主席讲得好:"人民对美好生活的向往,就是我们(注:共产党人)的奋斗目标",应"不忘初心"!

67.医院变迁掠影(1)

古人云:"贫住大道(城市)无人问,富居深山有远亲。"新中国成立后,被压在最底层的广大劳苦大众,翻身得解放,新旧社会两重天。旧社会被称作埋了没死的"煤黑子",煤矿工人有病住煤矿医院,表现优秀的矿工病虽轻还可住疗养院。据笔者所知,那时(五六十年代)在东北汤岗子、河北秦皇岛、青岛、临潼等地均设有中国煤矿工人疗养院。

五六十年代病房里,工农兵、生产模范、劳动英雄、劳苦大众的病房,总是高朋满座,医护成群。俗话说,"三十年河东,三十年河西",到了七八十年代,"穷人病房冷冷清清",医护人员也少进入,而大款们住的"贵宾病房"却是宾朋医护盈门,尽管他(她)们的病并不一定重。

应当说,病房景观的变迁,在某种程度上,也可透射出社会道德的变迁。

(2015年10月3日于温哥华二女家)

68.医院变迁掠影(2)

处方、检查单是医生笔墨耗损最多的地方,也是医生笔下生"花"(财)的地方,而这"花"在五六十年代"干不干一月四十五块半"的年月,确是反映医生技术水平的标准之一。技术水平高,"花钱少,治大病",水平差则相反。那个年代医生责任心极强,医德极高尚,心里装着国家装着病人,唯独忘我。那时候滥开营养药、滥开检查单是少有的。笔者从事多年科主任工作,下级医生给肝炎病人开个买糖证明、"能量合剂处方"(钱并不多)、开张X片单都得让我签字。

如今呢,开"大处方"(上千元)、磁共振(数千元),也不需要科主任签字了。

这种方法,可使医院、科室、开单医生甚至取处方的护士、发药的药师"排排坐,吃果果"都收益,真是皆大欢喜,只是不知浪费掉多少国家公费医疗资源,给病人多增加了多少经济负担。当然,这也许对国家 GPT 升高有益。至于拿上医疗卡到私人药房买油盐酱醋茶白糖,买过节礼品则是另一种浪费国家公费医疗的方式,则另当别论了!

应当讲,社会道德的沦丧,是浪费公疗资源的一大漏洞,必须加以改革!

69. 医院变迁掠影(3)

药物、检查费拿回扣风起源于七八十年代,它像一剂迷魂汤似的腐蚀着白衣天使的灵魂。在这股邪风下,有坐牢的、有医德沦丧的……一个刚有处方权的年轻医生,每月的实际收入可远远高于上级医生,高于科主任。俗话说得好,"马不吃夜(野)草不肥",年轻医生是直接操作检查单、处方人,而回扣则只给开处方者。与此同时也鼓励了老专家上门诊的热情。记得改革前,专家教授、老大夫是很少上门诊的,只有年轻医生遇到疑难时才会请指导。尤其是中医医院,主动请求上级医生指导的屈指可数。这当然也与中医特点有关,中医学原产于民间,属大众医学,上下级医生水平评定很不精准,往往是下级医生解决不了的问题,上级医生也未必能顺利解决;教授治不好的病,也许被"赤脚医生"(乡村医生)治好了。

从某种程度上讲,"市场经济"是搞垮医德与公立医院的一个"毒瘤"! 当然,老专家上门诊多了也是件好事,但却把他们搞研究翻阅新资料不断更新知识提高业务水平的时间与带下级学生的时间挤走了不少。

(2015 年 10 月 4 日于温哥华二女家别墅)

70. 幽门螺杆菌(HP)病

·乔富渠·

本病多见于 3 岁以下小儿及 15~30 岁的青壮年,以 5~11 月发病为多,6、7 两月为高峰,老、幼、体弱、孕妇及慢性萎缩性胃炎(HP 者易恶性变)、溃疡性结肠炎、肝硬化、糖尿病、结核病等病人,易于患病且较严重。病初表现为头痛、头晕、腰背痛、肌肉与关节痛,半数病人以发热起病,病后 1~2 日,多呈脐部阵痛,并可波及全腹尤其是下腹部,大便稀黄,可带脓血,气味腥臭,多于 2~3 日后终止,偶可迁延 3 周,可有恶心而罕见呕吐。小儿病情严重且持久。

预防本病的关键在于加强肉、奶食品检疫。该菌在室温、干燥、日晒、弱的消毒剂作用之下,即迅速被杀死。治疗本病常用红霉素、氯霉素、四环素、庆大霉素等。红霉素还适用于小儿、医务人员、食品加工人员的预防治疗。也有指出一般轻型肠炎病人不必用抗生素,后者仅用于年老、体弱、孕妇、婴幼儿、重症患者(高热、严重腹泻及毒血症)及原来有病者,尤其是心血管病、糖尿病等。

(《卫生报》1987 年。注:论文全文发表于大连市《医师选修杂志》,这里仅是摘录)

71. 应重视时事学习

·乔富渠·

新近西安医学院三年级进行了一次时事测验,参加测验的 284 人中,得 5 分的只有 17 人,3 分竟有 112 人,2 分有 63 人,还有 1 人交白卷。

测验题只有 3 个。竟有人答不出总路线的基本点是什么,甚至把第一个五年计划的要点答上去;有人把"反五气"也列为总路线的基本内容。许多同学对苏联和东欧社会主义国家为世界和平事业所作的贡献一无所知。更令人气愤的是某同学把南共纲领说成加强党的领导、巩固和发展国内人民和国际各"政党"间的团结,加强世界和平阵营力量……

作为一个大学生,不学习时事是不应该的,也是危险的。在今天,竟还有相当一部分人不重视政治时事学习,确实值得注意,应该迅速改正。

(《青年生活》1958 年 7 月 5 日第 4 期)

72. 警惕"中草药肾病"

"中草药肾病"是指应用中草药(含矿物、虫类等中药)所造成的肾脏损害。虽然我国民间早有"是药三分毒"之说,但目前大多数病人甚至不少医生却认为"中药副作用少,甚至说无副作用,可长期应用"。这就导致一些人盲目应用中药,大量应用,长期连续应用,以致招来许多意想不到的毒副作用或过敏反应,甚至造成生命危险。近年在国外一些有名的医学杂志中提出的"中草药肾病"就是个例证。

国外文献报告最多的为慢性间质性肾炎,临床常见表现为贫血与肾功能不全、腰痛、少尿、浮肿、困乏无力,2/3 的病人有高压血,多并无明显的蛋白尿。多次报告由于长期减肥服用含有汉防己碱、黄芪、苍术、大枣、甘草的中成药,引起多例范可尼综合征及快速进展的肾间质纤维化,表现为疲乏无力,多尿,夜尿,正色素性贫血,肾性糖尿,氨基酸尿与近端肾小管酸中毒低钾血症,甚至肾功能不全(肾衰)。

据国内外有关报道:①中毒途径:消化道、呼吸道、皮肤、黏膜。②中毒原因:未经炮制或炮制不规范,剂量过大或不准,药不对症,配伍不当,误用误食,长期服用,煎法不妥,有意或擅自服药,外用中药使用不当,体质因素等。

据各地报道,肾毒药物现有含朱砂的安宫牛黄丸、朱砂安神丸、云仙丹、补心丸、参茸卫生丸、肾炎四味片、斑蝥酸钠片、复方斑蝥散、雷公藤(不含多苷片)、牛黄解毒丸(片)、三黄片、中华跌打丸、速效伤风胶囊、芫花醇(引产)、三品一条枪(外用)等。单味中药有关木通、雷公藤(这 2 味药已致多例死亡)、斑蝥、蜈蚣、蜂毒、益母草(大量)、草乌、苍耳子、二丑、土贝母、马兜铃、土荆芥、巴豆、芦荟、大枫子、苦楝皮、天花粉、金樱根、使君子、威灵仙等。对人体各系统有综合毒副作用的中药,有人参、鹿茸、砒霜、细辛、全蝎、樟脑、八角枫等,均程度不同地具有肾毒作用。

综述各地报道,防治中医药毒副作用的主要措施:①严格控制有毒中药的用量,使用时绝不可超量。②注意个体差异,老幼孕妇体弱者应适当减少剂量。③注意中药所含的有毒成分,用时事先采取相应防治措施。④切忌滥用中药补剂,尤其当今补药盛行,往往事与愿违,欲补反损。⑤对过敏体质者要少用或不用有毒中药与易致敏中药,用时也尽量从小剂量开始。

(《陕西日报》1996 年 6 月 2 日)

附:浅谈肾毒药物

何谓肾毒药物,广义地讲,凡是应用治疗剂量能引起肾脏损害的药物,统称为肾毒药物。肾毒药物对肾脏造成损害的基本机制有三:①直接损害型:常与用量较大、用药时间较长有关。②免疫型(含过敏性):用药量虽不大,但由于患者对药物过敏所致。③间接损害型:如泻剂可引起低血钾、低血钙,可致肾脏损害等。

大家知道,正常成年人每个肾脏大约有 200 万个肾单位,每个肾单位由肾小球与肾小管组成。而我们所讲的肾毒药物,也主要是对肾小球与(或)肾小管的损害,亦即对肾脏实质的损害(肾脏尚有间质组织,如结缔组织等)。

1)肾小球毒性药物(西药)

(1)内皮直接损害型:如丝裂霉素 C、环孢霉素 A 等,可引起肾小球毛细血管内皮细胞损害,血栓栓塞性微血管改变,如引起致命性溶血性尿毒症症候群。

(2)足突细胞直接损害型:常见的有阿霉素、氨基糖苷类抗生素(庆大、卡那、丁胺卡那、妥布、链霉素等)、巴龙霉素、阿片制剂、非激素类消炎剂(吲哚美辛痛、布洛芬、芬必得等)、安定、锂剂等。

(3)免疫损害型:常见的有金属制剂(金、汞、铬、铝等)、青霉胺、卡托普利(疏甲丙脯酸)、三甲双酮、肼屈嗪(肼苯哒嗪)、普鲁卡因胺(普鲁卡因酰胺)等。

2)肾小管损害药物(西药)

(1)直接损害型:氨基糖苷类抗生素、头孢菌素(先锋霉素)、二性霉素 B、多黏菌素、对氨基水杨酸钠、金属制剂等。

（2）慢性损害型：解热镇痛剂如非那西汀、环孢霉素 A 等，可引起慢性间质性肾炎改变。

（3）渗透性损害：如造影剂、高张输液、甘露醇等。

（4）间接性损害：如泻下剂、利尿剂的过量应用，导致低血钾肾小管上皮细胞变性坏死。

（5）免疫损害型：如氨基糖苷类抗生素、金属制剂、抗真菌剂等。

3）肾毒中草药

（1）方剂：多因用药不当、用药过量、用药过久或对其敏感所致。据报道，肾毒方剂有含朱砂之安宫牛黄丸、朱砂安神丸、天仙丹、补心丸、参茸卫生丸及肾炎四味片、斑蝥酸钠片、复方斑蝥散、雷公藤片、牛黄解毒丸、速效伤风胶囊、芫花醇（引产）、三品一条枪（外用）、原龙胆泻肝丸……

（2）中药：木通（尤其是关木通）、斑蝥、雷公藤、蜈蚣、蜂毒、益母草（大量）、三黄片、中华跌打丸、草乌、苍耳子、二丑、土贝母、马兜铃、土荆芥、巴豆、芦荟、大枫子……

临床上由于用药不当导致或加重肾损者甚多，药毒性肾衰致命者亦不罕见，足见对肾毒药物的应用要慎重，对已有肾脏疾病尤其是肾功能降低的病人，应忌用。

（在西安协同医院讲座之一）

73. 延安时期同迷信思想的斗争

·乔富渠·

红军长征到达陕北之前，当地的医药卫生十分落后，延安城仅有六七家药铺与少数坐堂医生。当时的陕甘宁边区，总人口 150 万，每年因病死亡的成人与婴幼儿就达八九万，占总人口的 60‰。当时的流行病如伤寒、斑疹伤寒、回归热、痢疾及克山病等，病死率都很高，每年约 500 人染病。与此同时，封建迷信泛滥，巫医猖獗。据统计，陕甘宁边区当时有巫婆、神汉 2000 多人。群众中迷信思想与不卫生习惯也很严重，如延安市常有成群结队的善男信女到清凉山半山坡庙会烧香拜佛、请愿、还愿与求儿、求女。

边区政府成立后，积极向群众宣传卫生知识。卫生部门采取的措施有：①依靠劳动模范、变工队长、小学教师和村长，结合群众卫生运动（如大扫除）进行宣传。②举办卫生宣传展览会，展出医学挂图、统计表格、常见病的防治办法、妇婴卫生及同迷信斗争的生动事例。展览上还让一些悔悟的巫婆、神汉现身说法，坦白自己是怎样欺骗群众的。③结合卫生宣传，免费为群众治疗疾病，推广新法接生。④组织宣传队上庙会,边医疗边宣传。⑤《解放日报》每周办一期"卫生专号",印刷卫生小册子。⑥大力开展对常见传染病的预防接种等。

由于上述一系列形式多样、生动活泼的卫生宣传与医疗防病工作的开展,涌现出了许多卫生模范、卫生家庭与卫生村,使各种疾病的发病率大大下降,从而实现了毛主席提出的"卫生运动与群众运动相结合""群众自己起来,同自己的文盲、迷信和不卫生的习惯作斗争"的方针。

(《陕西中医学院》1985 年 3 月 30 日第 3 版)

74. 欲"美"反"丑"堪为戒

· 乔富渠 ·

由于工作关系,笔者连续多次遇到因穿耳孔造成严重感染求医的小女孩及年青姑娘。她们有的耳垂局部红肿疼痛难忍,有的发炎化脓。还有一位食品厂的女工,并发面颈部严重蜂窝组织炎,痛苦万分,白白花掉医疗费,耳部、面部还留下了疤痕,这真是欲"美"反"丑"!

追求外表的"美"尤其是女性(包括一心戴耳环的姑娘及那些溺爱女儿做妈妈的),可说是人们的"共"性,无可非议。尽管我们并不提倡在追求外表"美"方面过于花费精力,但若把戴耳环、鼻环、文身、纹足等,新中国成立后早已销声匿迹的陋习,也当作珍贵当作"美"的标志,则笔者绝不敢苟同。笔者作为一名医务人员,疾呼制止这种有碍身体健康的"美"的追求!

社会主义精神文明要求的是心灵美与外表美的统一,尤其提倡心灵美,像优秀共青团员张海迪那样,身虽残志气坚而惹人爱。

年轻的朋友们,让我们把主要精力放在刻苦学习文化科学知识方面吧,在保持外表整洁、健美的同时,为祖国的"四化"建设多做一些贡献。

(《卫生报》1983 年 7 月第 4 版)

75. 灭鼠方法及其他

· 乔富渠 ·

鼠害为患,目前已成为世界性的大问题。每年有成千上万亿吨的粮食被老鼠糟蹋,被咬坏的家具、精密仪器不计其数,甚至一些婴儿被老鼠致残或吃掉。一场人鼠大战正在世界各地展开。灭鼠的方法名目繁多,如投毒饵、放笼夹、挖鼠洞、烟熏、水灌,保护老鼠的天敌,甚至冲破"狗逮耗子多管闲事"的陈规,驯狗捕鼠,还有现代化的电猫捕鼠,播放录好的"猫声"吓鼠,组织灭鼠专业队,等等。

捕鼠方法如此众多,究竟哪一种最好呢? 答案是:八仙过海,各有千秋,因地制宜,以综合措施为好。对社会上的"鼠"害如当今的"打虎拍蝇"呢,自然也应坚持"综合治理",应当是"全民动员"。老鼠过街,人人喊打,打一场灭鼠防腐反贪的"人民战争",使"鼠"无藏身之地。

(《西安法制报》1986 年 7 月 18 日,此书略加补充)

76. 难产的出血热病毒

·乔富渠·

世界上发现和记载流行性出血热(简称出血热)已有 70 多年历史,目前它已波及欧亚大陆的 17 个国家,迄今尚未研究出特效的防治方法。之所以形成这样的局面,在很大程度上是由于病原体的分离没有成功。

国内外学者对出血热病原体的分离,几十年来付出了巨大的辛劳。为了寻找对出血热病原敏感的实验动物,"天上飞的,地下走的,水里游的,几乎都找遍了",仍分离不出病毒。

辩证唯物主义者认为,世界上没有不可知的东西。1976 年韩国李镐汪教授经过长期的研究,创造性地选用非疫区黑线姬鼠作为实验动物,首次分离了出血热病毒,终于揭开了这个"谜"。继韩国首先分离出出血热病毒之后,中国、美国、日本、苏联等国家,也迅速分离成功。中国分离出来的出血热病毒,目前已传至第 8～10 代。有趣的是,非疫区的黑线姬鼠,一下子变成了陕西"名贵",畅销全国甚至海外。

随着出血热病毒的分离成功,出血热特异诊断方法,如间接免疫荧光抗体法等亦应运而生,它们已有力地推动出血热防治工作的飞跃前进。从"难产"的出血热病毒的分离成功,又启迪人们只要有百折不挠的意志,有脚踏实地的干劲,加上不断探索新的合理的方法,理想境界与自由王国的大门,就一定会打开的。

(《陕西中医学院学报》1983 年 4 月 1 日第 3 版)

77. 老年瘙痒莫大意

·乔富渠·

糖尿病:老年妇女,外阴顽固瘙痒,常常可能患了糖尿病,免疫机能降低,末梢神经受损或感染了白色念珠菌所致。另外,由于糖尿病时皮肤干燥,少许和糖尿病性周围神经病亦可引起全身性瘙痒。糖尿病性肾病肾功能不全之瘙痒是突出的,甚至为甲亢的主要表现,而甲亢的主要症状(诸如甲状腺肿大、心悸、手颤、眼球突出等)不明显而易被忽略,甲亢时皮肤温度增高,毛细血管扩张,高代谢状态及精神因素均可能与瘙痒的发生有关。

肝胆胰脏疾病:这些疾病对瘙痒症颇为常见,如有黄疸,瘙痒症状就更为多见,发生率高达 20% ~50% 。瘙痒的发生,几乎都同肝胆病胆汁潴留或肝外梗阻性黄疸有关。一些肝硬化病例,有时在黄疸出现 1 ~2 年前即表现有瘙痒症。

何杰金氏病(淋巴瘤):本病时瘙痒的总发生率高达 25% ,且主要见于老年患者和疾病的晚期。瘙痒常见于下半身,并常有皮肤呈鱼鳞状改变。瘙痒的程度往往同病情的轻重相平行,亦见有在本病特征表现之前 5 年即呈现顽固的瘙痒症。

慢性肾衰竭:老年人前列腺肥大、慢性前列腺炎十分常见,而该病往往易引起上行性肾脏损害,并进而导致慢性肾衰竭。而瘙痒症往往是老年人慢性肾衰竭的先兆,它可能同病人皮肤干燥、少汗以及尿毒症性周围性多发生性神经炎以及尿素钙盐刺激皮肤有关。

(《卫生报》1991 年 1 月 28 日)

78. 服药与药物配伍禁忌

· 乔富渠 ·

两种或两种以上的药物在病人体内相遇产生不良反应,可以使药效降低或失效,也可以使毒性增加,这些药就不能配伍应用,医药学中叫作配伍禁忌。现就一些配伍后可引起不良反应的药物,作一简单介绍。

(1)帕吉林(优降宁)、苯乙肼、马普兰、呋喃唑酮(痢他灵)、甲基苄肼不宜与苯丙胺、麻黄碱、去氧肾上腺素(新福林)、间羟胺(阿拉明)等配伍应用,因两者合用后可使肾上腺素神经元贮存的甲基肾上腺素大量释放,引起危及生命的高血压危象与心律失常。

(2)洋地黄类强心苷不宜同排钾利尿剂氢氯噻嗪(双氢克尿塞)、呋塞米(速尿)、依他尼酸(利尿酸)及糖皮质激素可的松、泼尼松(强的松)等配伍,因为有引起低血压心律失常的危险。洋地黄类强心苷不宜同含钙剂中药龙骨、牡蛎等矿石类中药伍用,因可使心脏对强心苷敏感性增强。

(3)氯丙嗪(冬眠灵)不宜同普萘洛尔(心得安)、氢氯噻嗪(双氢克尿塞)、呋塞米(速尿)等合用,因有引起严重低血压的危险。

(4)香豆素类(包括肝素),不宜同保泰松、水杨酸合用,以免加重出血。

(5)心得安、保泰松不宜合用,因可引起反应。

(6)链霉素、庆大霉素也不与呋塞米(速尿)合用,因易发生耳聋。当然,以上并非绝对的,必要时应在医生指导下应用。

(《科学普及》1980 年 1 月 25 日)

79. "十八反"未必反

·乔富渠·

"本草明言十八反,半楼贝蔹芨攻乌,藻戟遂芫俱战草,诸参辛芍叛藜芦"。这是 800 多年前宋金时名医张子和《儒门事亲》一书中编写的,迄今仍为学习中医者必须背诵的歌诀。

十八反是指中药配伍禁忌,会产生毒性或强烈的副作用。如古人所说"草石相反,力甚刀剑"(服参一两,入藜芦一钱,其功尽废)。十八反的药物并不止 18 种,如诸参包括人参、丹参、沙参、玄参、紫参、苦参 7 种,栝楼有栝楼仁、栝楼壳、天花粉,芍药有赤芍与白芍药,乌头有川乌头、草乌头等。

令人感兴趣的是,如李时珍所说:"古方多种用相恶、相反者。""《伤寒论》《金匮要略》《千金方》,相畏、相反者多并用。"从笔者所收集的资料看,"藻戟芫遂俱战草",古今已一一反其道而配伍应用,如甘草与甘遂配伍的甘遂半下汤(《伤寒论》)、二甘散(近人用于治疗疟疾),用甘草与芫花两药等量煎汤熏洗治疗冻疮、烧伤。甘草与海藻伍用更多,如海藻玉壶汤、内消瘰疬丸、通气散坚丸、王氏消瘰丸等,近人广泛应用两药配伍治疗"甲亢"、甲状腺肿、乳腺癌、颈淋巴结核、附睾结核、动脉硬化、高血压、秃发症等病症。关于"半楼贝蔹芨攻乌",如青州白丸子、冷哮丸、赤丸、黑退消等都是乌头与半夏配伍的例子,金露丸是贝母草乌同用的内服方,阳和解凝膏、万应膏亦是这方面的例子。至于"诸参辛芍叛藜芦",如藜芦内服 0.1 ~ 0.2 克就能引起剧烈呕吐,故近代已不入汤药。笔者统计某药书的 962 方中,用藜芦的只有一方(《儒门事亲》中的三圣散)。加之其与"诸参"药性悬殊,古今均极少伍用,足见此条配伍禁忌已缺少实际意义。不过也有伍用的,如肥油膏、藜芦膏等。

由上可见,十八反药物并非绝对不可用于临床。

从古今的十八反中药物配伍应用来看,"十八反"未必真的反。据国内外已进行的一些研究看,亦多未见不良反应。《中华人民共和国药典》1977 年版已未再书载甘草、海藻二药不可同用。笔者体会,古人总结的配伍禁忌即使成立,也多系指单味独用而言,如配伍成方,往往忌者不忌,故不必过于拘泥食古不化,而不敢越雷池一步。另外,我们还可以通过药物的配伍选择,改进炮制方法等办法,使配伍禁忌变为配伍相宜,使它们更好地为人类健康服务。成都中医药大学报告用"相反"的药物配伍治疑难杂症收到奇效。如此看来,"十八反"将成为历史上的东西了,正如中药泰斗叶橘泉教授 20 年前所预料的,"十八反均无科学根据,今日应考虑无保留之必要"。对此,目前国内外都在进一步研究中。

(《科学普及》1978)

（注:本文最早发表于《江西中医学院学报》1975 年第 4 期,本文略有增减）

80. 中西药联用有禁忌

·乔富渠·

中西药联用取长补短相得益彰,往往收到既优于单纯西药,又优于单纯中药的疗效,越来越受到广大医生与患者们的青睐。但值得注意的是,一些中西药联用却招致意想不到的不良反应。这里将常见的中西药联用易致的不良反应与中毒的药物予以介绍:

（1）麻黄(含麻黄碱)具有兴奋心肌 β 受体,加强心肌收缩力的作用,不宜与强心苷类药物(如洋地黄、西地兰、毒 K、地高辛等)、单胺氧化酶制剂(肾上腺素与去甲基肾上腺素)合用,合则易中毒。

（2）蟾酥、罗布麻及其制剂;含钙离子的中药石膏、牡蛎、珍珠母等,不宜与毛地黄强心药联用,因能增强后者的作用,易发生强心苷中毒。若患者伴有低钙血症,可酌情联用,但强心苷的用量应减少 1/3 ~ 2/3。

（3）桃仁、苦杏仁、白果、枇杷叶等含有氢氰甙的中药及其制剂:不能与麻醉剂、镇静药、止咳药等西药联用。

（4）朱砂安神丸不应与碘化钾、巴比妥合剂等同用,以免形成有毒的汞化合物(朱砂含有汞元素)。

（5）中药药酒不可与水合氯醛、降血糖药、血管扩张药、降压药、水杨酸类、氯丙嗪(冬眠灵)等联用。

（6）北五加皮、干蟾皮、福寿草、附子(乌头、荚竹桃叶等含强心苷物质),使用时勿与强心苷联用。另外,六神丸基本结构与强心苷相似,两者合用易引起强心苷中毒。

（7）中成药胃痛散、胃炎片、固肠丸等,均含有颠茄类生物碱,能使胃肠道蠕动减弱,从而增加洋地黄类强心苷的吸收,二者同用易引起后者中毒。天仙子、华山参、骨碎补及陈香白露片等中药亦多含有莨菪碱,也不宜与强心苷联用。

（8）最常应用的"国老"甘草,因能使心脑对强心苷类药物的敏感性增加,亦忌联用。

（《现代医药与保健》1999 年第 5 期）

81. 也谈高血压病的防治

·乔富渠·

高血压是危害人类健康与生命的常见病之一,在我国发病率日趋增高,据调查统计发病率已高达 11.88%,且至今尚无特效与根治办法,需靠药物长期维持应用。而健康的生活方式和合理地用药,以减少并发症,提高病人的生存率与生活质量至关重要。

(1)非药疗法:患了高血压病,应尽量避免用药,因目前所用药物都有这样或那样的毒副作用,故当今学者们推荐"改变生活方式疗法",是可取的上策。如适当劳动,体育锻炼,控制体重,减少盐的摄入(每天不超过 5 克),少或不饮酒,戒烟,保持心情舒畅,身心健康,注意劳逸结合,保持良好睡眠,多食蔬菜、水果与鱼及含钙多的食物等。

(2)中医疗法:中药一般作用温和,且多有调整人体阴阳气血平衡双相调节作用,血压高则降,血压低可升。目前市售的复方罗布麻片、牛黄降压丸、松龄血脉康胶囊等均可选用,亦可请中医师辨证施治。中药降压慢,但稳定持久,其缓解头痛、头晕、失眠、肢麻等疗效多优于西药。

(3)阶梯疗法:最早为世界卫生组织(WHO)于 1978 年推荐,1988 年又推出依据不同病情灵活选药阶梯疗法新方案,但此方案亦宜在上述一、二疗法的基础上应用。其用药原则是:从小剂量开始,先单一用药,再联合用药。具体方法:第一阶梯可选用利尿剂(氢氯噻嗪、呋塞米等)、β 受体阻滞剂(普秦洛尔、倍他乐克等)、钙拮抗剂(硝苯地平等)、血管紧张素转换酶抑制剂(卡托普利等)中任何一种;第二阶梯可选 2 种或增加剂量,或换另一种;第三种阶梯换 2 种药之一,可再加一味;第四阶梯或 3 种、4 种药联合应用。

(4)用药禁忌:利尿剂忌用于血黏度增高,易患血管阻塞(血栓、脑梗死等)的患者;普萘洛尔(心得安)忌用于心动过缓(心率低于 60 次/分)、房室传导阻滞、哮喘、糖尿病、高脂血症病人;血管紧张素转换酶抑制剂则易致肾衰加重、蛋白尿、血尿、严重心律失常、低血压等;硝苯地平(心痛定)易引起直立性低血压、头痛、水肿(踝部)等;复方降压片,易引起胃与十二指肠溃疡出血、精神抑郁、帕金森病、鼻塞、嗜睡等,目前已少用。

(5)降压有度:对于高血压类慢性病,治疗用药切勿操之过急,否则"欲速则不达",降压太快、太猛,不但无益,反而招害。如血压骤降,病状反重,且可引起血流变慢,诱发脑梗死、肾衰竭恶化等意外。

82. 急性肝炎的危候"黄肿眼"

· 乔富渠 ·

据最近一期日本《内科》杂志报道,日本岐阜大学第一内科教授、肝炎专家武藤泰敏发现,急性肝炎病人一旦出现"黄肿眼",多很凶险,它标志着病人有急性肝衰竭与脑水肿性急性重症肝炎(暴发型肝炎)。"黄肿眼"的外观为球结合膜呈黄色水肿,严重时膨出眼裂,使上下眼睑难以闭合,像去了壳的黑桃。其形成球结膜微血管渗出亢进与结膜囊泪液分泌过盛,以至于泪液潴留的结果。不过应当说明的是,此症虽凶,但非不可救治,亦有救活的病例。

(乔富渠译自日文《内科杂志》)

(《卫生报》1986 年 6 月 20 日第 31 期)

83. 高血压病人"八勿"

·乔富渠·

血压骤升是诱发心脑血管病急症与猝死(心肌梗死、脑中风)的危险因素,高血压病人尤其是中老年病人,为了防止意外猝死,必须时时刻刻记住"八勿"。

勿受寒:严寒季节是心脑血管急症的高发季节,尤其当气温骤变与受寒持续时间过久时。这是由于受寒时间持久时,收缩压可升高 10～20 毫米汞柱以上。这也是南方心脑血管病急症明显比北方少的原因。

勿暴怒:临床上经常遇到高血压病人于吵骂斗殴之后,麻将桌上输恼了突发心肌梗死与脑中风而猝死的。这是由于暴怒时收缩压可升高 20～80 毫米汞柱。所以,这些病人随时要注意"制怒"。

勿狂喜:俗语说:"乐极生悲"。经常遇到一些中老年高血压病人,由于极度狂喜,如打麻将中大把大把赢钱时,突然死于麻将桌下。这是由于突然极度狂喜时,收缩压亦可升高 20～80 毫米汞柱。

勿惊恐:中医学认为,"恐伤肾",而"肾主骨,骨通髓,髓通脑"。极度惊恐时血压骤升 20～80 毫米汞柱,可导致脑中风猝死。古今受惊吓猝死者并非少见,其中也不乏为脑卒中。

勿纵欲:房劳伤肾,男女性生活高潮时,双方收缩压可升高 30～50 毫米汞柱,极易导致心脑血管急症而猝死。据报载,自从"伟哥"应用以来,死于性交过程者已达 300 多人!

勿强屙:有高血压的中老年病人,要经常保持二便通畅,及时治疗便秘、前列腺肥大等疾病,以免用力排便持续时间过久时,血压上升 30～70 毫米汞柱,而致心脑血管意外急症。这些病人死在厕所里的例子屡有所闻。

勿暴饮:酒既是形成高血压的危险因素,又是诱发心脑血管病急症猝死的危险诱因,务必忌之。如当大量饮酒或纵酒无度时,血压可急剧升高 10～30 毫米汞柱。

勿负重:过度负重尤其是负重登楼梯往往酿成脑中风、心梗。

时刻记住以上"八勿",是预防高血压病人心脑血管急症猝死的重要保证,千万不可忽视。

84.孕妇喝酒怀"怪胎"

·乔富渠·

古人早就知道,孕妇饮酒对胎儿可造成严重的不良影响。

据国外学者对245例观察发现,患"胎儿性酒精症候群"的小儿主要有"怪胎"、畸形与异常表现:①智能低下;②共济(四肢协调)运动失调;③易激动与多动症;④小头畸形;⑤眼睑下垂,眼睑裂短小,眼斜视,近视,内眼角赘皮;⑥鼻短小而向上翘;⑦耳畸形,向后转位;⑧"狼咽"(口盖裂开),兔唇与小牙齿;⑨皮肤生血管瘤与多毛症;⑩鸡胸、多指、并指、甲畸形;⑪嘴唇畸形,尿道下裂,肾积水;⑫横膈疝、脐疝、腹股股疝;⑬种种先天性心脏病(房间隔与/或室间隔缺损,大血管畸形等);⑭出生时个子小,体重轻,有的只有2千克重。

目前医学家们认为,这种胎儿疾病的形成原因,主要是由于酒对孕妇身体的毒性,进而影响胎儿的正常发育。

(《卫生报》)

85.哭不出眼泪的"怪病"

·乔富渠·

这是一种怪病,叫作"干燥综合征",得这种病的人,虽然伤心想掉泪,但无泪水。

干燥综合征最早于1933年为瑞士眼科学家斯角金(Sjögren's)氏所记述,其临床表现有所谓三大特征:干燥性角膜结膜炎(眼干)、口腔干燥(因唾液腺——腮腺、颌下腺、舌下腺萎缩)及类风湿样关节痛等。发病时亦可见有干燥性鼻炎、肾脏损害、神经炎、脉管炎、脱发症、肝脾肿大、腮腺肿大、紫斑、硬皮症、皮肌炎、红斑性狼疮等。其中以"三干"(眼、口、鼻)最为突出,或三者中之一、之二、之三者均见。国外尚有记述在本病典型表现之前7~9年,即可表现有顽固性的发作性多关节痛。约有18.5%的病例开始先表现为腮腺肿大,时好时坏,经久不愈。

关于干燥综合征的病因,尚未完全明了。目前认为是一种自身免疫性疾病,因与身体免疫功能、内分泌腺、遗传因素等有关。值得注意的是,许多严重疾病,可产生干燥综合征,如类风湿关节炎、硬皮病、皮肤炎、红斑性狼疮、结节性动脉周围炎、慢性活动性肝炎(笔者曾在《陕西新医药》报告1例)、桥本氏甲状腺炎、肺纤维化症、更年期综合征等。国内对25例病人采用养阴生津中药治疗,初见成效。由于近年本病多见,故已开始引起医学家们的关注与研究,相信不久患者即会得到佳音。

(《陕西卫生报》1984 年 9 月 1 日)

86. 房事五忌

·乔富渠·

房事适宜,有益健康与长寿;纵欲无度,既损身体又折寿命。中医学认为,房事之忌至少有五:

醉饱:晋代陶弘景讲:"交接大禁醉饱,大忌也,损人百倍。"酒醉能引起性欲亢进,往往纵性施泄,久则男子精液衰少,阳痿不举,女子则月事衰微。如酒后受孕胎儿还可发生先天性疾病。饱饭后行房事则影响食物的消化吸收。

年老:《寿世保元》说:"年高之人,血气既弱,阳事辄盛,必慎而抑之,不可纵心恣意。"孙思邈亦主张:"六十者,闭精勿泄。若体力犹壮者,一月一泄。"青壮年虽血气旺盛,亦不可纵欲无度,以防"未老先衰"。

季节:中医学早有"秋冬固阳事","于夏必独宿"的记述,讲的是性生活节之有时。如有"冬夏二至阴阳交争之时,大损人耳"。即在季节变换之时慎行房事。在大风大雨,大寒大雪等气候剧变时,也不宜行房事。

情志:七情过激,情志失调,此时行房事易导致气血紊乱,有损身体。精神与体力过于疲劳时,亦不宜行房事,否则极易耗伤精力。

方药:《千金方》(唐代孙思邈著)提出"倍力行舟"(指靠药物促性欲)者,轻者"未老先衰",重者"精髓枯竭,惟向死近","极级填之"。《养生祛病》也讲:"服丹以快欲,肾水枯燥,心火如焚,五脏愈烈,大祸立至。"

为节制房事,必须收心养性。明代医家张景岳称此为固精之第一要务,认为心不断,则欲不止。要把精力放在事业上,"虽美色在前,不过悦目畅志而已",使"淫邪不能惑其心"。

(《卫生报》1994 年 8 月 13 日)

87. 失眠药茶

·乔富渠·

中国茶文化与饮茶治病历史悠久,源远流长。早在唐代就有"药疗百疾,茶治百病"之说。大凡失眠者都深知失眠之苦,常失眠者,不仅影响工作,更影响身体,日久体虚而短寿。伟大革命导师列宁曾说过,"不会休息的人,便不会工作"。足见充分与良好睡眠的重要性。对失眠者来说,多半有畏茶忌茶的错误倾向,尤其是睡前饮茶。其实,如饮茶得当,还可以治疗失眠症。这是由于药茶对调节大脑皮层功能有良好效用,一旦脑神经功能——兴奋与抑制调理至正常,则失眠症可消除。今向读者介绍几种治疗失眠的药茶。

龙眼茶:补血安神。适应于体质虚弱血虚、惊悸怔忡、失眠健忘、舌淡红苔白者。饮此茶还可防病延寿。处方:龙眼肉 5～10 个。放入大碗中蒸后取出,再放入开水中代茶饮。

柏子仁茶:功能为养心安神,润肠通便。适应于血虚心悸、失眠盗汗、老人肠燥便秘。处方:炒柏子仁 5 克。将本品炒出香味后,捣碎放入开水中当茶饮用。

茉莉花茶:理气化湿。主治脘腹胀痛,食欲减退,口苦口黏,舌苔白腻,心悸健忘,失眠多梦。处方:茉莉花、菖蒲各 6 克,乌龙茶 10 克,每日 1 剂,分 2～3 份,冲茶饮。

僵蚕茶:止咳嗽,化痰散结。主治痰涎壅肺、咳嗽失眠多梦。处方:上好茶叶、白僵蚕各 30 克,将上药共为细末,每次 6 克泡茶,睡眠前服用。

（《卫生报》1994 年 9 月 3 日第 3 版）

88. 延缓衰老有要诀

· 乔富渠 ·

调神:2000 多年前问世的《黄帝内经》强调指出:"喜伤心""怒伤肝""思伤脾""悲伤肺""恐伤肾"……有学者研究发现,人在嫉妒时体内产生的毒素,足以使一只小老鼠致死。不善于调理精神,致使自身"中毒"是衰老的重要因素。心情舒畅寿命长。

防疲:超负荷的身心运动,"寿命钟"拨转得太快,则寿终之日就会提前到来。此即俗语讲的"累死",脑细胞不会进行有丝分裂。避免"劳心"太过,是延缓衰老的重要措施。日本"过劳死"最多。

护肾:有人做过实验,即男女性交一次,其心率加速,呼吸增快,心血大动所消耗的能量,足以供给整套家用电器设备(包括空调、电扇、电冰箱、电视机、电灯……)昼夜能量的总耗。因此,保护肾精实属防止早衰的关键。

限食:"吃饭少一口,活到九十九"。贪食肥壮,恣食饱胀,超多的"废物堆积",细胞的空间被填塞,易于导致早衰。因此,有学者倡导"饥饿日"与脾胃的"星期天"。

运动:"流水不腐,户枢不蠹""生命在于运动"。适度的体育运动与锻炼以及体力劳动,是促进身体新陈代谢、延缓衰老的有效措施。

环境:要善于适应自然变化而调整生活,如夏季宜薄衣、淡食、多饮、乘凉等,冬季则宜厚被、肥食、热饮、取暖等,环境宜空气新鲜,干净卫生,视野所及,绿意盎然,一片生机。

(《陕西老年报》1994 年 8 月 29 日)

89. 衰老的病理实质与抗衰老方药

·乔富渠·

距今 2000 多年的《黄帝内经》讲:"七七天癸竭。"也就是讲,生殖机能(天癸)的衰退,标志衰老的到来,亦即老年人以肾虚为重要标志。据对 1075 例 60 岁以上老年人体型与体质关系调查分析发现,肥胖体型者阳虚(肾)、痰湿,瘀血体质最多;瘦削型者阴虚(肾)、阴阳两虚体质为多;壮实体型多属阴虚体质(阴虚内热);虚弱体型多属阳虚(气虚为主)及阴阳两虚体质。表明衰老的病理实质主要为肾虚。目前学者们一致认为,人之生、长、壮、老、死亡这一生命全历程,主要取决于肾之精气,生命的寿夭,也正在于肾中精气的盛衰存亡。而肾虚的主要原因,又有先天不足、情志失调、嗜烟饮酒、房劳过度、久病及肾损等多种。

现代研究发现,肾阳虚血浆环化腺苷(cAMP)降低,低于肝肾阴虚(老年该证 cAMP 亦低),性激素男性血清睾酮,女性雌二醇均显著降低,男女促肾上腺皮质激素、皮质醇、甲状腺素、心房肽、前列腺素、生长激素等皆降低。这些内分泌激素相当于中医学之肾精。有观察 12 例健康老年人周围混合白细胞糖皮质素(泼尼松一类)受体亦明显降低,而血浆过氧脂褐质,总胆固醇则显著增高,提示自由基与脂质代谢紊乱,抗自由基的超氧化物歧化酶降低,自由基增高与高脂血症为老年肾虚证的内在物质基础之一。另据研究,老年肾阳虚证(20 例)血清中锌的含量明显降低,比肾阴虚降低为显著。肾虚时血铬、铁及钙低而钼高。老年肾虚者反映免疫功能的免疫球蛋白 G(IgG)与玫瑰花结值(E—RFC)明显降低。肾阳虚时红细胞泵活性降低,三磷酸腺苷(ATP)分解产热作用减低,与中医学"阳虚则寒"学说一致。肾阳虚甲皱供血血管祥开放数目减少,管祥内血色浅红,血流速度减慢。

近年研究又发现,正(主要为肾)虚夹瘀是衰老的主要病理机制。发现老年人气滞血瘀甚为多见。而血瘀证的主要证候为:舌质紫暗、固定性疼痛、病理性肿块、肌肤甲错(皮肤粗厚而干燥)、出血后瘀血(中医学谓之"离经之血即瘀血")、血管异常(如硬化等)、月经色黑或有血块……其现代医学的病理实质为心血管系、中间代谢及机体免疫状态等方面的平衡失调。总之,目前学者们比较一致地认为脏腑(主要为肾等)虚损是衰老的主要原因,由虚致瘀,瘀又进一步促进虚,虚与瘀相互影响,加速衰老的进程,认为瘀是加速衰老的重要因素。

对老年肾虚夹瘀的治疗应以扶正补肾为主、祛邪(化瘀)为辅。中药应用卓有成效,但应当在辨证论治原则指导下进行,所用药品力求平稳有效,剂量宜小不宜大。对攻下峻剂是辛燥大热、毒性较大之品,均应慎用。延年益寿用药应在医生指导下进行,且忌盲目药补、滥用市场上的不少所谓"有病治病,无病健身"的药膳与形形色色的滋补品,以防不测发生,民间也早有所谓"药补不如食补"。目前已知具有防治老年病的中药有:黄精、枸杞、首乌、女贞子、墨旱莲、桑叶、芝麻、桑葚、豨莶草、菟丝子、地黄、人参、鹿茸等,抗衰老延年益寿的方剂中成药有八仙长寿丸、首乌延寿丹、七宝美冉丹、龟鹿二仙丹、还少丹、扶桑丸、豨莶丸、地黄丸等。上述补肾方药,大多具有改善内分泌功能,增强机体免疫力与(或)抗自由基等强身抗衰老效用。上边讲到正(肾)虚夹瘀是衰老产生的主要机制,而正虚又多兼瘀血,故宜伍用活血化瘀之品。有学者强调"活血有益肾之效,治肾必须活血。"又瘀与痰的产生病机相似,寒邪、热邪、气滞、气虚、血虚、久病皆可导致瘀,瘀可阻碍水道津液的输布而酿痰。痰可阻碍血液的运行而致瘀,故应瘀痰并治,再伍以化痰之品。老年病人死亡前的"勾命痰""瘀斑"的出现,亦表明祛痰化瘀在抗衰老中的重要性。

90. 阳痿的八大病因

·乔富渠·

近年来随着人们生活节奏紧张等原因,阳痿的发病率日趋升高。据权威文献记载,10%～35%的成年男子有程度不等的阳痿病证,而因阳痿四处求医精神十分痛苦者甚众。既往认为阳痿的原因大多属于精神心理性的与功能性的,但近年随着学者们对阳痿研究的深入,许多阳痿的原因属器质性的,即潜存有这样或那样的器质性疾病。造成阳痿的原因很多,这里概括归纳为"八大病因"。

(1)精神性:如处于工作负荷过度紧张状态、焦虑不安、抑郁、恐惧或有严重精神病与老年痴呆症等,如有器质性疾病,精神因素更易起作用。

(2)神经性:如大脑颞叶疾病与边缘系统疾病、垂体与耳咽管肿瘤(7%～19%并发阳痿)、下丘脑损害、脊髓疾病(如创伤)、多数性硬化、梅毒、腰椎病、自主神经受损(如盆腔手术)、糖尿病性神经损害等。

(3)内分泌:如甲亢病人中70%有性欲减退,56%有阳痿;甲低病人亦常见阳痿;皮质醇增多症病人(库欣氏病)70%有阳痿表现;有报告1011例阳痿病人中112例(11.07%)有高催乳素血症,而临床上阳痿常常是高催乳素血症的第一症状;其他如慢性肾上腺皮质功能减退(阿狄森氏病)与肢端肥大症等亦常见阳痿。

(4)代谢性:糖尿病人中约半数有阳痿,阳痿常常是中老年糖尿病的一个信号。血色病(一种罕见的先天性代谢缺陷病)病人也常见阳痿。肥胖症病人亦常见阳痿,可能与伴发高催乳素血症有关。

(5)血管性:如阴茎动脉硬化与静脉漏等易引起阳痿。由于动脉硬化致阴茎血流减少,常为中老年人阳痿的原因。据调查,阴茎海绵体静脉漏性阳痿占全部阳痿病人的60.71%,而有静脉漏者92.5%有阳痿。静脉漏形成的原因目前尚不清楚,可能与先天发育不良、静脉瓣膜老年退化、吸烟、创伤、海绵体白膜变薄不能压迫关闭与异常静脉及静脉交通枝存在等有关。

(6)慢性病:如心脏、肺、肾、肝等重要脏器慢性病以及恶性肿瘤病人。

(7)感染性:如病毒性腮腺炎引起的睾丸炎,其他如结核、麻风、梅毒等。

(8)药物性:如阿托品、巴比妥、氯丙嗪(冬眠灵)、西咪替丁、克罗丁、胍乙啶、利血平、氯氮(利眠宁)、甲基多巴、苯海拉明、异丙嗪(非那根)、普萘洛尔(心得安),以及饮酒、放射物质等。

其他如阴茎硬结、阴茎创伤等阴茎疾病与尿生殖道、前列腺疾病等。也有混合性原因者,如一组3867阳痿病例中,混合性病因居第1位(976例),内分泌病占第2位(576例),血管性占第3位(213例)。

(发表于西安协同医院网)

91. 阿司匹林能治出血热

·乔富渠·

最近,苏联《治疗学文献》和《临床医学》杂志先后报道,应用阿司匹林治疗300多例流行性出血热患者,收到了显著的疗效。用法是每次0.5克,1日3次,重病人每6小时1次,口服,疗程6日。早期(3~6病日)应用效果好。对有哮喘、溃疡病及出血性素质者忌用。一般于服后36~48小时中毒症状即改善,病人体温下降后,未见有病情增重者。这一报道否定了应用阿司匹林等解热镇痛剂加重病情的看法。目前认为,出血热病毒可激发对病毒有吸附力的血小板粘连－聚集作用。由于血小板的粘连－聚集作用,激活出一些导致血凝的物质,是形成弥漫性血管内凝血(DIC)的重要环节。而阿司匹林却有着抑制血小板的粘连－聚集作用。新近了解,阿司匹林抗血小板作用原理为抑制环氧化酶与前列腺素环内过氧化物、血栓恶烷的合成。而出血热病人,尤其是重病人,往往有DIC及由于DIC造成各个脏器的严重损害,甚至导致病人死亡。(我们最近应用阿司匹林治疗60多例出血热病人并初见成效。——笔者注)

(陕西省咸阳市科学技术协会计划生育办公室合编资料及北京《健康报》1981年2月20日第22期)

92. 中药里的"干扰素"

· 乔富渠 ·

干扰素、免疫球蛋白、巨噬细胞、淋巴细胞为身体免疫(病)能力的四大要素,而已知许多中草药具有一种或多种免疫物质(要素)。

诱生干扰素:黄芪、香菇、党参、白术、山药、灵芝、青黛、黄芩、黄连、首乌、巴戟、枸杞、人参、甘草、淫羊藿等。

促免疫球蛋白合成:黄芩、人参、肉桂、仙茅、菟丝子、锁阳、薏米、洋金花等。

增强巨噬细胞功能:黄芪、人参、党参、灵芝、白术、山药、淫羊藿、白花蛇舌草、青黛、黄连、黄芩、鱼腥草、金银花、大蒜、猪苓、海藻、洋金花等。

加速淋巴细胞转化:黄芪、人参、党参、灵芝、酸枣仁、蘑菇、银耳、旱莲草、黄精、枸杞、白芍、五味子、女贞子、桑寄生、当归、阿胶、首乌、桑葚、鸡血藤、蒲公英、地丁、柴胡、黄芩、黄连、金银花、漏芦、莪术、川芎、红花、王不留行等。

由上述可看出,许多中草药如黄芪、人参、党参、灵芝、黄连、黄芩、首乌、枸杞、淫羊藿、蘑菇、青黛等,同时具有两种或两种以上的免疫增强功能。

(《卫生报》1989 年 2 月 13 日)

93. 怎样早期发现肺结核

· 乔富渠 ·

依据笔者多年来的临床体会,早期发现肺结核病人仍然是防治肺结核的重要课题。对于一般医生尤其是厂矿、部队、农村的基层医生来说,详细的物理诊断仍旧是早期发现肺结核病人的重要步骤。现结合笔者临床经验并参考有关资料,就早期发现肺结核病的物理诊断作一专题讨论。

1)发热与脉搏

一般早期或轻症肺结核病人发热的特点是:①顽固:长期低热病人中 12% 有活动性肺结核,青少年者肺结核机会更多。②热度:多为微热与低热(38℃左右),也有不少病例仅为自觉发热,体温并不一定高,状如祖国医学之阴虚发热,如五心烦热,手、足心热,面颊、耳轮发热等。③时间:通常于午后发热,下午 4～8 时达高峰,夜里 10 时开始消退,早晚体温经常相差 1℃。也有每遇劳累后发热,且休息 30 分钟后仍不复常。一些妇女每于月经前发热。④氨基比林(匹拉米洞)退热试验(于发热前每隔 1 小时服 0.2 克,连给 4 次)有辅助诊断价值。另外,肺结核病人多呈相对速脉。有提出对于成人,如体温正常而脉搏超过 90 次/次(男)或 96 次/分(女),则多示有活动性肺结核。

2) 咳嗽与咯血

90% 以上的肺结核病人,都有程度不同的咳嗽。早期轻症病人咳嗽的特点是:①顽固:对连续咳嗽 4 周以上而一般情况良好的病人尤其是青少年患者,都应当想到肺结核的可能。②程度:多表现为轻和短暂发作性,且多为干咳。③时间:常见于早晚,如就寝时或早晨刚刚清醒时,而以短促阵咳发作(间隔不久)为特点。④病人常伴随以顽固性喉痒、声嘶现象,并常有反复"感冒"及顽固"感冒者"。90% ~95% 的病人,于咳嗽的同时,有不同程度的咯血。多为少许咯血或痰带血丝(常见于早晨之咯痰中)。

3) 盗汗与疼痛

盗汗(睡眠中出汗,国外文献称称夜汗)往往是肺结核病人的突出表现,其特点是:①时间:夜间刚入眠、睡眠中或清醒前,有发热的病人,盗汗更为明显。②部位:可以呈全身性,但多见于胸部、腋窝及头部。③状况:这种出汗多使病人感到难受,汗后有疲惫衰竭感。④顽固:如仅用一般中、西医止汗疗法,多无明显效果。另外,一些肺结核病人,常常诉说上胸部、上臂、肩胛区酸沉疼痛,并且顽固不退。

4) 面容与胸征

一些肺结核病人,尤其是青少年女子,常见有所谓的"结核面貌"(俗称"痨性病容"):面颊红晕,同其憔悴枯骨样面容的背景极不相称,如涂胭脂,午后更明显。往往眼球凹陷,巩膜呈明净的天蓝色。

一些病人胸部与病灶对应(透射)部位可见有毛细血管扩张、隆起(肌肉痉挛)、萎缩等,局部多有压痛,同侧锁骨上凹淋巴结可能肿大与疼痛。于肺俞穴可发现扁平或椭圆形压痛小结等,中府穴有压痛。安徽医学院许学受教授还提出找"痨痛点"法(在锁骨中线、腋前线、胸骨中线及旁线、脊柱中线与旁线,分别用食指在锁骨及第 1~4 前肋骨的上缘、下缘及背部第 1~5 胸椎水平各线上,均匀用力找压痛点,如出现感觉过敏难于忍受的疼痛,且向深处放射,即为"痨痛点"。"痨痛点"往往在病灶同侧。如疼痛剧,表明病情严重或呈进行性病变)及"痨舌"(舌之边缘呈黑色线状苔,病人多有潮热,显示有活动性肺结核)。

肺结核病人往往皮肤干燥,缺乏光泽,皮屑多。一些病人皮肤尤其是四肢伸侧,上臂、肩部外方皮肤、毛孔有角化(呈小棘苔藓)与色素沉着现象。

一些肺结核病人,尤其是青少年,常见有过敏反应症群:①结节性红斑:多见于小腿伸侧,出几个或多数皮肤发红,摸之有硬结、有压痛的豌豆或蚕豆样结节,一般半月至 2 个月,或更长一些时间,消退不溃破,且反复出现。②硬结节性红斑:多见于女性,常发生于小腿屈侧,类似结节性红斑,但色暗红,可以破溃而经久不愈。③疱疹性结膜炎:多见于结膜角膜边缘,呈充血性小结,并有放射状扩张的小血管,宛如小红星。④结核风湿症:表现以风湿性关节炎与关节痛,多见于四肢小关节,故苏联塔列耶夫院士称其为类风湿性关节炎的一种特殊类型,亦可见于四肢大关节,如肘、腕、膝、踝等。

祖国医学认为,痨症(肺结核相当于中医肺痨)主乎阴虚。有观察 500 例肺结核病人,属肺阴虚型达 80%,阳虚仅 7.8%,阴阳俱虚者占 12.2%。一般肺结核活动期多属阴虚型,静止期多属阳虚型。

5)叩诊与听诊

胸上部、肩胛间区为局限性固定性浊音区,对肺结核的诊断有一定意义。于上述区域听及咳嗽后仍不消失的局限性异常呼吸音(干、湿鸣音,捻发音),更有诊断意义。如有小中水泡音,尤其是肺门附近,则多示可能有空洞形成。有把第二、第三肋以上的这些异常呼吸音,列为肺核结的诊断指标之一。

严格地说,上述各种物理诊断资料,多属非特异性的。因此,在决定诊断时,必须加以综合分析,并应除外产生这些症候的其他原因,以及进一步询问家族结核史、治疗反应史、血沉检查、X 线检查、PPD 试验、痰菌检查等(参考文献略)。值得注意的是,近年器械检查有了很大发展(如 CT、MRI……),但肺结核的误诊率却比 20 世纪 50 年代还高,提示忽略理学检查带来的失误(据《健康报》)。

(《长城医讯》1981 年第 1 期)

94. "不通则病"简论

·乔富渠·

疾病("病"),一般认为是"在一定致病因素作用下,人体机制异常,或脏腑受到实质性损害致机体阴阳失调,反映出病理演变的过程"[1]。笔者在新著《中医学新论》[2]第 2 编"热病新探"中提出"不通则热"的病机。诸如试论"不通则热"与"顽固高热用'化'法[3]""化阻退热方'的临床应用与'不通则热'学说理论探讨"[4]等。今结合笔者 59 年来的临床实践与有关中西医学理论,提出"不通则病"的新观点,并予以简略讨论。

1)从头到脚看"不通则病"

(1)脉络如头颅部的缺血性与出血性脑中风,二者皆同脉络瘀阻有关。清代王清任认为气虚血瘀为其发病的重要病机,活血化瘀、疏通脉络为其重要治法,并创用迄今仍卓有疗效的补阳还五汤、通窍活血汤、血府逐瘀汤等[5]。腔隙性脑梗死(腔梗)常是突发性耳鸣与耳聋的成因,而视网膜脉络膜血管梗死与栓塞则引致暴盲,此即中医学理论"耳得血而聪""目得血而视"的缘故。上腔静脉阻塞综合征则表现为头、面、胸肿胀,颈静脉的怒张,肝、颈静脉回流阳性等,一旦梗阻原因应用中西医方法解除,则上述诸症全消。再如门静脉高压、肝硬化、Budd-chiad 综合征等引起的"蟒蛇缠身"与"海蜇头"(形容腹背及脐部的高度静脉曲张)。下肢静脉瘀阻性静脉瘤、血栓栓塞性静脉炎、动脉血栓闭塞性脉管炎(Buerger's 病)、淋巴管阻塞性象皮腿(血丝虫病、慢性丹毒、乳腺术后上肢淋巴管阻塞性肿胖等)……皆属脉络不通则病范畴。

(2)管腔睑板腺管阻塞为睑板腺囊肿(霰粒肿)的重要基础因素,鼻泪管阻塞则致流泪症,虹膜(炎等症)阻塞房角挡住房水的出路,引起眼压升高可致闭角型青光眼,鼻中隔偏曲、鼻甲充血肥大、鼻道不通畅,常引起副鼻窦炎;耵聍阻塞引起的耳痛、耳鸣、耳聋,牙缝夹入菜屑、饭粒引起的剧烈牙痛;肺部的大小气道梗阻不通,诸如肺气肿、哮喘、支扩、纤毛失动综合征、囊状纤维化则为阻塞性肺疾病的病理基础。而肺弥漫性空变(肺气肿、气胸)、实变(尘肺、纤维化或二者兼有),则为肺心病的病理基础;胆绞痛、肾绞痛、肠绞痛等分别以胆总管、输尿管、肠管的痉挛梗阻不通为前提,亦处处彰显"不通则病"。

"不通则病"的例证不胜枚举,限于篇幅,不再一一列举。

2)六腑五脏皆"以通为用"

(1)六腑:包括"胆、胃、大肠、小肠、膀胱、三焦"。腑一般指胸腹腔中那些中空有腔的器官,具有受纳、传输、转化水谷的动能。所谓"转化物而不藏"[6],"六腑"既分工又密切配合。饮食入胃,经胃的腐熟成为食糜下降于小肠,经小肠进一步消化,并分清泌浊,清者精微通过脾的转输以营养全身,浊者为糟粕,进入大肠经大肠的燥化作用变为粪,由肛门排出体外;无用的水液渗入膀胱,经膀胱的气化作用,变为尿液排出体外。此外,还有肝胆的疏泄,三焦的敷布元气、疏通水道等作用的协调。由于六腑转化水谷,需要不断地受纳、消化、传导和排泄,虚实更替,宜通不宜滞。所谓"六腑""以通为用,腑虚以通为补"等论点[7]。

(2)"五脏":即心、肝、脾、肺、肾。而祖国医学早有脏气五郁(即五脏之郁)学说,而狭义的郁证即指"气血阻滞""郁而不通",亦即五脏亦"以通为用"[8]。当代医家更是明确提出"五脏皆以通为用"[9]。作者从五脏病证治疗方面探讨,指出"以通为用"并不独言六腑,也适于五脏。如心主血脉,必须心气充沛,脉道通利,血液才能在脉中环流不息,营养全身。心气不足,或因寒凝、热结、痰阻、瘀血而致脉道不通引起疾病,治宜通法能获得较好疗效。肺主气,主宣发肃降,通调水道。其病,总以肃肺、通调水道、化瘀、通利肺络为治则。脾主运化,脾气健运,则津液和调。脾失健运则聚为痰饮,主当温运脾阳通利小便。肝主疏泄,肝气通达,则气机通畅;肝气郁结,久则血瘀水结,痞块症积,治以解郁,以通气机,总不出通法。肾主水液,藏精,肾中精气不足,气化失司,可致痰饮,水肿,小便不利,治宜疏其水邪,通其郁闭。以上五脏病证治之通法,含义甚广,远非苦寒所能概括。可见五脏在生理上亦以通为和,在病理上不通为逆,治疗上以通为用。

综上所述,显而易见,"不通则病"有着何等的普遍意义。

以上简短的论述是否足以表明,"不通则病"为众多甚至全部疾病发生发展过程中的重要病机之一,在某种程度上为带有普遍性的重要病机之一,十分值得重视。大家知道,辨证论治为中医治法中最具特色的治法,而辨证论治实质上则为辨"机"(病机)论治。因为,中医学所谓的证("候")则为疾病演变过程中的不同阶段或不同类型,病理本质的反映,证应是辨析的核心。既然"不通则病"的病机广泛存在于众多疾病的病理过程中,显而易见,重视"不通则病"的病机,辨析不同的"不通"病机,进而探讨相应的适宜的"通法",必将不断开创中医治病更加广阔的新天地。

参考文献

[1]聂惠民.《伤寒论》病、证、症的结构与临床意义[J].中国医药学报,1996,11(4):4 -6.

[2]乔富渠.中医学新论[M].西安:陕西科学技术出版社,2009:102-209.

[3]乔富渠.顽固高热用"化"法[J].中医杂志,1991,36(8):8.

[4]乔富渠."化阻退热"的临床应用与"不通则热"新理论的探讨[J].现代中医,1993,10(1):32-35.

[5]孙屏甍.《医林改错》之中风论的探讨[J].中医文献杂志,1998,47:4-8.

[6]中医研究院,广东中医学院.中医名词术语选释[M].第2版.北京:人民卫生出版社,1980:18.

[7]杨医亚.中医学[M].第2版.北京:人民卫生出版社1984:31。

[8]张博生.祖国医学对郁证的认识[J].长春中医学院学报,1996,12(1):7-8.

[9]高永川.五脏皆以通为用[J].四川中医,1989,7(7)3-4.

95.切莫滥用抗生素

·乔富渠　刘惠霞·

最近,国家出台的限制抗生素应用法规是十分必要的,因为当今滥用抗生素的情况十分严重。据世界卫生组织调查显示,中国住院患者抗生素药物使用高达80%,其中广谱抗生素和联合使用两种以上抗生素的占58%,远远高于30%的国际水平。专家建议,国家应当建立抗生素储备制度,严格限制其使用,以备严重状况下应用。

我国专家指出,滥用抗生素有可能导致冠状病毒变异。哈尔滨医科大学校长、药理教研室主任杨宝峰提醒,近来在世界范围内发生的非典疫情,再次敲响了人类滥用抗生素的警钟。杨宝峰介绍,虽然尚无确切流行病学证据证实,此次感染人类的冠状病毒是由于人类滥用抗生素造成病毒基因变异的结果,但目前人类滥用抗生素的现象及其造成的危害间接提示了这种可能性的存在。

当今,流行病学专家正在积极调查冠状病毒变种的原因,预见并高度重视滥用抗生素的危害对于我国抗击非典具有重要意义。他们认为,在防治非典的过程中,应在保证安全有效的前提下,开发研制和合理应用抗非典药物,避免由于人为因素造成新的耐药性产生,以致新的感染性疾病流行。下边简要介绍几种常用抗生素的毒副作用。

(1)头孢菌素类:约 50 多种。毒副作用:①注射部位:痛、硬结、静脉炎。②暂时性中性粒细胞缺乏症与血小板减少。③肝肾功能损害、溶血性贫血、溶血性黄疸、少尿、蛋白尿、ALT 与 ALP 升高,药热、惊厥、昏迷:常用药为头孢曲松(菌必治)、头孢Ⅲ、罗士芬。预防:①问过敏史、过敏试验;对青霉素过敏慎用或不用(孕妇对青霉素易过敏,妊娠 6 个月以下勿用),药物变黄不可用,药物有特殊禁忌详细看说明书。②用药期禁酒,不可与速尿剂为伍,与氨茶碱、维生素 B_2 配伍变色,效用降低。

(2)大环内脂类:有红霉素、白霉素、麦迪霉素、螺旋霉素、交沙霉素、阿奇霉素等。毒副作用:①消化道刺激。②白细胞及嗜酸白细胞升高。③静脉疼与静脉炎。④与氯、林可霉素拮抗。⑤过敏性皮炎、荨麻疹。⑥肝损害。

(3)氨基糖苷类:有链霉素、双氢链霉素、庆大霉素、丁胺卡那霉素、丙卡那霉素、妥布霉素、小诺米星(小诺霉素)、阿米卡星、壮(大)观霉素、大观霉素(淋必治)等多种。毒副作用:①耳毒、前庭(眩晕、共济失调、损害听神经)致耳鸣,甚至终生耳聋。②肾损:尿毒症(细小性蛋白尿管型)。③皮疹。④过敏性休克。⑤周围神经炎、重症肌无力。⑥哮喘禁用;小诺毒素勿与右旋糖苷、依他尼酸(利尿酸)、呋塞米(速尿)合用。

(4)四环素类:四环素、金霉素、土霉素、多西环素(强力霉素)等有 10 多种。毒副作用:①胃肠道:厌食、恶心、吐、泻、口炎、肌肉痉挛。②颅压升高。③对光过敏。④肝损:婴幼儿尤为严重。⑤肾衰(加速尿更重,红斑狼疮勿用)。

(5)抗真菌:20 多种,如酮康唑、氟康唑、伊曲康唑等。毒副作用:①消化道反应:如肝损害。②抗凝、溶血。③肾损害。④造血功能受抑制。

96. 春夏警惕川崎病

·乔富渠·

川崎病又名"川崎综合征""皮肤黏膜淋巴结综合征""急性皮肤黏膜淋巴结冠状动脉综合征"……婴幼儿高发,可见于 2~5 岁婴幼儿,尤以 1~2 岁最为多见,青少年亦可见到。男孩明显多于女孩。

本病高发于亚洲地区,如日本、朝鲜半岛及中国,欧美亦屡有报道。在我国近年发病率有增高趋势。本病病因尚不清楚,推断可能与病原微生物尤其是与病毒感染有关,并且由于不少病例临床表现不典型而常常被误诊误治。

本病主要表现为急性持续高热,眼结膜充血发红("小白兔眼"),口腔溃疡,颈淋巴结肿大,全身发疹,口唇发红("樱桃红"),掌跖特别是指趾腹部发红与脱皮,部分病儿还表现有间歇性腹痛和多发对称性关节炎。本病病程多 2~4 周,有长达 12 周者。其基本病理变化为全身性中小型动脉炎,特别是威胁病人生命的心脏冠状动脉炎与冠状动脉瘤,冠状动脉病发病率高达 20%~50%。本病病死率可达 2%,且往往呈猝死。

川崎病可见于一年四季,但春、夏季发病率最高。由于广大群众甚至不少医生对本病不十分熟悉,加之不少患者临床表现不甚典型,往往因延误诊断而不能及时与合理地治疗招致不测发生。为了提高广大群众以及基层医生对本病的早期发现率,特此简要介绍川崎病的诊断要点与诊断标准。

诊断要点:①多见于 5 岁以下小儿。②急起顽固高热伴结膜炎与咽峡炎、杨梅舌、肢端水肿与脱皮。③淋巴结肿大显著疼痛(笔者见潼关患儿仅见于颈侧)。④多发对称性关节炎。⑤皮肤黏膜损害(潼关患儿缺如此征)。⑥30%~50% 有冠状动脉炎(血栓与动脉瘤形成)。⑦心电图示冠状动脉病变(详见乔富渠编著的《全科诊病手册》一书,陕西科学技术出版社 2012 版)。

诊断标准:凡是具备以下主要症状中 5 项以上的即可诊断。

(1)主要症状:①原因不明的发热维持 5 天以上者。②四肢末梢的变化:急性期手足的硬性浮肿,掌跖或指端有红斑;恢复期甲床的皮肤移行部的膜样脱屑。③可形成水泡、痂皮的不典型皮疹(躯干部为多)。④双眼球结膜充血(有时为一过性)。⑤口唇口腔所见:口唇潮红、杨梅舌、口咽部黏膜的弥漫性充血。⑥急性期有非化脓性颈部淋巴结肿大(有时为一过性)。

(2)次要症状(有时可见的症状或检查):①心血管系:心电图的改变为 PQ、QT 间期延长,低电压倾向,ST 段与 T 波上的改变,心律失常;听诊异常,心率快,心杂音,心音减弱,奔马律。②消化系:腹泻、呕吐、腹痛。③尿改变:尿蛋白、尿沉渣中白细胞增多。④血液:a. 伴有白细胞增多。b. 有时可见的症状或检查。⑤呼吸系:咳嗽、流鼻涕。⑥关节:疼痛、肿痛。⑦其他:a. 脑膜刺激症状,脑脊液单核细胞、蛋白等增加。b. 轻度黄疸或血清 ALT(谷丙转氨酶)值增高。c. 胆囊肿大。(备注:①本病的性别比为 1.5∶1,男儿多见;多年龄分布多在 4 岁以下占 80%,死亡率为 1%~2%。②复发率为 2% 左右。③心电图所见为心肌、心包炎样或缺血性改变。尸检病例几乎全部可见冠状动脉瘤和血栓性闭塞与心肌炎。④有时本病经过后可发生心肌梗死样症状和二尖瓣关闭不全。⑤符合此诊断标准的病尚可伴有败血症、青年性风湿性关节炎移行的病例及结节性动脉周围炎与病理诊断。)

对本病目前尚无特效疗法,但早期应用阿司匹林口服、皮质激素、静注免疫调整剂丙种球蛋白等有良效。笔者配合中药解毒清热,活血化瘀,调整免疫治疗效果更佳。从中医学角度看,本病初期常表现以风热郁表,治以解毒清热,用银翘散加减治疗;高危(极)期则多呈热毒炽盛,治以败毒退热,用清瘟败毒饮加减治疗;恢复早期多表现以阴虚邪恋,治以养阴清热,用竹叶石膏汤化裁;恢复后期则表现以气阴两伤,即现代医学所谓的"感染后无力症候群",治宜益气养阴,用生脉散加味;并发冠状动脉炎与血栓、动脉瘤,则多呈心血瘀阻性胸痹,治宜化瘀通脉,可用桃红四物汤和栝楼薤白半夏汤加减治疗。

(《咸阳日报》2013 年 5 月 29 日)

97. 长期高烧淋巴大,乔老中医倒悬拉

·乔富渠·

2012 年 7 月初,乔老医生接诊一位从某大学医院中途出院,慕名来求诊的患者。这个女孩告诉乔医生说自己反复高烧已 3 个月,曾到数家大医院看过病,还抽骨髓,至今诊断不明,高烧不退,痛苦万分。听说乔老医生善治热病,是陕西知名的"热病专家",于是将她热病诊治的希望寄托在乔老医生的身上。

乔老中医接诊这位青年姑娘后,像首诊其他疑难证病人一样,耐心详细地听了姑娘的叙述后,又仔细地逐页看了她带来的住院病历与各种检查单据,再对这位姑娘进行了系统的检查,发现姑娘全身淋巴结(颈、腋、腹股沟……)都明显肿大,但无明显压痛,当即凭自己的经验告知姑娘,她患的是比较典型的霍奇金病(旧称何杰金病)。它是淋巴瘤的一种类型,可引起周期性发热。

根据乔老医生提出的"不通则热"学说,为这位姑娘开出"化阻退热方":红藤 30 克,麻黄 6 克,丹参 20 克,大黄 15 克,芸硝 19 克,浙贝 12 克,栝楼 15 克,天花粉 30 克,陈皮 10 克,焦三仙各 10 克(乔富渠"化阻退热方"的临床应用与"不通则热"新理论的探讨,详见乔富渠著《中医学新论》)。

6 剂后,第二诊时,姑娘笑逐颜开地讲:"乔老医真正是'神医',几个月的发高烧竟退了个干净!"并说她要去内蒙古出差,让乔医生再开 10 剂,她非常担心高烧复发。1 个月后,姑娘又来了,激动地讲:"我的高烧未复发,北京协和医院检查后也认为是霍奇金病,您太高明了……"

据乔富渠介绍,霍奇金病的发热往往呈周期性,让她不要轻易中断治疗,建议加用抗淋巴瘤的西药。同时简要讲述了该病的一些特点:

(1)多起病于青少年。笔者曾见咸阳市秦都区 8 岁男孩患此病。

(2)60% ~70% 见有颈淋巴结肿大,亦见于腋下与腹股沟(鼠蹊部淋巴结、

纵隔淋巴结也可受累,本例均有)。

(3)本病淋巴无痛(既无自觉痛,也无触压痛),饮酒后患者淋巴结可有疼痛,淋巴结呈硬橡皮感。

(4)25%的病人(如本例)可见有全身性症状,如发热、盗汗、消瘦、瘙痒、嗜睡等。发热呈周期性,每个周期一般为 15～28 日,体温正常或低热较为少见。

(5)少见有肝、脾肿大,贫血与恶病质状态。化验显示血沉(ESR)增速,血红蛋白降低,则提示预后不良。

(6)诊断本病主要依据淋巴活检与检见 R－d 细胞。该病的临床为四期:Ⅰ期:病变局限于一个区域淋巴结肿大。Ⅱ期:可见于横膈一侧两个与多个区域淋巴结受累。Ⅲ期:横膈两侧淋巴结均受侵。Ⅳ期:波及肝脏及骨髓、脾。

(7)预后:5 年治愈率Ⅰ期达 95%,而Ⅳ期则低于 40%

目前对本病的治疗方法主要是化疗与放疗。中医药治疗亦有一定疗效,可作为本病的辅助治疗。

(《会诊奇遇记》陕西科学技术出版社 2014 年)

98.中老年带状疱疹莫轻看

·乔富渠·

带状疱疹俗称缠腰火丹,又叫蛇练疮,是由于感染水痘－带状疱疹病毒引起的。其症状很特殊,表现为一簇簇、一堆堆小水疱,开始虽为红斑但灼痛难忍,常沿着周围神经分布,如三叉神经、耳神经、肋间神经,其中绝大多数见于肋间神经,且多为一侧。由于其沿神经分布,故异常疼痛,难以忍受,疼痛可见于皮疹出现之前、出疹中,或疹退以后,甚至皮疹消退后数月数年仍然疼痛。老年人多见此症。

一般来讲,带状疱疹是小毛病,通常 10 天左右即可痊愈,不必担忧。但值得注意的是,要是中老年人得了带状疱疹,千万不可掉以轻心。因为它常标志着体内有严重恶性疾患,尤其是血液系统方面的恶性疾患,癌肿、白血病等。25%的老年本病患者可伴有淋巴瘤病。并且带状疱疹越重,病情越凶险,如合并脑炎病死率甚高。所以凡患带状疱疹的中老年病人,必须住院医治,以便及早查明病情,以防不测。

(《陕西科技报》1988 年 5 月 22 日第 4 版)

99. 核酸何以能抗衰老

· 乔富渠 ·

日本某医学博士讲:"与人体缺乏核酸有密切关系的疾病有心脑血管病、糖尿病、消化系统疾病、神经系统疾病以及老化等。老化也是一种疾病,叫作细胞代谢不能病。"即衰老也是一种疾病。近年发现,核酸为抗衰老的灵丹妙药,这是由于核酸具有以下神奇的作用:

(1)能预防高血压与动脉硬化:核酸中所含的腺苷具有降压作用,而高核酸饮食能促进三磷酸腺苷(ATP)合成,抑制胆固醇的合成。当核酸不足时,则使血液中的植物油或鱼油变成黏稠的动物脂肪。核酸的分解成分腺苷又具有扩张脑血管的效用。

(2)可提高基础代谢而减肥:核酸一方面能使细胞的分裂与功能旺盛,提高基础代谢量,消耗热量大;另一方面还有抑制糖分分解酶作用,延迟糖分的吸收,故而可以减肥。

(3)防止皮肤老化与白发、脱发:核酸不足时细胞更新速度迟缓,表皮变薄、松弛,皮肤有斑点,皮肤表面凹凸不平,肌肤干燥起皱纹。而摄取核酸则可以防止上述老化现象,预防白发、脱发。

(4)其他作用:核酸尚能预防肝病如脂肪肝,改善便秘与腹泻状态及贫血,增进性欲与勃起能力,防治糖尿病(尤其是 2 型),抑制癌细胞,使细胞"返老还童"。

科学研究表明,人类疾病的产生,直接或间接与基因受损有关。疾病是体内细胞变异表象,细胞变异又是细胞核内基因受损的表象,而基因是核酸的集合体,核酸既是基因的原材料,又是基因的营养源,就像人每天都要吃饭一样,核酸就是基因的"饭"!

(《卫生报》)

100. 尿毒症的克星——冬虫夏草

· 乔富渠 ·

冬虫夏草(虫草)为麦角菌科植物冬虫夏草菌的干燥子座和寄生幼虫尸体。该菌寄生在鳞翅目某些昆虫的幼体中,冬季时,吸取虫体养料,幼虫因而枯死;夏天此菌穿出虫体头部,生出棒状菌座而成草,故而得名。冬虫夏草是一味家喻户晓的名贵中药,为强壮剂,是具有"益肺肾,补精髓"作用的"至灵之品也"(《本草问答》)。

近年来冬虫夏草广泛应用于慢性肾病与慢性肾衰竭(尿毒症),对尿毒症患者是"起死回生"的灵丹妙药。目前药市药店里治疗慢性肾病与尿毒症的名药如至灵丹、百令胶囊、金水宝,以及笔者研制的"尿毒宝"(2012 年获陕西省 2 级科研成果奖)等都以冬虫夏草为主药。据国内 ·组用冬虫夏草制剂为主治疗的 117 例尿毒症患者,临床症状、肾功能都有好转,肾功能恶化速度减慢,总好转率为 70%,稳定率在 10% 以上。另有报道,每日用冬虫夏草 4～6 克,煎汤连渣服用,治疗 18 例尿毒症病人,不仅肾功好转率高,并且贫血(尿毒症严重多同贫血呈正相关)也有明显改善,细胞免疫功能的显著提高。我院应用的以冬虫夏草为主药的"尿毒宝胶囊"(为笔者研制),肾功与贫血的改善亦十分显著。有关冬虫夏草与冬虫夏草制剂治疗尿毒症卓有成效的报道尚多,限于篇幅,此不赘述。

归纳各地的临床与实践研究资料,冬虫夏草对尿毒症的治疗作用,可能通过以下机制:①刺激骨髓造血,具有调节机体白细胞,升高血小板、血红蛋白,改善贫血的作用;②诱发 B 淋巴细胞的增殖,调节 B 淋巴细胞的应答反应,激活单核－吞噬细胞系统,从而增强机体的免疫功能;③增加肾必需氨基酸,提高血浆蛋白的质与量,抑制骨骼肌肉蛋白的分解,促进肝脏和肌肉组织蛋白的合成,从而降低尿毒症时的氮质潴留;④纠正高脂血症、降低血清胆固醇,从而减轻尿毒症病人的并发症;⑤稳定肾小管上皮细胞溶酶体膜,延缓溶酶体的破裂,从而对肾脏具体有保护作用,减轻肾组织的损伤;⑥改善肾脏的代谢及转运功能,有利于肾受损伤细胞的修复;⑦减少肾组织乳酸脱氢酶等酶的释放,保护细胞 Na^+－K^+－ATP 酶,避免肾小管上皮细胞遭受毒物的损伤等。

据笔者所悉,目前全国各地都在更加广泛深入地观察冬虫夏草的疗效,探讨冬虫夏草的作用机制,改革冬虫夏草的剂型,研究冬虫夏草的最佳适应证、用药剂量与疗程、用药途径……可以预料,冬虫夏草作为治疗尿毒症的一种仙丹新药的问世,必将漂洋过海,为人类作出更大贡献!

(《卫生报》1998 年 1 月 17 日)

101. 宝宝为啥哭

· 乔富渠　李宽厚 ·

唐代医药学大师孙思邈曾说:"宁治十妇人,莫治一小儿。"小儿中尤其是不会说话的婴幼儿的病最难诊断,中医称小儿科为"哑科"。殊不知婴幼儿的"啼哭"正是其表达自己要求与痛苦的"特殊语言",小生命的开始,正是以"哭"宣告的。分娩出的啼哭实为肺组织的一种本能反应,借以使肺组织迅速膨胀,建立肺呼吸,并非表达情绪与身体的改变。而及时理解小儿的"哭意"通晓"哑科"的"特殊语言",不仅对医护人员是重要的,对一般妇幼机构的工作人员,对婴幼儿的父母以及其他看护者同样是重要的。

婴幼儿啼哭的常见原因：

1）生理性啼哭

（1）共同特点：哭声洪亮而婉转，啼哭时面色红润伴有泪液，有节奏，初起时哭声不太紧迫，渐而哭声加剧。小儿体温正常，指纹淡红鲜明。经大人抱哄，多能很快告终。

（2）常见原因：①饥饿：啼哭时往往有吮指、啃拳动作，哺喂后哭声立即停止。②欲求：有的小孩有成人抱的习惯，衣着过紧，或粗硬有皱褶，过热、过冷，尿布潮湿，离开了亲人，环境条件改变等，均会引起婴幼儿表示要求的啼哭。③惊吓：哭喊时有惊恐面色。

2）病理性啼哭

（1）共同特点：哭声尖锐刺耳，节奏不规律，常伴烦躁不安、头背后仰甚或面色苍白，使之抱持困难。也有持续哭啼而致嘶哑无力者。

（2）常见原因：①消化系统疾病：吮乳时啼哭或每食即哭，多为"口腔炎"。各种急性肠道感染或消化不良可因肠痉挛而啼哭，哭声尖锐而高，忽缓忽急，或阵阵发作，或伴腰腹伸缩，手脚不停蹬踢，肠套叠及嵌顿疝常引起突然嚎叫，烦躁不安，手足乱动，并伴有脸色苍白、四肢发凉。肠套叠患儿多见于 4～10 个月的肥胖婴儿，还可伴有果酱似大便。肠蛔虫症可因脐周围阵发性疼痛，引起小儿阵发性剧烈打滚。蛲虫症引起的哭闹均在夜间发作，伴有肛门瘙痒，睡眠不安。②呼吸系统疾病：急性喉炎和扁桃体过大可出现犬吠样哭声。重症肺炎合并心力衰竭时哭声往往是喘一声哭一声，近似呻吟；若哺乳时耳部贴近母亲就啼哭或哭时摇头可能是耳道疖肿或中耳炎疼痛所致。③神经系统疾病：新生儿颅内出血，有时可引起尖叫，哭声音调高，发声急，消失也快，可伴有拒乳、易惊、跳动。患有脑膜炎、脑脓肿时，哭声尖锐刺耳，并伴有发热（未成熟儿有时体温可不升），拒乳，呕吐，烦躁，嗜睡，惊厥或反复窒息等症状，抬颈时常有哭闹。④皮肤病人：如腋下和大腿根部糜烂、臀红、痱子、湿疹、虫咬或被针刺痛等原因引起的啼哭，常是持续性的，并有烦躁，而一般情况良好。

遇到小儿啼哭时不要惊慌，应仔细观察其特点，分析其原因。要防止呼吸道阻塞窒息、外伤、呕吐及其他意外情况发生。如小儿啼哭持续不缓解，尤其是疑似病理性啼哭时，应及时找儿科医生检查。

（《科学普及》1982 年 6 月 25）

102. 节日话饮食

·乔富渠·

春节快到了,当欢度节日之际,适当地改善生活是有必要的,但一定要注意节日的饮食卫生。那么,节日饮食究竟应当注意些什么呢?

(1)食不宜过饱。人常说:"食饱损胃,过食伤身"是有一定道理的。人体胃肠的消化能力是有一定限度的,节日油腻食物比较丰富,如吃得过饱,加重了胃肠负担,会产生胀、痛、吐等症状。或因过量饮料冲淡胃液,降低胃酸杀菌能力,如遇不清洁的食物,就会使病菌繁殖,引起吐、泻、痛的胃肠炎。因此,食宜八成饱,特别在晚上不要吃得过量、过晚。

(2)吃肉定要防病。据悉,近年全省各地多次发生吃肉引起的食物中毒,如陕西省临潼工人疗养院曾因有人吃腊羊肉,引起副凝血弧菌(嗜盐菌)食物中毒;陕西中医学院曾因有人吃肉饺子,引起大肠杆菌食物中毒;长武及本市曾有人因吃死马肉引起鼠伤寒沙门氏菌食物中毒;榆林县曾因有人吃库存的猪肉引起甲状腺素中毒。节日时肉多又杂,不能不防"病从口入"。吃肉之所以引起中毒,一是肉内污染了细菌及其毒素,最常见的有沙门氏菌、副凝血弧菌、葡萄球菌、变形杆菌、肉毒杆菌、副大肠杆菌等;二是肉里常有内分泌腺素,如甲状腺素、肾上腺素等可致病;三是肉里时有如河豚毒素等;四是米星猪肉食用后,易得猪囊虫病。因此,节日前应注意不采购腐败变质的肉食,烹调后的肉、鱼不宜在室温下放置过久,隔夜食物应充分加热。对生食的海味食品,宜用4%的饱和盐水浸渍保藏,食用时再用清水反复冲洗干净。有关部门应加强对家畜家禽肉的防疫检查。有胃、肝、胆、肾、胰、心脏病和肥胖病、糖尿病、动脉硬化及体质虚弱的人,应少吃些肥肉或不吃肉,以防因吃肉引起或加重病变。

(《科学普及》1980 年 1 月 25 日)

103. "罗汉"的故事

·穷溪·

王林同学本来就个子矮小,身体健壮,最近又把头发全部剃掉成了光葫芦,大家都叫他"罗汉"。

说起"罗汉",还有一段生动的故事呢!那是在寒假以前,自由支配时间以后的事。他深为自己的学习不好而苦恼,认为自己没有很好地完成在校的根本任务——学习。他想着自己的身体很结实,于是就拼命地开夜车,晚上看书经常到十一点多才从教室回来,有时甚至看到十二点还不睡觉。他班上的同学也曾劝过他："这样会损害身体的。"但他总觉得自己身体壮,没关系,期终考试时,更是起早睡晚,拼命地干!然而,事与愿违,不仅考试成绩很糟,刚刚考完,他就犯起很严重的头痛病来。本学期开学后,他的头痛仍无好转。前些日子,经常往城内医院跑,不知喝了多少碗中药,耽误了许多功课,又得要补上,他感到非常苦恼。心情不悦,头疼就越不易好。记得有一天晚上他头疼得在床上呻吟,赵珍同学去看他时,他不禁眼泪汪汪地说:"你以后不要蛮干了,像我这样,唉……"前些时候,他头疼着急了,便把乌黑的头发全剃光了,这就是"罗汉"的来由。

(《西安医学院院刊》1957 年 5 月 4 日)

104. 偏食会变为瘦子

·穷溪·

听说有胃病的人往往偏食,不想吃热的,不想吃冷的,这种食物不吃,那种食物不沾……这些人如不及早医治,就会变成衰弱无力的瘦子。大夫说,这是由于偏食造成营养不良的结果。

在我们同学中也有一些人"偏食":嫌体育课上着费力,一上课就无病呻吟,躺在垫子上睡觉;嫌政治课学着枯燥乏味,认为与业务无关,不专心听讲,下了课就算"万事大吉",不再过问;嫌俄文单字难记,一心想免修,虽然许多同学没被批准,但随便不上俄文课的大有人在;嫌解剖学枯燥、乏味不好背,想将它列为选修课……至于那些未规定的"课程",像文学、艺术等社会知识更是抛之九霄云外了。

望有这种"胃病"的同学,赶快请医生治疗,不然也会因营养不良而成为"瘦子"(包括知识)。

(《西安医学院院刊》1957 年 6 月 1 日)

105. 游医误人不要轻信

·乔富渠·

近年来,在城乡的自由市场上,经常遇到一些私自行医的游医,卖假药,索高价,误人病情甚至致人性命的事例。有一位 40 多岁的肝硬化病人,"治病心切乱求医",吃了游医所谓"鳖"肉验方(把几味中草药装进活鳖肚子里烤干吃),当天就发生细菌性食物中毒,发高烧,肚子痛,上吐下泻,第三天出现肝昏迷,经抢救无效,第四天即死亡。最近《健康报》报道:江苏省无锡市公安部门依法逮捕了私自行医过失杀人犯张其渊。他擅自张贴广告,自吹能医百病,给一个名叫马桂琴的病员针刺治疗。针刺后病人即感胸闷、气急,经抢救无效,很快死亡。死后经法医鉴定为患者肺部被针刺伤后造成气胸,碍其呼吸致窒息死亡。

为什么屡有病人轻信游医上当受骗呢?分析起来,多半是一些久治不愈的慢性病人,因卫生知识不足,治病心切,盲目听信一些游医。把所谓"祖传秘方"说得天花乱坠,使病人晕头转向。但往往由于方不对症,药不切病,非但不能治病,甚至造成不堪设想的后果。

(《卫生知识》1981 年 10 月第 3 版)

106."卫星医院"的"灵丹妙药"

·穷溪·

按:所谓"卫星医院"即改革开放初,建在各式公立医院周边的私人医院诊所与药店。据统计,有一个大医院周边多达数十家私人医院等!

重金收买吹鼓手:即不惜重金购买一些见利忘义的记者,通过广播、报刊、电视、新闻发布会……大肆宣传什么"治癌仙姑""肝炎克星""转阴王""肾病杀手""癣病神医"……使一些本来默默无闻的所谓"医生"(有的原来是根本不懂医的农民)一夜间声名鹊起,引诱来一批批抱着"试一试"态度的"有病乱求医"者,并很快地被掏空腰包,还常常延误宝贵的治疗时机,贻误病情。值得注意的是,其中一些知名的政府官员也有意无意地起了推波助澜的作用(笔者就亲眼见到某副省长为咸阳某"神脉"当吹鼓手!)。

优厚待遇"老高手":即千方百计地以优厚待遇为诱饵,拉出大医院一些退休的或即将退休的肯"为五斗米而折腰"的专家教授,来出任"名誉院长""顾问"或来坐堂。听说月聘金高达 1000 ~ 2000 元!这样,专家教授自己虽得了蝇头小利,却使自家医院损失惨重,这不仅使广大患者蒙受了巨大的经济损失,还往往贻误病情。

丰厚回敬"败家子":如凡大医院医生开来的住院证、检查单、处方,均"投李报桃",给予丰厚的回敬。介绍一个病人住院,酬金高达 100 ~ 200 元。听说咸阳某大医院一个主治医生,1 个月开的 100 多张中药方中 90 多张让病员到邻近某"卫星医院"抓药,从而得到巨额的"回敬"款,而他还昧着良心照旧在自己医院领取全额工资和奖金。也有让大医院外科医生把手术病人带来"卫星医院"做手术,给外科医生巨额"辛苦费"的。

苦心豢养"三只手":"卫星医院"职工(多为年轻人)从自家医院偷来大量中西药、医疗器械、空白发票……报载某大医院一青年药师,因从药房盗出价值十多万元的名贵药材,被逮捕判刑的。也有把公费医疗病人用不完的药,廉价收购进来的。

"祖传秘方"骗子手:一些"卫星医院"常以"十代家传秘方""家传绝招""皇宫御药"……招徕病员。君不见,时下到处是"忽如一夜春风来,千树万杆(电线杆)秘方开!"他们深悟"黄金有价药无价"的宰人信条,用所谓"祖传秘方"制成的一小包草药漫天要价,少则数百元,多则上千元,获取暴利。

当一些"卫星医院""生意兴隆通四海"的时候,不少知名的大医院却叫苦不迭,医院内人心浮动,甚至个别大医院已朝不保夕,难以为继,听说还有正想着拍卖的。这里禁不住提出一个值得深思的问题,"卫星医院"的存在,究竟对社会对病员是利大还是弊大? 为什么医院越大,招来的"卫星医院"越多? 某医大附院周围"卫星医院"竟达80多家,是"狐假虎威"吗? 这样的医院布局合理吗? 如今何故这么多"班门弄斧者?"(注:如今这种状况已大大改变了!)

(《卫生报》1985 年月末版)

107. 中国历代帝王短命小考

·乔富渠·

笔者新近通过对《中国一百帝王图》(在岐山县中医医院)一书的遍览发现,中国历代帝王尤其是那些短命者,往往同诸种社会与自身因素有关。现简要报告如下:

1)历代帝王寿命

自春秋时期郑国国君郑庆公起,除被害或自杀者外,已确知其生卒年限的尚有 65 个帝王。他们死亡的年龄是:30 岁以下 4 人,40~50 岁 10 人,51~60 岁 17 人,61~70 岁 19 人,71~80 岁 3 人。其中 40 岁以下者占 19.9%,50 岁以下者占 35.3%,60 岁以下者占 61.4%,而 71 岁以上年逾古稀者只占 9.2%,这表明帝王寿命多短。众所周知,帝王们得到的医院预防保健设施、营养条件以及居住环境等,比一般庶民百姓要优越得多,但为什么他们多短命呢?

2)原因调查

(1)酒色过度。

中西医学皆认为,酒色过度对身心健康十分有害。而历代帝王,尤其是那些昏君,多荒淫无耻,纵酒无度,生活糜烂,这往往使他们成为短命鬼。如汉哀帝,在其死亡的前 2 年,关东发生大旱灾。可是,他却躲在深宫里,迷上了一个叫董贤的男子,荒唐地与他起居相随,还把董贤的妻子接入宫中同住。由于酒色过度,只在位 6 年,死时才 26 岁。

(2)抑郁忧惊。

历代帝王中因朝政衰败抑郁忧惊而死亡者甚多。如三国时期汉昭烈帝刘备,为关羽报仇,在江陵之战惨败于孙吴,不久即死。晋元帝亦"忧愤而死",年仅 46 岁。汉灵帝弄得众叛亲离,孤独而死,年仅 33 岁。唐玄宗于安禄山叛变逃窜返京后由于抑郁忧惊,不久即病逝。唐文宗于"甘露之变"后,自己受制于家奴(宦官当权),"抑郁而终"。

上述情况充分表明,一个人的精神状态对健康与寿命影响很大,抑郁忧惊是缩短寿命的重要因素之一。

(3)疲劳伤身。

如秦始皇出巡途中,得病于平原津,死于沙丘平台(今河北省),时年 49 岁。947 年,辽太宗从开封退走,途中病死在栾城,时年 45 岁。金太祖出征死于返京路上,时年 55 岁。类似事例尚多,此不赘述。

(4)宿命论等。

西汉王朝的建立者汉高祖刘邦,受宿命论的影响,晚年在征讨英布时,曾被流矢射伤,回军路上病倒。吕后为他请了医生来,刘邦却谩骂医生说:"我只是个平民百姓,提三尺剑取得了天下,这难道不是天意吗? 我的命运自由老天爷安排,就是请了扁鹊来也无用!"拒不治病,于公元前 95 年病逝。又如唐太宗李世民,贞观前期励精图治,但为长生不老,服用金石丹药中毒,结果断送了性命,时年仅 50 岁。

历史是一面镜子,尽管历代封建帝王所处的时代、社会背景、生活环境、医疗条件与今日已大相径庭,但社会因素对人体健康状况的影响则是共同的。借古喻今,为了我们的健康与长寿,应当做到:"富贵不淫",力戒酒色过度;胸襟开阔,心境舒畅,坚持乐观精神与高尚情操;合理安排日常的工作、学习、劳动与休息,使生活规律化,才能保证健康与长寿。

(《卫生报》1988 年 9 月 3 日第 4 版)

108. 在劳动中成长

·豫人·

"锻炼出来了!"筛肥厂筛垃圾小组的同学,特别是那些女同学,在投入工厂劳动的第一天返校的路上,就兴奋地和骄傲地这样说着。

他们是成熟了。的确,正如女同学们的话,"要是在半年以前,经受这样紧张的一整天劳动的考验,两支腿准会像断了似的,绝走不到学校的!"可是今天,他们个个都是挺胸昂首,还十分神气地唱着,笑着,谈论着,迈着有力的脚步,也不再成为"瘫痪",而是睡得又香又甜。第二天一大早,又一骨碌地爬起床精神焕发地去上班。

"参加勤工俭学劳动,把我的身体锻炼好了!"许多同学,特别是那些平素身体瘦弱的同学,那些女同学,那些弱不禁风的女同学,都这样感受至深地说。像参加这次筛垃圾劳动的403班程文(后改名程纹)、赵玉玲和殷淑贞三位女同学,就是生动的例子。

程文同学在去年寒假前下乡打麻雀回校的半路上走不动,竟坐在路上哭起来,过后全班同学都说她太"娇气"。赵玉玲和殷淑贞同学,今年春天在工地(西安仪表厂)劳动时,实在支持不下来,只得专门给班上同学打开水,所以班上同学给她俩送外号叫"开水主任"。然而今天,这三位女同学在劳动中干劲特别大,与过去完全成了两样,她们简直浑身都是力气。又是筛,又是抬,又是掘,又是装……按她们自己的话,当上"多面手"了! 她们在两星期的劳动中,曾多次赢得了"红旗":她们筛出87筐垃圾! 难怪同学们唤她们为"穆桂英小组",要向她们学习,看齐,与她们争夺帅旗。

劳动不仅改变了同学们的身体面貌,也正在改变着他们的精神面貌,使他们变得结实强壮,能胜任繁忙的工作和紧张的学习。

(《西安医学院院刊》1958 年)

109. 校园即景

· 穷溪 ·

拾破烂

是搬家,还是赶庙会,校园的各个角落散布着人群。男男女女,推着小车,抬着竹筐,川流不息地来来往往。

原来是同学们忙着拾破烂。今天,他们真是主人翁了,好像真正懂得了"半丝半缕恒念物力维艰",那些破烂都是人民用血汗换来的,不忍再让有用的物品受着风吹雨淋!

展览馆

在学生宿舍区,新近开设了一个庞大的"破烂"品展览馆,展出的物品可真是琳琅满目,其中的大小木板1500块,有因无人管而生锈了的水车和烧水用的锅炉,半朽的木器,各种玻璃制品,旧衣服鞋袜等数千件,活像一个杂货行。

正当我院开始燃起"反浪费"烈火的时候,这团燃在展览馆里的烈火实在不寻常,它将烧遍全院,将一切浪费现象和浪费思想烧得净尽!

捡煤渣

锅炉房的东边,煤渣堆积如小丘,一群穿着花衣裳的女同学,团团地蹲在周围。她们好像发现了宝藏似的,默默而忙碌地把一粒粒黑黑发亮的煤块从煤渣中拣出来。煤灰染黑了她们的手和脸,已认不清她们是谁,只看见她们那白玉似的牙齿龇咧着。

捉蝇

在风和日丽的春天,几只狡猾的苍蝇,趁着这几天同学们忙着反浪费,鬼鬼祟祟地从墙角钻出来,爬在墙上,晒着翅膀。——可是,未等它的翅膀晒硬,只听"啪"的一响,苍蝇已粘连在蝇拍上。

从同学们除"四害"的干劲看来,"四害"再也无空可钻,快要绝迹了。

(《西安医学院院刊》1958 年)

110. 一堂生动的政治课

·乔富渠·

1958 年 9 月 14 日晚,我随同 22 期同学组成的下乡宣传队,赴西郊东风农业社丁白(庙)村进行宣传访问。虽然仅短短两个多钟头的宣传访问,已在我的心里留下了极其深刻的印象。我发现,组织起来的农民力量是多么的强大,他们以冲天的干劲在创造着奇迹。整个农村,正处于翻天覆地的大改变之中,农村面貌日新月异,农民生活蒸蒸日上,共产主义的萌芽开始在农村里茁壮成长着。

人民公社好

"真是名不虚传,难怪毛主席称赞'人民公社好',全国人民都踊跃地加入人民公社,公社就是好!"到东风社宣传的同学,无不有这样的感触和赞叹。东风社的党支书说,社员们把人民公社的优点总结了 12 大条,我看恐怕还多。就拿成立的食堂和托儿所来说,尤其是妇女们都兴奋地说:"真是做梦也梦不到,再不当灶头主任了!""灶台不知把我们害了多少年啦!"太感谢毛主席啦,现在,她们"从地里做活回来,再不必愁着蹲到通红的灶台边活受罪,而可以吃现成的饭了"。所以,她们坚决要砸碎灶台,当肥料用。

日夜苦战大搞生产

东风农业社社员们的冲天干劲,大大鼓舞了每个同学们!

为了从根本上改变"穷村"面貌,早日实现共产主义,东风农业社的社员和全国各地的农民一样,积极地投入火热的生产劳动中。他们夜以继以日地苦战着,早上 4 点多钟就下地,晚上点着油灯通宵干活。为了早日摘掉"文盲帽子",成为一个有文化的新型农民,他们上地劳动时总带上一块小黑板,识字学文化,宛如电影银幕上的情景。晚上,不值夜班的,如果不是有重要会议,就投入政治时事学习和文化学习中。由于他们刻苦学习,不少农民由原先一字不识,到现在能够写信,看报纸,读《红旗》杂志。

"一心一意到地里干活"和从事其他生产劳动。

公社把被束缚了几千年的家庭妇女解放了出来,这对我们今天进行的社会主义建设来说,是多么大的一支生力军,怎不叫人们同声振臂高呼:人民公社万岁！走集体的道路,是一条前景广阔的国富民强的康庄大道,也是历史发展总趋势！

有组织有纪律

到丁白村去宣传的同学,都深为集体化了的农民的高度组织性和纪律性所感动。同学们亲眼看见,刚从地里回来社员们已经很累啦,但一听说同学们去宣传,要给组织文娱演出晚会,就匆匆吃完饭,有的连饭碗都没顾上刷,就跑来开会了。听说还有锁上大门全家一齐出动的。入会场时,又整整齐齐地排着队。在家庭访问中,同学们又了解到他们如何按时上下班,早上按时4点起床及遵守公共场所和食堂的纪律等。

在同学们的心目中一向被认为散漫的农民,今天竟变得如此有组织有纪律,这对我们同学来说,是多么大的刺激和鞭策。不少同学带着羞愧的口气说:"我们大学生,是读书明理的人,上课开会迟到,对文娱晚会及其他一些集体活动不愿参加,太不应当了！"

(《西安医学院院刊》1958年)

111.战士们的足迹

· 乔富渠 ·

2周以来,除"四害"战士们的足迹,踏遍了距学校十多公里的各个角落,取得了巨大的收获。这里特撰2篇短文,以资祝贺！

在农村打谷场上

小山似的玉米秆,宛如坚固的堡垒,被战士们紧紧包围。

"进攻！"班长一声号令,战士们勇猛冲上。只20多分钟的激战,窝藏的全部"敌人"86只老鼠被活捉！

晚霞映在欣然荣归的战士们的笑脸上,闪闪发光。几个俏皮的女同学,都争吵着押送"俘虏",似乎忘记了半天的劳累。

在茅坑旁边

小王,我说你真调皮,眼前那是块黑黑的大粪,你却说是"蜂蜜",说那蝇蛹是"蜜蜂的幼虫",对它挺亲热,还硬往女同学嘴边塞,一心让她们尝尝粪味的"香"与"甜"！

女战士们也并不嫌大粪臭气难闻,你看她们平心静气,细致地将一个个蛹从粪地里拣出来,又一个个珍视地放进纸盒内的样子,真像她们小时候在家里搬弄那心爱的幼蚕一样。

(《西安医学院院刊》1958年)

112. 工地生活散记

·乔富渠·

1958 年 3 月 19 日上午,特准三年级第一大班 140 多个同学,在老师和同学的热情欢送中,扛起从李广涛副院长手里接过来的校旗,迎着暖洋洋的春风,雄赳赳、气昂昂地奔向劳动阵地——西北第二工程公司四工区。

工区的同志们,都十分热情地接待我们。给我们介绍这个工厂是国家 156 项建设工程之一,建成后它的年产量将达全国精密仪器生产量数的 80% 以上——这话振动着每个同学的心弦!的确,正像劳动科长说的那样,"在这里挖铣土也是光荣的"!

咬紧牙关过了头 3 天

3 月 20 日这第一天的劳动任务是挖地下水道、筛土、运土等,这样重的劳动,要坚持整 8 个小时,对每个同学来说都是平生第一次严峻的考验!但是,同学们个个像猛虎一样,干劲真大,挖的挖,挑的挑,推的推……镐、铣、小车等忙个不停。那热气腾腾的汗水,好像发了疯似的,特别苛刻地对待这第一天接触劳动的"新工人",浸透了他们的衣裳。——终于第一炮打响了!

"老鼠拉木铣",大的考验还在后边哩!第二天和第三天,尽管每个同学心里都默默记住李副院长的话,要"为西安医学院争光",保持高度的劳动热情,但却是"心有余而力不足"。虽然同学们弓着脊背地蛮干,不少同学躺在床上一动也不动,感觉浑身到处都疼痛,绵软无力。这时,我们才深深感到社会主义建设并不像"吹肥皂泡"那样轻而易举……

李副院长的话一点不假,咬紧牙关过去头 3 天,力气就会重新大起来的。的确,从第四天起,肩就不大痛了,手足也听指挥了,加上掌握了一定的技术,8 小时的劳动不觉得怎样累了。——真是"世上无难事,只怕有心人"!

是什么力量在鼓舞着他们的干劲呢!如果你能到工地去走走,就会随时随地看到许多动人的场面:301 班同学勇敢大胆地在几十米高的工架上工作;302 班同学和工人一起熬着夜班;303 班同学个个满身泥浆,扛着 50 公斤重的泥担子上三层楼;305 班男女同学接着满车土奔向 800 多米外的地方。同时,也会看到许多"劳动英雄":303 班女同学姚竹君、赵玉玲,尽管个子瘦小,泥巴把她们涂得简直成了"泥人",还一个劲埋头地干;305 班郭敏儿和男同学一样,拉起满满的土车,飞快地来回奔跑在马路上……也有许多同学和工人同志一起,加班加点。303 班王志刚、庞广欣、方永亮、陈锟远、程文(纹)、邹梦麟 6 位同学,星期天也不休息,和工人一块上班!

在劳动中,真可说是轻伤不下"火线"!不少同学虽然受了伤,仍坚持不懈地干下去。又如 303 班黄玉足同学,脚被钉子刺破,流了许多血,刚到保健站包扎后,马上又投入紧张的劳动——跛着足把水泥往三层楼上挑!305 班同学还利用下班时间帮炊事员刷洗碗筷等等,使工人同志很为感动。不少老工人说:"不敢相信你们是大学生!"还在广播上,黑板报上,大字报上表扬我们,转变了他们过去对大学生的看法,并和我们建立了深厚的友谊。

高贵的友谊

记得有一天晚上,我从工人同志那里玩耍回来,天已很晚,整个宿舍都静悄悄地,唯独在 201 班女同学住宿对面的墙上直直地卧伏着一条极亮白灯光。我好奇地贴着窗栏窥视,从姑娘们的窃窃私语中,知道她们正忙着给男同学补白天弄破了的"工作衣"。

为了让男同学一早起来劳动,她们忘记了自己一天的劳累,赶夜闲帮补衣服,这是何等高贵的友谊啊!

这不禁使我联想起在几天的工地生活中,同学们相互之间互助友爱的许多事迹:他们像对待自己的兄弟姐妹一样,处处照顾女同学和体弱的同学,尽量使她们多做些轻活。如果是浇石灰或水泥,总给装得浅浅的。女同学也很关心和爱护男同学,给他们端水喝,帮他们拿工具。下班以后,同学们总相互亲切地寒暄一阵。对在劳动中受伤的同学,更关心地慰问他们,劝他们多休息,或做些零碎活儿。特别是在工地食堂吃饭时,大家更是相互照顾。如 303 班姚竹君同学,她一顿最多只吃一个半馍,本来在工地劳动那样重,可以用省下的钱买点好菜吃增加营养,但她不这样做,却主动跟饭量大的乔富渠同学合在一块吃。许多同学在吃饭时都很俭省,把节余下来的钱交给班上统一处理。

同学之间这种真诚的友谊是非常可贵的。的确,友谊、团结就是力量的源泉。之所以大家在工地劳动得很好,干劲很大,这也是一个重要的因素。但愿这种友谊像松柏常青,永远鼓舞我们前进!

(《西安医学院院刊》1958 年)

113. 西安医学院学生给公社办医疗所

·乔富渠·

西安医学院 3011 班学生,本着学以致用的精神,最近给南郊东方红人民公社建立了一个医疗所,并已于 1 月 10 日开诊。这个小医院,设有内科、外科、眼科以及妇产科、小儿科等各个科。社员们夸奖说是"麻雀虽小,五脏俱全",每天来这里就诊的人数很多。

这个小医院在创办的过程中,克服了许多困难:缺少医疗器材,学生们自己动手制作。为了保证医疗安全,他们还订出了各项规章制度。除了医疗工作以外,学生们还大力开展预防工作,帮助公社训练保健员、接生员、保管员。

目前校内其他班学生也在筹划着办更多的乡村医院或工厂医院,以进一步贯彻执行党的教育方针。(《西安日报》1959 年 3 月 5 日第 3 版)

附:工地赠给我院锦旗一面——参加劳动的同学受到工人同志赞扬

参加工地劳动的 22 期第一大班同学已于上星期六胜利归来。他们在劳动中不嫌脏,不怕吃苦,超额完成了任务,并利用作息的时间帮助工地炊事员同志做饭,受到工人同志们在广播上、黑板报上的表扬,并赠给锦旗一面。他们还在劳动中与工人同志们结成了深厚的友谊,临别时大家都感到恋恋不舍,合影留念,赠送笔记本等礼品,并互相留下通信地址,表示今后要进一步取得联系。

(穷溪《西安医学院院刊》1958 年)

114. 西安医学院学生认真学习祖国医学

· 乔富渠 ·

西安医学院从这学期起,开始在各年级分别增设了中医课程,有中医学概论、中药学概论、针灸大成等等,使同学们掌握中医药知识和针灸技术。同学们也在克服一切困难,刻苦地学习祖国医学。有的人为了记住中医药方,就把药方记在小本子上,装在口袋里,随时掏出来念;有的编成歌诀唱,帮助记忆;有的写了纸条贴在自己的床头上,早晚背诵;为了学会中医脉诊及针灸,有些同学还互相在身上做试验。

(《西安医学院院刊》1958 年)

115. 向垃圾索黄金,变死宝为活宝

· 乔富渠 ·

一向在全院同学心中勤工俭学搞得好的,今年春天在工地劳动时博得工人同志好评,并赠送给锦旗赞扬的 403 班,于投入菌肥厂的第一天劳动——在南城墙边筛垃圾中再度大显身手,创造出日筛垃圾 15 余吨的奇迹。

这天他们只去 19 名同学,其中 7 名还是女同学。在劳动中,他们保持光荣“传统”,个个精力百倍,干劲冲天,赛过“赵子龙”“穆桂英”。他们不顾及垃圾脏屑随风飞扬,吹进鼻孔和眼角,不顾及难闻的大便气味,不顾汗水把衣服浸透紧紧粘在身上,从早上 7 点多,一直坚持干到下午 5 点多,连中午也不肯休息。

403 班同学对他们第一天的惊人成绩并不满足,正开动脑筋进行“技术革新”,争取创造更高的纪录。

(《西安医学院刊》1958 年 9 月)

116. 充分发挥图书利用率, 309 班创办"小图书馆"

·穷溪·

本刊记者乔富渠报道:309 班同学,为了解决参考书不足问题,最近想出了一个好办法——创办"小图书馆"。他们的具体办法是,将班上每个同学从图书馆借来的书,以及每个同学自己的参考书收集在一块,同学们谁需要看什么书时,随时都可以借阅。

这样一来不但解决了班上同学们阅读参考书的问题,同时充分地发挥了图书的利用率,避免了以往图书被积压的现象。

（《西安医学院院刊》1958 年）

117. 内外科合并好处多

·乔富渠·

我对魏院长在报告中提到的内外科合并很同意,认为这样做有很多好处。

首先,内外科是不可截然分开的。例如溃疡病既是内科病,亦是外科病,以前内外科都讲,这样勉强把它分割开来讲会给学生一个不完整的概念。

再一点,内外科合并,对大夫和病人都极为有益。对大夫来说,能够更全面地掌握一个病人的诊断和处理,使大夫能更好地考虑病人的具体情况,究竟适合内科治疗,还是适合外科治疗,或是两者结合或并用。这样一来,对病人是非常有利的。过去,内外科分家,内科医生不熟悉外科,外科医生不懂内科,致使某些适合外科治疗的病人因没有及时做手术,把病耽搁了;有的不适宜做手术的病人,勉强或草率做了手术,给病人带来莫大的痛苦和不应有的损失。以往这方面的惨痛教训,实在不计其数。过去内外科分家,危害匪浅。

另外,外科不应该是发展方向,因为外科开刀要给病人带来精神上和肉体上的创伤与痛苦,从目前医学发展的情况看来,外科确有为内科取而代之的趋势。事实上,目前已有好多本来是外科病,而采用内科治疗的。像大家所熟悉的外科病胆石症、阑尾炎等,不是用中医治得很好吗? 其他许多外科病,如肿瘤等,都正施用化疗与放射线治疗。

由此看来,内外科合并,实在是有必要的和刻不容缓的了。

（《西安医学院院刊》1958 年）

118. 我院同学度过了一个有意义的寒假生活

·乔富渠·

短暂而愉快的寒假生活过去了。回忆起今年的寒假生活,的确是津津有味,而且有许多事情总觉得恋恋不舍,迄今仍深刻地镶嵌于脑海之中。

车间里的新"工人"

"小张,看那位同志动作咋那样迟钝,紧张得要命。"刚刚进来的一个男人向正在忙着包装饼干(在西稍门某饼干厂)的年轻学生说,并以担心的眼光看着额角上布满黄豆大的汗珠子、正包装着饼干的小王。"新来的吗?哪里……"那个男人得意地问着。"西安医学院的学生。""大学生?想不到,想不到!……"那个男人又以惊奇而赞叹的眼光,呆呆地盯了小王好半天。

一位女"售货员"

春节里的一天中午,太阳照得正暖,我离开阅览室到小寨去游逛。刚走到商场,我老远就发现站在糖果柜台上正同顾客交接的那位年轻的售货姑娘,似乎"我们好像见过面",但因微风吹乱着她的短发,看不清楚她的脸庞。我好奇地走近一看,马上又不好意思地退了回来。

原来,这位女"售货员"是我们的学生会副主席王璟清同学(23 期同学,调干生,毕业后分配在省中研所生化研究室工作)!

狂欢之夜

除夕(春节)晚上,学生会组织在校同学举行了一场极其热闹的晚会。

文娱副部长潘端鑫同学宣布晚会开始后,先是每两个小班之间的茶话会,有的班还邀请有老师参加。在这个座谈会上,不仅两班同学相互熟悉了一下,为今后之间的友谊打下良好基础,而且相互还津津有味地交谈了生活心得,学习经验,以及新学期的学习计划等。然后是跳集体舞和搞各种小型游戏活动。游戏的内容是精彩多样的,有"认地图""指鼻子""吹蜡烛"等,非常丰富有趣。

12 点,炊事员同志知道大家累了,特意赶做了一餐又甜又香的"八宝粥"。

(《西安医学院院刊》1958 年)

119. 棉酚中毒防治问答

·乔富渠·

问:最近我省不少地方发生群众食用棉籽油中毒事故,有的严重四肢麻痹,还有突然死亡的。这是怎么回事?

答:去年棉花包产户大丰收,农村个体户纷纷使用一吨动力螺旋榨油机冷榨带壳(农民称"冷轧毛")棉籽油,而这种粗制棉油,含有超过国家规定量的毒素——棉酚类色素、棉酚紫、棉酚绿以及游离棉酚紫,故将其称为"棉酚中毒"(也叫棉籽油中毒)。吃榨油后的棉籽饼粕以及棉籽亦可中毒。肢体麻痹则是由于低血钾造成的。据武汉医学院研究,低血钾麻痹的形成是由于肾小管的损害(所谓烷甲性肾炎——笔者注),引起多尿与尿失钾过多所致。由于严重低血钾,可致心脏骤停及循环呼吸衰竭。

问:怎样早期发现病人?对本病有什么防治办法?

答:一般来讲,病人开始先表现为难忍的腿痛,紧接着感四肢尤其是下肢软弱无力,再进而会形成瘫痪。一些妇女得了这种病,有月经稀少或闭经现象,性欲明显减退。对本病的治疗应补给钾、钠、钙盐,尤其是钾的补充,常用氯化钾片剂、水剂或针剂,后两者见效较快。亦可用维生素 B_1、B_6、B_{12},加兰他敏等。或用绿豆、甘草适量煎药服。这种病关键在于预防,平时要注意避免食用粗制棉籽油和榨油后的棉籽饼以及棉籽。调查结果表明,久闻这种棉油的气味亦有中毒的可能。如果已吃了这种油,可给些氯化钾片口服,具有一定的预防发病作用。总之,对棉酚中毒来说,一定要把好"病从口入"关。

(《陕西科技报》1983 年 5 月)

120. 秋季话暴泻

入秋以来,不少医院的急诊室每天门庭若市,其中以暴泻病人最为多见。据我院收治的大量暴泻病人看,常见病因为食物中毒感染(沙门氏菌、葡萄球菌、链球菌、副溶血弧菌等)、重症菌痢及胃肠型感冒等。这同今年夏秋气候反常、阴雨潮湿等,有利于细菌生长繁殖有关。另外,亦与早秋贪食生冷瓜果,尤其与市场摊贩不洁饮食相关。

依据我们的防治经验,对暴泻病人除了必要的静脉补充液体及酌情应用抗生素(常用磺胺、呋喃唑酮、四环素、氯霉素、复方新诺明、小檗碱、穿心莲等)外,中药治疗亦颇为有效。现就常见证型的诊治介绍如下:

(1)寒湿泻:多由饮食不洁,恣食生冷损伤肠胃所致。

主症:腹痛肠鸣,泄泻清稀,身重恶寒,苔白腻,脉濡缓。

方药:藿香正气散加减:藿香 9 克,白芷 6 克,陈皮 6 克,半夏 9 克,干姜 9 克,白术 12 克,厚朴 9 克,茯苓 12 克,车前子 9 克,大腹皮 9 克。水煎服,日 1~2 剂。

(2)湿热泻:多因感受外邪所致。

主症:发热呕恶,腹痛腹泻,肛门灼热,舌苔黄腻,脉濡数。

方药:葛根芩连汤加减:葛根 15 克,黄芩 9 克,黄连 6 克,连翘 9 克,金银花

15 克,泽泻 8 克,滑石 18 克,木香 6 克,甘草 3 克。水煎服,日 1 ~ 2 剂。

(3)伤食泻:多由于暴饮暴食,饮食不节所致。

主症:腹痛肠鸣,泻粪有臭鸡蛋味,泻后痛减,舌苔垢浊,脉多沉滑。

方药:保和丸加减:焦山楂 15 克,神曲 9 克,炒莱菔子 9 克,半夏 9 克,枳实 9 克,木香 6 克,茯苓 12 克,麦芽 9 克。水煎服,日 1 ~ 2 剂。

另外,对于暴泻,还可服用单验方:①藿香正气丸,每服 1 丸,日 2 次;②罂粟壳 9 克,水煎顿服;③藿香 9 克,黄连 4.5 克,生姜 4.5 克,水煎服,日 1 剂;④伤湿膏贴于脐部、胃脘、少腹部等;⑤成药玉枢丹、红灵丹、纯阳正气丸等可以选用。

暴泻对人体损害甚大,一旦得上此病,应尽早就医与治疗,以防生变。

(《科学普及》1983 年 10 月)

121. 宏微并辨是坦途

·乔富渠·

笔者多年来在出奇制胜地攻克一系列疑难杂症中,运用的主要“法宝”是“三辨两结合”。其中,“三辨”是诊断坚持辨病(中医的病)、证(中医证与/或西医症候群)、症(主诉),而“三辨”的“精髓”又是“宏微”(中医宏观与西医微观)结合,认为“宏微并辨是坦途”——辨证诊断的坦途(“两结合”则指诊治的中西医结合)。

举例简论:郭某,女,26 岁,以顽固性头痛,月经稀少,结婚 3 年不孕为主诉就诊。笔者依据其头痛部位固定不移,月经有血块,舌暗脉涩,情志抑郁,辨证为“气滞血瘀”,用桃红四物汤化裁。病人用药后病情稍有改善,但月经逐渐闭止,性欲日趋减退,并发现乳房亦渐萎缩。遂投以补肾促乳之剂,病效不甚显著。继则病人出现颜面虚浮呆滞,尤其畏寒疲惫日甚。至此,笔者恍然大悟,把病人前后头痛、经闭、乳萎、畏寒、呆貌加以联系,性腺、乳腺、甲状腺……多内分泌腺何以同时皆病,立刻想到了病源在垂体前叶。经转四医大西京医院 CT(当时我院无 CT)、手术,证实为垂体前叶腺瘤。

这个病案告诉我们,辨证诊断虽属中医一大特色,但并非完美无缺。如仅仅依靠辨证诊断,未必能找到真正的病源,治疗效果也不一定理想。由此使人进一步想到那种“万病诊断唯一辨证”的做法,在中、西医并存的当今,是不可取的。而辨证辨病相结合的诊断方法,才是完整的诊断方法。但这里应当申明,中医学的辨证与西医的辨病,各有千秋。笔者曾在《陕西中医》发表“辨证对辨病的启迪”的论文,从多方面举例论述中医的辨证对西医的一些正确诊断具有启迪作用。

结语:辨证辨病各有长短,两相结合,天地广阔,"宏微结合是坦途"!

(《卫生报》1998 年 4 月 4 日)

122. 阴、阳虚证有新意

·乔富渠·

阴阳学说是我国古代的哲学,其作为中医学的基本理论,有 2000 多年的历史了。那么,阴虚、阳虚的具体内容是什么呢? 当然,要想三言两语用一篇短文说明中医的阴阳学说,说明阴虚、阳虚的具体临床表现尤其是阴虚、阳虚的病理实质,绝非易事。简单说吧,中医所谓"阴虚生内热,阳虚生外寒",阴虚往往内火大、口干、咽燥、手足心发热,中医称"手(足)心为阴,手(足)背为阳",形体消瘦(中医谓之瘦人多火);阳虚病人,则多外寒,如背("背为阳")冷,形体胖与/或肿……,但一般人们认为中医"抽象"难以理解。

随着近年中医同现代科学(含现代医学)的结合研究,人们觉得中医并不"抽象"。如初步查明,阴虚病人血清铁含量明显高于正常人,而镁则明显为低;阳虚血浆镁显著高于正常,Br 则明显为低,肾阳虚病人血清锌含量显著为低,而男性阳虚,血清 Zn 与 Cu、Mn 同 Zn 呈正相关,血 Cr 与 Fe 呈负相关;女性阳虚,Fe 与 Cu、Zn 呈正相关。男性阴虚,Fe 与 Ca 呈负相关;女性阴虚,Fe 与 Cu 呈正相关。

另外还发现,阴虚主要与副交感神经机能偏低,交感神经活动亢奋有关,而阳虚则相反。阳虚病人甲状腺素 T_3、T_4 均低,阴虚则偏高,尤其是 rT_3。又肾阴虚血清总胆固醇显著高于肾阳虚者,而甘油三酯则显著低于后者。阴虚冠心病病人全血黏度比、全血还原黏度比和血浆成分增高,阳虚细胞成分增高。上海二医大邝安坤教授通过近 20 年的研究发现,阴虚血浆环磷酸腺苷(cAMP)占优势。陈泽林教授通过对死亡前确认的病人尸检进行病理形态学观察发现,阴虚病严重者,肝、肺、心、肾等重要脏器均有不同程度病变,内分泌腺普遍萎缩,尤其是肾上腺皮质最为突出,消化道黏膜变薄与舌黏膜由厚变薄直至光剥,全身脏器瘀血缺氧为其特征之一;而阳虚者可见相应脏器功能低下或轻度形态学改变。其他还有发现,阳虚病人唾液蛋白含量明显降低,前列腺素低于正常人等。

上述研究的初步发现告诉人们,中医学既不是"玄学",也不是"神学",而是一门古老朴素的科学,正如毛主席所说,"中医药学是一个伟大的宝库,应当努力发掘,加以提高",逐渐"提高"到现代科学水平,亦即中医现代化。

(《卫生报》1998 年)

123. 只懂中医难下药

·乔富渠·

毛主席曾说过:"有条件的中医,也应当学点西医西药的知识。"在西医药学飞速发展与日新月异的当今,如只懂中医中药的知识,临床上常常会招致"开口动手便错"。这绝非危言耸听,举例来讲:

如遇到一位肺心病心衰病人,肺热痰壅,或兼表证而喘,从中医观点当用麻杏石甘汤或小青龙汤,而这时病人又用着西药洋地黄(毛地黄),则中药石膏、麻黄就当慎用或忌用了,因为石膏含钙,麻黄具有兴奋心肌 β 受体与交感神经、加强心肌收缩力的作用,用之有引起中毒或影响疗效之弊端。如遇到一位有甲状腺肿的甲状腺功能亢进(甲亢)的病人,从中医角度讲,海藻、昆布可以"消痰结,散瘿瘤",当然可以用。但从西医讲,甲亢的主要症状是由于体内生成甲状腺素(成分为蛋白与碘)过高引起,而海藻、昆布等皆为含碘丰富的药味,而碘的摄入,可使甲状腺素合成更多,则应忌用。当然,如遇眼球格外突出或甲状腺肿大严重者,酌用小量海藻、昆布也是允许的。对地方性甲状腺肿与(或)甲状腺肿而言甲状腺功能低下者则更是用之有益。再如舒肝丸、磁朱丸、安宫牛黄丸等含朱砂的中成药,如与含碘离子、溴离子的药物合用,则易生成有刺激性与有毒性的碘化汞、溴化汞,亦当配伍禁忌。又如山楂、五味子、乌梅等含有有机酸的中药,不宜与碱性药物碳酸氢钠、乳酸钠等合用;黄芩、人参、远志等含苷类药物,遇到酸性物质如维生素、稀盐酸、胃蛋白酶合剂、谷氨酸等易分解失效。总之,中药与西药伍用,绝不仅仅是"1 + 1 = 2"的情况,尚有降低疗效,甚至引起毒性的结局。

中医同道在临床上常常遇到病人提出这样一些问题:"吃你的中药还能不能继续用西药? 我现在还吃着某某西药,同时用你开的中药可以吗?"当今的不少中医,盲目地让病人停掉西药。须知有的西药骤停是不适宜的或有危险的,如皮质激素、胰岛素、抗癫痫药苯妥英钠、控制心力衰竭的洋地黄(毛地黄)、治疗低钾型周围性麻痹的氯化钾等。或者是不懂装懂信口开河地讲:"可以,没问题。"或者支支吾吾说不清楚而敷衍搪塞。俗话说:"入门容易精着难。"笔者认为,对人命关天的"医学"来讲,应当是"入门难,精更难"。这里再用一句毛主席的话作为结语:"要把中医中药的知识同西医西药的知识结合起来!"中医医生也应当努力学些西医西药知识,以更好地适应临床工作的需要。

(《卫生报》1998 年 3 月 7 日)

124. 单纯辨证难施治

·乔富渠·

　　大家知道,辨证施治是中医学的重要特色之一,即是说对不同的"证"应施行不同的治则治法,这是符合临床实际的,也是符合唯物辩证法的,所以这种方法创造虽已近 2000 年,迄今仍为广大中医人员临证所遵循。但笔者认为,辨证施治并非完美无缺,也不应是中医学唯一的指导医疗实践的准则。古代早已有"一味单方气死名医"之说,即是说单方的疗效有时可以胜过名医的"辨证施治"。

　　这究竟是为什么呢?! 这是由于"证"只是病人的综合性病状,类似现代医学的综合征(症候群,syndrome),而一个"证",可以见于许多不同的"病"(diseases),包括中医的病和西医的病,所以中医学也早有"同证异病""异病同证"与"异病同治""同病异治"之说。但大量的临床实践表明,"异病同治"的疗效远不如"同病同治",且其疗效也难以重复,这是由于不同的"病"所表现的"同证","貌"虽同而"质"不尽同。举例来讲,"阴虚阳亢"是临床常见的"证",阴虚指精血或津液的亏虚,而精血、津液实质上包括现代医学中的体液、激素、神经介质……一般在正常状态下,身体的阴与阳是相对平衡的,互相制约而协调。阴气亏损,阳气失去制约,就会产生亢盛的病理变化,出现病理性功能亢进,称为"阳亢"。因此,阴虚会引起阳气亢盛,阳亢则能使阴液耗损,致互为因果。临床表现如潮热、颧红、盗汗、五心烦热、咳血、消瘦或失眠、烦躁易怒,或遗精,性欲亢进,舌红而干,脉细数等。而上述这些"阴虚阳亢"的病象可以见于许多现代医学的"病",诸如甲状腺功能亢进(甲亢)、更年期综合征、高血压病、病毒性肝炎、活动期肺结核……而甲亢的本质为血液里甲状腺素增高;更年期综合征,则同男女性激素的平衡失调有关;高血压病则主要同肾素－醛固酮－血管紧张素系统改变有关;病毒性肝炎与自主神经功能紊乱等因素有关,活动性肺结核病人交感神经多呈病理性亢盛,等等。如果一味"辨证施治""异病同治",试想同样(含类同)的方药怎能同他巴唑、西沙必利(普瑞博思)、普萘洛尔(心得安)、螺内酯(安体舒通)、卡托普利、谷维素、抗结核药这些不同作用的药取得同样的疗效?

　　显然,中医界那些"唯辨证施治"论者所持的态度,并不一定是科学的态度!

（《卫生报》1998 年 3 月 21 日）

125. 阳痿的"三线疗法"

新近国际阳痿研究会主席、美国佐治亚医学院泌尿外科主任罗纳德(Ronald)博士,在"阳痿的当代治疗与展望"一文中,提出阳痿的"三线疗法"。值得向广大患者介绍,特摘译如下。

第一线疗法:包括真空负压疗法与口服药物疗法。①真空负压疗法:系用特制的男子性功能治疗仪(装置有真空泵与密封式带的柱筒),用时套于阴茎上,在阴茎周围造成负压使阴茎静脉血阻滞及其对阴茎其他结构的作用,促使与阻滞及其对阴茎其他结构的作用,促使与增强阴茎勃起能力。②口服药物疗法:如雄激素降低可给睾丸素;高催乳素症可用溴隐停;性欲低下用左旋多巴;阴茎供血不良,用育亨宾扩张阴茎动脉使阴茎血流增加,以及中药内服。近年随着市场畅销的伟哥(Viagra)口服疗效的卓越,专家学者们对口服药物治疗阳痿的推荐率高达79%。

第二线疗法:为注射疗法,包括尿道注射栓剂与其他药物。前者始用于1990年,栓剂注入尿道阴茎海绵体后,弥散于阴茎海绵体各静脉,造成海绵体静脉"栓堵"而引起阴茎勃起。栓剂常综合应用 α 前列腺素(αprosfadil)与 α_1 阻滞剂哌唑嗪。其他有前列腺素 E_1(PGE_1)、罂粟碱、酚妥拉明等海绵体注射;睾丸素与绒毛膜促性腺激素(hCG)肌肉注射,以增强雄激素作用。

第三线疗法:为外科手术疗法。如对阴茎海绵体静脉瘘和阴茎动脉供血不良,施阴茎背静脉结扎术与膜壁下动脉与阴茎背动脉、阴茎海绵体吻合术,阴茎硬结切除术,阴茎畸形矫正术以及必要时装置阴茎假体等。

应当说明,阳痿治疗方法的选择首先取决于病因,如存在严重静脉瘘,必须采取手术疗法,而不能将手术疗法放于第三线疗法。

(《医药与保健》2000年4月22日)

126. 痤疮的分级治疗

· 乔富渠 ·

痤疮全名叫寻常性痤疮,也叫粉刺(有黑头粉刺与白头粉刺之分),由于好发于青少年,故又名青春痘。痤疮是一种全球性疾病,青春期发病率尤高,12～24岁青少年痤疮的发病率高达85%。近年发病年龄有向低龄儿童和中年两极扩展与患病人数逐年增加的趋势,已不亚于严重的哮喘、癃闭(前列腺疾病)、糖尿病、腰腿疼、关节炎等疾病。

由于痤疮是多种因素(西医:雄素高、皮脂多、病菌痤疮杆菌等感染;中医:热毒盛)综合作用所致的毛囊、皮脂腺疾病,加之轻重程度不同,所以目前专家们公认对其治疗原则应是分级(以病情轻重)的,综合(如抗菌消炎,抑制皮脂与皮肤角化细胞增生,调节内分泌以及心理疗法等)治疗。现将目前专家们共识的痤疮分级治疗方案简介如下:

一级(轻度):外用维 A 酸(维甲酸),以抑制角化细胞增强,抗炎,必要时加用过氧化苯甲酸或外用抗生素(如红霉素、四环素、克林霉素等)杀菌抗炎。

二、三级(中度):外用维 A 酸,伍用过氧化苯甲酸或用抗生素,必要时配服维生素(B_2、B_6、Bco、Bc、B_E 等)、激素(泼尼松、己烯雌粉、黄体酮、绒毛膜促性腺激素等)和安替舒通、西咪替丁(甲氰咪呱)以抗雄激素。

四级(重度):用异维 A 酸(维甲酸)以减少皮脂产生,抑制角化细胞增生,抑制痤疮丙酸杆菌与抗炎,或外用维 A 酸(维甲酸),口服抗生素与激素治疗。

维持治疗:外用维 A 酸(维甲酸)辅以过氧苯甲(A)酸或外用抗生素。近年推荐抗生素应用(至炎症皮损消退时,通常为 2~4 个月,不宜久用)。之后应继续应用啊达帕林(属第三代维 A 酸类)维持治疗,以预防复发。

还应当说明,在各级痤疮的治疗过程中,都应重视痤疮的一般治疗,如禁食辛辣刺激性食品,少吃油腻性食物、海产品虾等与甜食,多吃蔬菜水果,保持大便通畅。保持皮肤清洁,坚持每天用温水洗面 3 次,以减少皮脂及细菌。避免用油腻化妆品,勿挤压,适当按摩以促进局部血液循环,加速病损修复。酌情补充微量元素锌(硫酸锌)等。另外,中西医结合防治优于单纯西医西药,如用中药硫黄、生大黄各 7.5 克加石灰水 100 毫升外擦,日 3~4 次,效果良好。

(注:一级为单纯性痤疮,即一般的粉刺,且数量亦少。二级系痤疮继发细菌感染发炎。三级指痤疮感染日久形成多发性囊肿。四级为形成多数囊肿、硬结以及疤痕块。)

(《医药与保健》)

127. 糖尿病与酒色

· 乔富渠 ·

孙思邈告诫人们,消渴病(糖尿病)"所慎者有三:一饮酒,二房事,三咸食及面。"

大家知道,生活富裕的人营养容易过盛,积久发胖而得糖尿病,即所谓"富贵病"。肥胖是诱发糖尿病的祸首。现代医学证明:饮酒能导致肥胖加重,能引起酒精性肝病、脂肪肝等,从而使肝糖原合成降低,血糖增高;饮酒可引起急性与慢性胰腺炎,胰腺又是引起糖尿病的中心脏器,故极易酿成糖尿病。饮酒还可导致动脉硬化、神经炎等,成为增加其血管与神经性并发症危险因素。近年又发现,长期饮酒又能引起铬与锌缺乏,这也是诱发糖尿病的因素。而贪色即房事过度则往往导致血糖上升,激素分泌过多,如肾上腺皮质激素与肾上腺髓质激素、甲状腺素等,皆可使血糖升高。中医认为肾是糖尿病发生的中心器官,而"房劳则伤肾",中医学之"肾",相当于或包括有内分泌腺。

(《陕西日报》1995 年 11 月 5 日)

128. 纵酒身亡堪为戒

·乔富渠·

最近,泾阳县的一位青年因参加婚宴一次喝了 750 毫升(约 1.5 斤)白酒,结果眼睛与全身皮肤发黄,精神失常。经医院诊断为急性酒精中毒、酒精性肝炎肝坏死。虽经紧急抢救,终因病势过重死亡,前后不到 10 天。这真是太不值得了! 春节期间,希望人们千万不要酗酒,以免乐极生悲。

(乔富渠《西安晚报》)

129. 酒鬼癌症多

·乔富渠·

嗜酒是否与癌症有关? 日本癌症研究所曾做过一项工作,他们对 6 个县的 12 万名 40 岁以上的男子进行追踪观察,连续 16 年后,发现嗜酒者癌症发病率显著增高,尤其是口腔、食道、胃、十二指肠癌症。而饮烈性酒比饮低度酒危险性更大。据统计,饮酒者口腔癌发生率高于不饮者 10 倍、咽与喉头癌高 3 倍、食道癌高 3 倍、肝癌高 2.5 倍。这正是:要想健康,少饮烈酒。

(《西安晚报》1987 年 4 月 24 日第 4 版)

130. 古人对传染病的预防

·乔富渠·

古人很早就认识到"病从口入",因而十分重视饮食卫生。《金匮要略》有"秽饭、馁肉、臭鱼,食之皆伤人","六畜自死,皆疫死,则有毒,不可食"。《诸病源候论》说:"小儿痢疾,皆因夏季饮食不调,又被风冷入于肠胃。"对饮水卫生也很注意,如《后汉书》讲:"井淘得好,水里没有毒气,吃了不会害温病。"《石室秘录》介绍,用贯仲一枚浸入水缸之内,加入白矾少许,以消毒饮水。

祖国医学的"天人合一"说,讲的就是人与自然环境的统一性,认为人们生病与否,与自然环境因素(如卫生条件、气候等)密切相关。所以对环境卫生非常重视。战国时代即有陶治的地下水道。汉代的"天禄蝦蟆""翻车""渴鸟"便是一些人工喷泉和洒水工具。当时的"都厕"则是世界上最早的公共厕所。太平天国更加明文规定:"不得在无耻处润泉",意思是不允许人们随地大小便。清代传染病学家王孟英在《霍乱论》里讲:"人烟稠密之处,弊病疫疬流行……日宜疏浚河道,毋使积污……毋使饮浊,直可登民寿域(延年益寿)。"

在预防传染病中,古人也很重视杀虫灭鼠。《诸病源候论》论述:"山内水涧有沙虱,甚细,不可见人,入水浴或仍入水澡浴,此虫在水中著人身,及阴雨天行草中亦有可着人,便钻入皮肤。"讲的是恙虫病的传染。清乾隆年间有谓,"赵州有怪鼠,白日入人家,即伏地咯血死。入人家,人染其气,亦无不立殒者"。至于杀虫灭鼠的措施,《通志》讲:"百部曰婆妇草,能去诸虫,可以杀蝇蛆。"《诗经》有"穹室杀鼠"。《琐碎录》论述:"头生虱虮,藜芦末掺之。"还有说:"以蒲黄末撒席下,其蚤自死。"

另外,古人也注意到消毒隔离的重要性。如《诸病源候论》讲,"与患者共同居住,则病人气传相易染,则病者相似"。所以有谓:"朝臣家疾染易三人以上者,自虽无疫,百日不得入宫。"在预防天花方面则有痘浆、痘衣、旱苗、水苗等接种方法。清代《存稿》中记述:"西洋气寒,其出洋贸易回国者,阅其人有痘(天花)发生,则候其平复后使之入。"讲的是海关检疫的制度。

(《科学普及》1982 年)

131. 千奇百怪的"麻疹"

·乔富渠·

麻疹是一个古老的传染病,可说是家喻户晓。麻疹传染性极强,未患过麻疹者接触麻疹病人后,90% 可以发病。几乎每个人在一生中都难以幸免。麻疹病人是唯一的传染源,所以管理好麻疹病人是预防麻疹的重要一环。但要想及时发现所有麻疹病人并非易事,这是由于麻疹表现形形色色的原因。

(1)先驱麻疹:多见于接受过麻疹疫苗注射或近期有感染史,打过预防针及服药史。常于起病后迅速出丘疹块、猩红热样皮疹、风疹块等,皮肤轻度瘙痒,可伴有风湿样关节痛,持续 1 ~ 2 天。可先见于躯干与四肢,疹退后既不脱皮又不遗留色素沉着。有些病人于先驱麻疹之后出现典型的麻疹之斑丘疹。

(2)轻型麻疹:多为病儿尚保留从母体内带来的血清抗体,或接受过丙种球蛋白或麻疹疫苗注射。本型潜伏期(感染麻疹病毒至发病间隔时间)较长(21 ~ 28 天,一般为 10 天左右)。黏膜斑与皮疹均不典型,发热轻,并发症少,预后良好。

（3）典型麻疹：该型已为大家所熟悉。笔者概括其特点是：烧三天，黏膜斑，眼怕光，涕泪汪；出三天，耳后面，躯干肢，足底掌；退三天，脱麸片，疾病愈，留棕斑。

（4）无疹麻疹：病儿多注射过麻疹疫苗，有同麻疹病人接触史，有发热、咳嗽、流涕、怕光流泪等症状，而无皮疹，口腔可有麻疹黏膜斑（又称费-柯氏斑，位于第二犬臼齿对应之颊黏膜，呈鱼子状密集灰白色小点，小点周围以红晕，对麻疹具有早期诊断价值）。本型病情多轻，预后良好。

（5）白面麻疹：俗称"白面痧"。此型多由于伴有血液循环衰竭所致，皮肤微血管痉挛缺血，皮肤往往湿冷，血压下降，甚至休克，故称"休克麻疹"。这些病人往往皮疹稍露即殁，疹色亦淡，病情危重。笔者见早期高热时用皮质激素亦诱发此症，我科应用654－2治疗收效甚捷。

（6）出血麻疹：此型病情多重，高热、气促、脉速，全身广泛出血性紫斑，口、鼻、胃肠道亦可出血，血小板减少，血管内凝血。亦有在麻疹一般性斑丘疹基础上夹杂有出血点，既往认为出血型病死率高，但近年所见多获治愈。

（7）疱疹麻疹：该型多先表现为斑丘疹，后变成小疱，躯干多四肢少，所谓"向心性"分布。此型可能同过敏有关。

（8）多形麻疹：病人多接受过麻疹活疫苗注射。其特点为口腔一般无黏膜斑，皮疹先从四肢末端开始，而后向躯干及面部发展，皮疹可呈红色斑疹、斑丘疹、荨麻疹、紫斑、小疱多形性红斑等。

（9）中毒麻疹：全身中毒症状严重，高热（40～41℃），神昏，抽搐，发绀，气急，脉速，早期出现大片棕紫色，融合性皮疹，病情危重。

仅上所述，足见麻疹表现的多型性。所以，在新麻疹流行期间，不可轻易放过每一位发热出疹病人以及异型麻疹病人。

（《西安科技报》1984年3月16日第4版）

132. 龙年话"龙药"

·乔富渠·

2000年是我国传统属相的龙年，中国是龙的故乡，以龙为名的中药达数十种之多。

1）正名

龙骨：为古代大形爬虫如"恐龙"及"象类"动物骨骼的化石，含丰富钙质，为镇静剂，主治心悸、失眠、多汗、遗精、下痢、带下，有生肌、敛疮、止血功能。药市尚有龙齿，但二者性质完全相同。

龙眼：为盛产于闽粤龙眼树之果肉，含丰富维生素A、B与糖质。龙眼核则含有皂素、脂质与鞣质。果肉为滋养强壮剂,治心悸、健忘、不眠等神经衰弱症,具开胃醒脾、补虚益智之功。核多外用止血、治伤与疮疡。

龙胆草:为龙胆草科植物,其根供药用,含龙胆苦味苷等成分。具有健脾胃、退黄疸、助消化之功。又能泻肝胆湿热,治头痛昏眩、惊痛、盗汗。其为中成药龙胆泻肝丸之主药。

龙葵:为茄科一年生草本,其子、根、茎、叶均可供药用。含龙葵苷、皂素等成分,具有利尿消炎,补益男子元气及妇人败血之功,外用治痈肿、丹毒及跌打损伤等。本品有小毒。

地龙:为对农作物有益的蚯蚓,俗称曲蟮,药用其全虫。含丰富氨基酸、胆碱、脂质等,为著名的清热、平喘、止痉、镇惊、降压良药。近年有研究其含有抑精子成分,有望成为男子节育剂。

海龙:为鱼类海马属之硬骨虫,因其首尾如龙故名。盛产于粤闽沿海底藻类植物茂盛处。为强壮兴奋剂,能催性欲、益房事、壮阳道。并治气血不和之腹痛、妇人难产宫缩无力等。对年老体衰者甚宜。

2)别名

如龙角为芦荟的别名,龙牙草为马鞭草的别名,龙鳞、龙脑、龙脑香分别为常春藤与冰片的别名,天龙、伏龙肝则分别为蜈蚣、灶心土的别名,龙沙、龙芽草、龙脑薄荷、五龙草分别为麻黄、仙鹤草、薄荷、五叶藤的别名。

3)小龙

传统称蛇为小龙,如蛇含草也叫小龙牙。而以蛇为名的中药有乌蛇、白花蛇、蛇蜕、蛇胆、蛇血、蛇麻、蛇床子、白花蛇舌草等。

另外,还有不少民间草药冠以龙、蛇名的,此不一一赘述。总之,中药以龙(含蛇)命名之多,反映出我国为龙的故乡与国度。

(《陕西科技报》2000 年 2 月 19 日第 2140 期)

133. 马年说"马药"

· 乔富渠 ·

2002 年是我国传统的马年,为迎"马"年来临,这里特向广大读者介绍一些"马"字开头命名的中草药。

马兜铃:果与根供药用。其果实具有清热化痰及镇咳喘作用,常用于治疗支气管炎、哮喘、咯血等病症。其根又名青木香,有解毒消肿、理气止痛作用,可治赤白痢疾、胃炎、胃脘痛、慢性疟疾、水肿、臌胀等病,又可解虫蛇毒。近年又发现其有良好的降血压效用,还发现它对肾脏有毒性,有谓"马兜铃碱肾病",故宜慎用。

马鞭草:全草供药用。有解毒利湿、凉血活血功效,主治疟疾、痢疾、疮疖、再障、咽喉炎、扁桃体炎、咳嗽声嘶、阑尾炎、肝炎、肾炎水肿、消炎止痛、跌打损伤、经行不利……

马齿苋:药用全草。该药有清热解毒、消炎利尿作用,常用于治疗痢疾、肠炎、肝炎、尿道炎、化脓性炎症、百日咳等。亦可治疗睾丸炎、肛门炎、痔疮、赤白带下、钩虫性肠炎、淋病性与梅毒性炎症。新近报告马齿苋有收缩子宫与治疗子宫出血的作用。马齿苋还是一味能食用的佳肴。

马钱子:又名番木鳖子,为马钱科乔木番木鳖树的成熟种子。具有通络止痛、解毒散结之效。治疗顽痹麻痛、创伤作痛、肌肉无力与弛缓性瘫痪(软瘫)以及喉痹、恶疮等。有报告用其薄片排列在橡皮膏上,贴于病侧面部治疗面神经麻痹(口眼歪斜)有良效,每7~8天换1次药。本品因含有能兴奋神经的士的宁,故可治疗上述病症。但其有毒,应在医生指导下应用。

马蜂窝:又名露蜂房,为胡蜂的巢窝。具有攻毒杀虫、止痉通痹药效。主治风虫牙痛、痈疽、乳痈、恶疮(如麻风、结核、癌肿等)、疮癣、疮疡、瘙痒(以上可外用)、惊痛、风痹、阳痿、遗尿等症。

马勃:俗名灰包,为收敛性消炎止咳药,可治咽喉炎、扁桃体炎、失音症,又为止血药,可治咯血、吐血、衄血、刀伤出血等,对口腔出血疗效尤著,也可治疗皮肤疮疡(含冻疮)。据研究,马勃对皮肤真菌有抑制作用,可治皮癣。

马宝:为马的膀胱结石与肠结石,以质重、坚硬、色白为佳。有镇静、镇惊功效,主治惊病、神经性疼痛、青光眼、痉挛性咳嗽、食道痉挛、癔症发作等症,又能解毒,治疗疮疡与重症高热不退等症。

马兰:药用部分为根,即板蓝根。具有清热解毒作用。为知名的中药抗生素之一。其对多种革兰阴性和阳性细菌有抗菌作用。又是知名的抗病毒剂,用于治疗病毒性肝炎、乙型脑炎、流行性腮腺炎、小儿麻痹(脊髓灰质炎)等。

马兰子:为草本科植物,药用其花。内服为止血剂,对于热性病出血如鼻衄、吐血、血痢有良效,尚可解毒藁中毒;外用作解毒用,治虫蛇咬伤。民间有用其根捣烂如泥治丹毒、热疖等症。

海马:为鱼类海龙科克氏海马的干燥体,有补肾壮阳、活血祛瘀的功效,治疗肾阳亏虚尿频多,或妇女体虚白带多。尚能增强体格和身体抗病能力,治疗疮疖!

其他尚有以"马"命名的异名中药,如有止血效用的大、小蓟(又称马蓟),别名马尾的逐水利尿治疗肾炎的名药商陆,有活血化痰效用作用的乳香(叫马尾香),有镇咳、祛痰、利尿作用的杜衡叫(马蹄香),有止血、利尿与解毒作用的紫参马行,尚有平豆(也称马豆),海藻别名马尾藻,以及马楝子、马槟榔、马醉木、马蔺子……

(《陕西卫生报》)

134.蛇年说蛇与中医药

· 乔富渠 ·

2013 年属农历的蛇年,蛇又名小龙,正如俗语所说的"猫"形"虎"像,"蛇"形"龙"体,而"龙"在自然界并不存在,已灭绝了 6 亿多万年的"恐龙"也非华夏民族中"龙"的形象。由此蛇则应是龙的化身,值得炎黄子孙的尊重。目前也确实被列为国家保护动物(在全世界也受到了保护)。

但提起"蛇",人们却有许多并不尊重的提法,如"蛇蝎心肠""打蛇先打头"等。笔者曾发表过《毒蛇之变》的杂文,亦把蛇比作"敌人""坏分子"。

其实,"蛇"实在是人类的朋友,它帮我们捕捉老鼠、黄鼠狼……更同中医药方更有密切的关系。

以"蛇"命名的疾病有蛇瘴,为指端腹面的一种化脓性炎症,一般叫"瘭疽",初期皮内红肿、硬疼,小如粟豆,大如梅李,逐渐变黑疼痛剧烈,破溃后脓如豆汁,久则腐烂筋骨。

蛇疗:属于疗疮之一,生在指头上,叫"蛇头疗";生在指甲两旁,叫"蛇眼疗";生在甲后,叫"蛇背疗";生在指长面,叫"蛇腹疗"。

蛇串疮:多生在胸腰肋间的红斑、疱疹,剧疼。形似蛇形,故名蛇串疮(实为西医的带状疱疹)。

蛇皮癣:患者皮肤如蛇皮或鱼鳞状,今名鱼鳞癣,有先天和后天两种……从中药角度讲,蛇全身是宝。蛇肉是餐桌上的美食(应当是人工养殖的蛇),蛇肉有丰富的营养,含有大量优质的蛋白、卵磷脂和丰富的微量元素、维生素,具有强壮身体、兴奋神经与抗毒等多种效用。一般认为南方人聪明、矫捷、形瘦,与常吃蛇肉有关。

蛇胆:含丰富的胆固醇、软脂酸、硬脂酸、牛胆素等。市售蛇胆川贝液为治疗咳嗽、哮喘的名贵中成药。

蛇蜕:又名蛇皮,擅治小儿抽风、破伤风、癫痫,尚有镇静、脱敏、止痒的作用。

乌蛇、白花蛇、蝮蛇:均有治疗恶性肿瘤、麻风、风湿痹痛、关节疼、神经疼、半身不遂、口眼歪斜的作用。

蝮蛇炭:又名"反鼻霜",系将蝮蛇烧黑(炭),麻油调之,可止痛止血,治脱肛肿疼,又能治遗尿症。

蛇酒:治风湿痹症、梅毒、麻风(梅毒、麻风目前已有特效药)、半身不遂,尚能治胃肠痉挛、恶性肿瘤、恶性疮疡等。

另外,带"蛇"字的中药名尚有蛇床子、白花蛇舌草等,其中蛇床子实为多年生草本植物,因蛇常卧其下,故而得名,具有补肾壮阳效用,能治阳痿、男女阴部疼痛、女子外阴肿疼等。限于篇幅,此不一一介绍。

(《咸阳日报》2013 年 2 月 18 日)

135. 我对教学工作的几点建议

·乔富渠·

多快好省地进行社会主义建设,目前已成为我国人民刻不容缓的神圣任务。我们学校,也不例外,必须多快好省地给国家培养社会主义建设人才。但我认为我院的教学工作,存在着一些相当严重的问题,它阻碍着我们多快好省地给国家培养建设人才,教学工作必须迅速进行改革。下边仅就教学工作的几个环节,提供几点建议。

(1)讲课:应该说,这是整个教学过程中最重要的环节,它占了教学中的大部分时间,所以,必须抓紧它。但以前存在着的问题是,不少课程教学的质量不够高。当过学生的人都有体会,如果课堂上听好了,堂下复习就会很省力;相反地,在堂上老师讲得不好,下课后就得花费好多时间。我们学校就有这样的老师,他们的讲课,或者是平铺直叙,不生动,无重点;或者是杂乱无章,东拉西扯,令人费解……每逢听他们讲课的时候,思想负担很重,难免思想开小差(当然不能否认还有其他原因),甚至打瞌睡。我认为在讲课上,应打破教授讲师必然讲授的"常规",让助教也有讲课的机会。事实上,就讲课这一点来说,一些助教确实讲得挺好,例如以前微生物教研组的马振亚老师等,就很受同学欢迎。这里我有这样一个建议,是否能将一门课程分成几个单元,具体地分配给各个老师讲授,这样将会使助教发挥积极性和创造性,会使课备得充实些,讲授得好些。这样一来,教授们可以抽出时间进行讲义编修工作(同学对讲义不是很有意见吗)和科学研究工作。

其次是各门课之间讲授时重复得太多。固然,医学各门课之间是不可截然分开的,讲授时难免有些牵连,但重复得太多了,是不恰当的,浪费时间。如内分泌生理学,正常解剖、组织学讲过,生化、生理又讲过,在药理、病理解剖、病理生理、内科基础、系统内科、临床内科等,又重讲一遍,同学感到早已知道了,不注意听,讲授成了徒劳。

再就是讲得多,几乎面面、病病无遗漏,结果都讲得不仔细、不深入,收效不大。记得系统外科一位老师说,我们的讲义比上海医学院的讲义内容还多。这方面应引起注意,加以改进。例如临床课中,不一定每个病都讲,要把常见的重要的疾病讲多些、讲详细些,少讲那些不常见的,或者把容易理解的疾病交给学生去自学,这样倒会有颇大的收益。如小儿科和腹部外科这样做了效果很好,足可证实这一点。

最后附带谈一个问题,就是最近发现不少老师尤其是临床课老师,他们往往把许多今天还没弄清楚的原因,总是以巴甫洛夫的神经论搪塞过去。其实,科学问题并不简单,既然许多问题还没弄清楚,我们的态度应当是知道的就说清楚,不知道的就说不知道,不必不懂装懂,不管什么都笼统地归结于巴甫洛夫的神经论上,使学生莫名其妙。这样对培养同学树立正确的对待科学研究的态度是极有害的,同时也把巴氏学说庸俗化了,应加以纠正。

(2)实习课:同学们对实习课的意见确实不少。先谈基础课的实习,有不少的实习课是不必要的,或者是应当缩短时间的。例如药理学的一次实习课只有两个实验,其一是讲课时示教过的吗啡镇痛作用,其二是尝溴化物的味道(中学已学过,均为稍带碱味),就可以不做。不知道为某些基础课的实习学习排得那样多,致使辅导老师为了完成实习,往往以考试、提问或者上小课的方法把时间消磨了。在这里给基础的实习课提一个建议,尽可能地多做示范,这样又省时间,又省人力、物力和动物(某些实习课),同样可解决问题。再就一些临床实习来说,医疗与教学配合得太不好了。如22期上学期的外科总论,就因临时没有适当病人,随便让同学讨论了一下,3个学时的时间就轻易地过去了。

上边已经提到,实习课"上小课",是实习课中一种严重的不良倾向。有不少辅导老师,一上实习就滔滔不绝地讲实习内容,而不注意启发和引导同学。对同学提出的什么问题都一概而论地解释。诚然,老师那样苦口婆心地多讲一些,实习是好进行的,但却使同学们养成了一种处处依赖老师的学习态度,往往一有问题就问老师,不去独立思考,这样的学习态度,学习质量很难提高的;这种教学方法,确实危害不浅。

(3)考试制度:口试,我不反对,它有它的优点,首先它能真正测验出学生对问题的理解和领会程度。过去老师要求严格,这当然也好。但在以往考试当中,却有一些老师钻牛角尖,往往鸡毛蒜皮的问题也一点不漏,真是"打破砂锅问到底"!正因为如此,造成同学平时在学习中面面俱到,面面都不深入,他们为了拼命地背枝节问题,竟把重要的原则性的东西忽略了。记得有个同学说道:"为了背下毛细血管,却把主动脉的位置都忘记了!"应当说,这是一个严重的问题,它束缚着同学,使他们的精力过多地集中于死啃书本上。建议今后的考试多采取笔试(个别课程还需口试)。为了避免同学们教条式回答问题,在试题上可出带有总结性质的,使同学们在思想上首先有个完整的概念,以写论文的形式来阐述问题。这样会使同学们对重要的问题理解得更深刻一些,并把一些问题真正有机地联系起来,收益会更大。同时,对考核和评定同学的成绩来说,也是比较公平合理的。

为什么我院学生那样刻苦学习,"开夜车",过"星期七",而学习效率却不高,很少人看参考书,而死啃书本,很少人参加科学研究小组,缺乏创新精神,社会知识贫乏之极,毕业生会看专业外文书籍的寥寥无几,确实值得我院全体师生深思和商讨。

以上是我本着"敢想、敢说"的精神,给教学工作提了几点粗浅意见,我认为目前的教学工作是不符合多快好省地给国家培养建设人才的方针的,它严重地影响着我院学生的质量。如有错误之处,希望各位老师和同学予以指正。

(《西安医学院院刊》1958 年)

136.中医越纯越好吗?

· 乔富渠 ·

笔者近日收到一封很少谋面的《陕西日报》已离休多年的 86 岁高龄老记者发自肺腑的长篇来信,情不自禁地反复拜读了多遍之后,其情甚笃,禁不住在繁忙的医事、笔耕间隙,写此短文,由衷地作为对这位长辈的敬重,感谢革命老前辈对中医事业发展的关怀!

1)来信照录

乔大夫:

您好!

我曾读你十多遍这篇来稿(我当时离休后担任《卫生报》顾问)《三个指头莫缩短》,我颇有同感,因为我也碰到过类似事件。有杭州"许半仙"和西安两位名医,前者对我的朋友(病人)说:"按你脉,知你早晨吃的年糕。"(当然,没有问他是菜油炒年糕还是肉丝炒年糕)。西安有两位名医,一位是 Mu 老,他在 50 多年前给我号脉说:"你只有十年寿元了。"但我现已 85 岁高龄了。还有一位是我尊敬的 Ma 老,我们是朋友,常来常往。一年春节,我去他家拜年,他送我蜂蜜 1 瓶,我问随来的孩子一直很瘦,查不出什么病。Ma 老立即给予号脉后说:"乙肝!"我当时就奇怪,《濒湖脉学》里也没能号出"乙肝",何况还有"丙、甲"等肝炎,为什么一下就定下"乙肝"呢?我让他再号脉,他又号了一下,"乙肝无疑,你可以去医院再查一查"。因儿子已到婚期,必须弄清。医院查后说(当时去的是市第一医院)"没有乙肝"事过数十年,到现在也没"乙肝"出现。

现在,尊稿《三个指头莫缩短》在我处已保存几十年了,曾找你几次,都未见到你。当年我还找到贵院米伯让老医师看看,然后考虑发稿。

同在西安,见你很难。现知你在五路口药铺看病,故请王长有医师转交此信,并告之 30 年前旧事。如要此稿,可让王医师送上。

匆匆,祝好!

2010 年 5 月中旬

2）几句感言

俗话说："亲不亲行亲"，老记者也算是我 10 多年前发表的短稿《三个指头莫缩短》的知音吧。从这一点上说，我们可算为"同行"了。

"来信"中的一些见闻绝非偶见。现实中，笔者曾见过某已故老中医把腰椎结核当作痹证治疗，结果越治越重，终致患者下肢截瘫，笔者亲自将病人转送至西安市红十字会医院（以骨科为特长）手术；新近一位中医主任医师（中医研究生出身）长期把"结核性渗出性胸膜炎"当作胸痹治疗；另一位中医主任医师（也是中医研究生学历）把骨癌当作痹证治疗……以上种种案例，多同中医太"纯"有关。其实，早在 60 多年前，毛主席就曾发出号召：有条件的中医也应当学一点西医知识。上了年纪的医务人员都知道，20 世纪 50 年代各省都曾选送一批中医到北京医学院学习西医，各省也办有"中学西班"的。而更早一些时候，即民国时期，河北省盐山海内外名医张锡纯就曾提出要"衷中参西"，并撰著流传海内外广受欢迎的《医学衷中参西录》。当时的"中西汇通"派，尤其是在先进开放的大城市，几乎是蔚为风气……

值得注意的是，近年来中医界冒出一股股令人惊诧的小气流，即所谓要当"纯中医"，要当"纯中医"的"卫士"，誓作"铁杆中医"……这些是与当今改革开放，"中医现代化"，中医走出国界，走向世界等的中医发展梦极不和谐的"小气候"。与此同时，更有人提出要大刀阔斧砍掉现今中医院校的西医课程，还号召要"建立新学校，培养纯中医"等等逆潮流而动的"奇思异想"。上述种种实在是有些"唯古是好"，"厚古薄今"，甚至有"复古"的味道。对此，笔者不敢苟同。因为东西方医学的汇聚被公认是未来医学发展的方向，熔中西医药知识于一炉，把中医中药的知识同西医西药的知识结合起来，创造出一种既不同于中医又不同于西医的我国独特的新医药学，以更好地为全人类服务，已为新中国建国 60 多年来势不可挡的我国医学发展的大潮流，并已经取得了为世界瞩目称道的辉煌成就。总而言之，"发展才是硬道理"，倒退是没有好出路的！

以上拙见，尚祈同道校正。

2010 年 8 月上旬匆草

（本文已收入乔富渠著《中医新学论》一书中，世界图书出版公司出版，2013）

137."月经栓"引起的重症

· 乔富渠 ·

近年在不少国家发现一种"怪病"，它多发生于用"月经栓"（类似卫生纸的一种吸附剂,于月经期用它填塞入阴道)的月经期妇女,病死率相当高。

这种病目前被认为与"月经栓"污染葡萄球菌有关。"月经栓"擦伤充血的阴道黏膜,为葡萄球菌的侵入开辟了门户;"月经栓"吸附的经血成了葡萄球菌很好的营养环境,使其生长繁殖,而"月经栓"中的氯化钠又阻止了阴道其他菌丛的生长,使其失去对葡萄球菌的拮抗作用。葡萄球菌的两种毒素——热原性外毒素(C)与肠毒素(F),为致病的主要因素。

一般来讲,感染葡萄球菌及其毒素后需经过 12～24 小时的"潜伏期"而发病。病情轻重不一,轻的难以发现,重者常可致命。其特征表现为高热、黏膜充血、剧烈肌肉疼痛、血压降低、弥漫性与多形性红斑皮疹(见于掌、跖,且可脱皮)。并常见有呕吐、腹痛、腹泻、头痛、咽喉痛、结膜炎等。全身如消化道、肝、血液、黏膜、肌肉、肺、肾、中枢神经、代谢系统均可受累。化验见贫血、白细胞增多、血小板减少、血清蛋白降低、胆红素及转氨酶升高、蛋白尿与脓尿。阴道与子宫颈可见脱皮、溃疡。肝脏示门脉周围炎,肾小管坏死。本病多因顽固休克,非心源性肺水肿死亡。

对本病的治疗,轻者可在门诊治疗,重者需住院救治。有效抗生素有氯唑西林(邻氯青霉素)、头孢菌素(先锋霉素)、庆大霉素、利福平、万古霉素,而青霉素 G 与氨基苄青霉素无效。注意经期卫生,防止阴道填塞物污染葡萄球菌,是预防本病的关键。

(《卫生报》1985 年 9 月 28 日第 2 版)

138. 细菌性食物中毒的鉴别与预防

·乔富渠·

细菌性食物中毒是由于食用被细菌或其毒素污染的食物引起的中毒性疾病。由于夏季气候炎热,消化道抗菌能力减退,加之人们贪食生冷(既带病菌又伤脾胃),病菌易于生长繁殖,故夏季最常见本病发生。本病临床特点有三:①吃被病菌污染的食物后(常见为剩菜、剩饭、肉类、蛋、奶、罐头等)短时间(2～24 小时)发病;②同食者同发病;③多见有恶心、呕吐、上腹痛、腹泻等急性肠胃炎症状;④病人的呕吐与排泄物可检出同污染食物中同样的病菌。

常见几种细菌性食物中毒各自的特点是:①沙门氏菌:最为常见。其特点有进食后 4～24 小时发病,急起畏寒发热,恶心、呕吐、腹痛、腹泻、粪恶臭扑鼻,偶带少量脓血。②副溶血弧菌(旧称嗜盐菌):多因吃腌渍食物(肉类尤多见),食后 9～20 小时发病,表现为上腹严重绞痛与腹泻便血。③葡萄球菌毒素性:进食后 2～5 小时即发病,剧烈上吐下泻,重者吐出胆汁(黄色苦水)淤血,而体温多正常,多数 1～2 天即告痊愈。④变形杆菌:病人有荨麻疹,皮肤潮红,进食后 1/2～2 小时发病,亦见头痛、腹泻。⑤肉毒杆菌:多由于吃罐头类食品所致,主要表现为眼肌、咽肌瘫痪,言语、呼吸困难等神经损害病状。

预防本病在于把好"病从口入"关,搞好环境与食品卫生,消灭苍蝇,不吃生冷不洁瓜果,不吃腐败变质食物及病死的畜禽肉,剩饭剩菜要回锅充分加热,不喝生水,饭前便后要洗手。另外,在街道、马路边饭摊吃饭,特别要注意饭摊的卫生,以免香在嘴上,痛在肚里。

(《科学普及》)

139. 弦脉不"玄"

·乔富渠·

对祖国医学的脉诊,历来看法不一,现就其中的弦脉谈点肤浅体会。

据有关古医书籍记载,弦脉的脉象特点是:"脉动端直以长,富有弹力,有如按琴弦感。"那么弦脉的实质是什么呢? 大家知道,中医所切之"脉",即体表易触之动脉。而"有如按琴弦感"的弦脉,多半与心脏搏动之排血量增多、血管壁弹性力增加、血管壁硬化及血压升高有关。据对 1000 例高血压病人的研究发现,弦脉者占 94.6% 。还有发现性情暴躁(交感神经功能亢进)的人常见弦脉。更有发现于注射肾上腺素(交感神经介质)后出现弦脉的。由此可见,交感神经功能亢进所致血管紧张度及其弹力升高,是中医弦脉的基本或主要病理基础。至少说多数情况是"无弦不成肝",所以有人说中医"肝"包括有交感神经功能,也是不无道理的。目前一些单位已制造出脉象仪,对常见中医脉象包括弦脉,都可以划出脉象曲线图来,这就充分说明,中医的弦脉不"玄",中医也绝非玄学!

当然,"任何事物都是一分为二的"。中医的脉诊也绝非"万病一脉",只能是诊断疾病的方法之一,而绝非唯一。祖国医学文献有关诊断方面历来是"问、望、闻、切(脉)",把脉诊排在诊断方法的最后一位。因为许许多多复杂的疾病,绝不仅仅表现于一条或几条体表脉管上,而其表现也非都一一为医生所能触知。所以那种故弄玄虚"万病一脉",把中医脉诊故意夸大的神乎其神,所谓"诊病按脉病家不用开口"等等,甚至以此炫耀自己医术的高明,绝不是科学的态度。当然,弦脉也不是"玄妙难测"的。我们是唯物主义的科学观的可知论者,只要某一事物(如弦脉)是客观存在着的物质,迟早会认识它、掌握它和利用它的。

总之,对中医的脉诊来讲,正确的态度只能是"取其精华,去其糟粕""古为今用""洋为中用""推陈出新",而绝不是其他。

(乔富渠《陕西科技报》1981 年 8 月 14 日第 85 期第 4 版,本文曾在《陕西中

医学院学报》发表,这里是缩写稿)

140. 人体健康状况的一面镜子——舌象

·乔富渠·

　　祖国医学有谓:"观舌质,可验其病之阴阳虚实;审苔垢,即知邪之寒热深浅也。"又说"舌为心之苗。"西医则称"舌为胃之镜"。足见舌象为人体健康状况的重要标志之一。

　　正常人的舌质为淡红色,舌苔薄白而均匀。国内有学者对 650 例病理舌象分析发现,淡白舌质 100 例为寒证,红绛(深红)舌 100 例常示里证,无 1 例表证(病浅)与寒证。红绛(深红)舌 100 例均为实证,无 1 例表证(病浅)与寒证;白苔 200 例中表证 10 例,寒证 115 例;黄苔 100 例均为实证、热证。

　　从西医角度看,青紫舌标志着血液缺氧;红绛舌与裂纹舌多由 B 族维生素与钾缺乏所致;淡白舌多为贫血、营养不良;黄苔主要系消化功能紊乱、炎症感染、发热等;黑苔为高热、失水炎症、中毒、胃肠功能失调、霉菌感染以及长期服用抗菌药物等所致。肠伤寒苔黄腻(厚),舌尖呈三角苔(边红)。猩红热常见杨梅舌。我们发现早期出血热病人舌红有瘀点,舌苔黄腻;肝炎病人早期轻症苔多厚腻,晚期重症苔多光剥。河南有的医院把紫舌列为早期癌症的表现之一。另有发现原发性肝癌见瘀舌者手术效果差,预后不良。近年有把红绛舌作为弥漫性血管内凝血(DIC)的指标之一,示病情危重。肝硬化病由淡红舌薄苔或薄黄苔转红绛光剥,表示肝功能变坏及预兆肝昏迷发生,以及再生障碍贫血将来临。乙脑病人苔腻不化病情多重。

　　如果说中医脉象是"胸中了了,指下难明",则辨舌较诊脉更为确切,因脉夹于皮肉之间,而舌则显露于外。当然,舌象也不是健康或疾病的唯一标志,所以中医也有"舍舌从证之说"。因此,一旦发现舌象异常,不可贸然疑病,最好请医生做全面检查,得出科学的诊断。

(《卫生知识》1983 年 1 月第 3 版)

141. 单味中药可降糖

·乔富渠·

　　对糖尿病这个"只能控制,不能根治"的终生顽症来说,单味中药的应用值得推荐。现将各地报告应用单味中药治疗糖尿病的临床经验与实验研究摘录如下,以供广大患者选择应用。

　　僵蚕与蚕蛹:将僵蚕研为细末,日 3 次,每次 5 克,饭前服。治疗 52 例,显效

21 例,有效 29 例。动物实验证明,口服蚕蛹水煎液(小鼠 125 克/千克),具有明显降血糖作用。

大蒜与大蒜素:国外多个试验证明,大蒜具有降血糖作用,系通过促进肝糖原合成与增加浆浆胰岛素而实现的。大蒜降血糖有效成分为大蒜素,大蒜素可促进胰腺细胞转化、胰岛细胞增殖、胰岛 β 细胞增加等,从而使内源性胰岛素分泌增加。

黄连与小檗碱(黄连素):近年不少学者提出 2 型糖尿病发病的"胃强脾弱"学说,而黄连则具有清泄脾胃之热、抑胃健脾作用,故近年常用黄连治疗本病,尤其对早期病人燥热烦渴多饮最为适宜。而实验表明,黄连的有效成分小檗碱(黄连素)40 克/千克时即有显著降血糖作用,有效时间可达 6 小时,并发现其降血糖作用为通过促进胰岛 β 细胞修复而起作用。小檗碱(黄连素)临床上成人用量为 300～500 毫克/次,1 日 3 次口服。

荔枝核与柠檬:每日 10～15 克,水煎服。亦可将本品烘干研末冲服,每日 5～6 克。有将其制成浸片治疗 2 型糖尿病 45 例,有效率为 80%。目前认为该药可提高机体及周围组织对葡萄糖的利用率。另有用鲜柠檬 30～50 克加鸡内金 100～200 克炖熟后喝汤吃肉;或每天用鲜柠檬 30～50 克,绞汁或泡水饮,治疗 25 例,总有效率为 80%。

昆布与茶叶:昆布多糖对正常小鼠和实验性高血糖均有明显降低效应,可每日 10 克水煎服。昆布尚有利尿消肿与消瘿病作用,富含碘质。日本报道茶叶具有明显降血糖作用,绿茶、红茶等均有降血糖作用。

苦瓜与苦荞麦:实验研究证明,苦瓜水提取液有明显降血糖作用,其降血糖作用较其干燥果实粉末效果显著。美国学者研究认为,苦瓜果汁的降糖作用是通过刺激活性 β 细胞分泌胰岛素而达到的。苦瓜皂苷对模型动物降血糖的作用明显,与对照组优降糖相比,其降糖的作用缓慢而持久。从苦瓜内可提取植物胰岛素。有医生对 57 例患者用苦荞麦食疗,即以苦荞麦代替膳食中的碳水化合物,效果明显。

文蛤与蛤蚧:文蛤肉能明显降低正常小鼠四氧嘧啶诱发高血糖小鼠的血糖,且能降低甘油三酯。蛤蚧身或尾提取物有类似作用。

女贞子与山萸肉:用女贞子对小鼠灌胃可防治高血糖,女贞子尚可对抗肾上腺素与葡萄糖引起的血糖升高。山萸肉醇提取物亦有类似功效。

莲藕与番石榴:英国学者研究证明,莲的花粉及其水、乙醇提取物对禁食的正常兔有明显降糖作用,能抑制糖负荷后的血糖升高。广西医学院用番石榴片与番石榴生果另加少许罗汉果汁治疗糖尿病 55 例,服用 2～15 个月,总有效率为 79.3%。

三七与绞股蓝:三七提取物可使正常小鼠肝糖原升高,对葡萄糖性高血糖有降低倾向。三七皂苷腹腔注射可降低四氧嘧啶引起的小鼠高血糖。绞股蓝可明显改善老年大鼠的血糖耐量低下,预防空腹低血糖,降低实验小鼠高血糖。

人参与黄芪:人参多糖与人参茎叶多糖可使血糖和肝糖原降低,对胰岛素的释放有促进作用。人参总皂苷可明显抑制实验小鼠血糖升高。黄芪多糖具有血糖的双向调节作用,既对抗高血糖又防止低血糖。

生地与山药:生地煎剂能降低血糖与对抗由肾上腺素、氯化铵引起的高血糖,可刺激胰岛素分泌。山药煎剂可降低小鼠血糖,防治实验小鼠糖尿病,对抗肾上腺素与葡萄糖引起的高血糖。

大黄与薏苡仁:大黄能提高 2 型糖尿病小鼠胰岛素受体结合力,改善糖、脂代谢及高胰岛素血症,被认为是治疗 2 型糖尿病高脂血症较理想的药物。薏苡仁使实验兔血糖降低,有效成分为薏仁聚糖 A、B、C。

灵芝与冬虫夏草:灵芝孢子粉提取物可抵制小鼠实验性高血脂,防止四氧嘧啶对 β 胰岛细胞的损伤。冬虫夏草菌丝的碱提醇沉淀物对实验小鼠高血糖有明显降低作用。

马齿苋与仙鹤草:用马齿苋治疗糖尿病效果良好,适用于早期轻症病例。有医生用仙鹤草日 20～30 克水煎服治疗本病,疗效显著。

夏枯草与月见草:夏枯草中的活性物质降糖素,能明显降四氧嘧啶引起的小鼠血糖升高,能修复 β 细胞增加体内胰岛素分泌。用月见草乳剂(15 克/100 毫升)30 毫升加入生理盐水 500 毫升,每日 1 次静脉点滴,具有降糖降脂作用。

三白草与竹节草:三白草具拮抗肾上腺素升血糖作用,善调节血糖机制。用新鲜竹节草 200 克加水 200 毫升煎服,每日 1 剂,治疗老年性 2 型糖尿病人疗效佳。

玉竹与知母:日本学者发现玉竹降糖活性物质为甲醇提取与正丁醇,能使金连脲佐菌素小鼠血糖下降,并改善糖耐量。知母可降低实验兔血糖,抑制食饵性血糖上升。

苍耳子与银耳:苍耳子每次 10 克,每日 3 次,研粉服治疗糖尿病效果良好。银耳孢子多糖能降低小鼠血糖,减轻糖尿病小鼠饮水量。

其他尚有地骨皮、玉米须、翻白草、褐藻淀粉与褐藻酸钠、麦冬多糖、紫草多糖、汉防己甲、稿木(椿龟根)(用该药 125 克水煎服治疗 86 例,有明显降糖降脂作用)等。传统常用药有黄精、知母、天花粉、生地、玄参、山药等。

广大患者可在医生指导下因地因人制宜地选用上述药物。

(《陕西健康教育》1998 年第 6 期)

142. 小檗碱(黄连素)可防治糖尿病

·乔富渠·

近年各地报告用小檗碱(黄连素)治疗 2 型糖尿病(又称非胰岛素依赖型糖尿病,占糖尿病总数的 90% 以上,中老年人高发)效果良好。大家知道,小檗碱(黄连素)是由中药黄连、黄柏等提取的一种有效成分,是知名中药抗生素,有片剂与针剂,价格十分低廉,又无什么毒副作用,特向糖尿病患者推荐。

治疗方法:首先应当单纯饮食疗法(为 2 型糖尿病"三大疗法"中的首要疗法)1 个月以上。剂量为每次 0.3 ~ 0.6 克,每日 3 次口服。每次服量可根据三餐前血糖水平定期适当调整。如空腹血糖 <8.33 毫摩/升,每次服 0.3 克;空腹血糖为 8.33 ~ 13.9 毫摩/升者,每次服 0.4 克;血糖 >13.9 毫摩/升者,每次服 0.5 ~ 0.6 克,疗程 1 ~ 3 个月。

治疗效果:有学者报道一组 30 例,用药后血糖下降时间为:1 周 4 例,2 周 7 例,3 周 14 例,5 例效果不显著。25 例"三多一少"症状消失,体力增强 8 例。合并高血压者基本恢复正常,与血糖下降时间大致相同。另一组 60 例总有效率为 90%。

作用原理:上述 100 多例,经应用小檗碱(黄连素)后血清胰岛素均较治疗前显著上升。动物实验亦证明此种效用。实验动物病理检查表明,本品有促进胰岛 β 细胞(糖尿病的发生直接同该细胞有关)修复作用。

小檗碱(黄连素)又是广谱抗菌剂,对葡萄球菌、链球菌、肺炎双球菌、痢疾杆菌、大肠杆菌、伤寒杆菌、百日咳杆菌及阿米巴原虫等均有抑杀作用。俗话说"十人九炎",糖尿病患者由于免疫力降低,尤其如此。小檗碱(黄连素)既治糖尿病,又治感染炎症,一举两得。笔者认为,对那些隐匿性糖尿病(临床症状不明显)患者,如有阳性家族史,中老年肥胖者尤其是上半身肥胖者,也可以服用小剂量小檗碱(黄连素),其具有预防作用。

(《陕西科技报》)

143. 糖尿病性胃肠轻瘫

·乔富渠·

糖尿病性急性胃瘫,又称糖尿病性胃麻痹与糖尿病性胃弛缓症,为糖尿病所致的急腹症之一。由于容易误诊,甚至招致不必要的手术痛苦,故很有必要向广大糖尿病患者及读者予以简介。

本病的发生是由于糖尿病性神经损害所致。由于支配胃的神经病变,致胃蠕动功能紊乱,胃张力降低。它常发生于糖尿病酮症酸中毒患者,亦见于一般糖尿病患者。在精神过度紧张或抑郁以及创伤、劳累等情况下易于突然发作。临床表现为心窝部疼痛、腹胀以及难以忍受的呕吐及腹膜刺激现象（腹痛，腹硬及反跳痛，后者当突然松开压在病人腹部的手时，疼痛比手压着时更严重），其貌似幽门梗阻，故常导致不必要的手术。一些病例可发生胃气肿，X 线、胃电图检查有助本病的诊断。中老年病人顽固性上腹饱胀，除了要考虑慢性肝病、肝硬化、慢性萎缩性胃炎等的疾病外，也应当想到糖尿病性胃瘫。笔者在临床上常以此为线索，发现中老年糖尿病病人"三多一少"（吃得多、喝得多、尿得多与消瘦）往往并不明显。

对本症的治疗，除了积极控制糖尿病本身外，可给以 B 族维生素（B_1、B_2、B_6、B_{12}……）、维生素 C、新斯的明。近年常用胃动力药吗丁啉、西沙比利、莫沙比利等。红霉素近年来亦作为胃动力药应用，该药价钱低廉，可选用。笔者治疗本症常用中药枳朴六君子汤加焦三仙（枳壳、厚朴、党参、白术、茯苓、甘草、半夏、生姜、山楂、神曲、麦芽），收效良好。病情紧急时可抽吸胃液。如保守治疗无效，亦可施行胃空肠吻合术。

（《卫生报》1995 年 5 月）

144. 肾病综合征顽症治疗有新药

· 乔富渠 ·

日本学者最近对一些应用皮质激素、环磷酰胺等常用免疫抑制剂治疗无效的难治性肾病综合征小儿患者，应用环孢素（cyclosporin）治疗，收到了良好的疗效，其副作用也少。剂量为每日每千克体重 5 毫克，疗程半年，部分病例可获治愈。如需继用，可改为每日每千克体重 2.5 毫克长期维持应用。环孢霉素原为抗霉菌药，亦有较强的免疫抑制作用，目前常用于肾移植（一组报告达 3038 例）以减少免疫排斥反应。（笔者接诊 1 例青年女患者肾移植后用此药已延存 8 年之久）

（《卫生报》1991 年 1 月 19 日第 3 期）

145. 切莫视"激"如虎

· 乔富渠 ·

由于激素（肾上腺皮质激素，简称"激"，如泼尼松等）有种种副作用，如皮肤生疮（痤疮等），胃肠溃疡，血压升高，免疫力下降，使本来年轻貌美的姑娘变了模样（"满月脸""水牛背"长小须）等等，使人们视"激"如虎。

其实，激素的副作用，多半是由于长期大剂量与不合理应用激素造成的。而自激素应用来，确实使如红斑性狼疮、肾病综合征、亚急性与慢性淋巴性甲状腺炎、变应性亚败血症等众多的严重疾病的治疗大为改观,把不少病人从死神那里夺了过来。如对急重肝(重症肝炎,病死率高达 70% ~80%),如能早期(肝水肿期)应用激素,则可转危为安(笔者曾应用激素成功抢救过这类病例);对不少急性感染性高热患者,如能在应用抗生素的基础上短时间(3~5 天)加用激素,多能迅速热退身凉,加快病愈的进程。如肠伤寒,过去怕用激素引起肠出血、肠穿孔,近年学者研究发现,早期配合激素,能抑制与减轻肠壁的损害,大大降低了肠出血与穿孔的发生率。又如出血热,笔者认为其发病机制为感染过敏,因为该病肾损害严重但可完全恢复,如荨麻疹、剥脱皮炎等。

当今许多学者发现,中药与激素有机地配合应用,可收到取长补短、相辅相成的效用,既提高了激素的疗效,又减低了激素的副作用。如已摸索出的激素加中药治疗肾病综合征的有效方法是:①开始大剂量应用激素阶段,中药治以滋阴降火、分利小便,药用熟地、龟板、知母、玄参、萆薢、茯苓、车前草、灯芯草;②维持剂量应用阶段,治以温肾化气、去浊分清,药用萆薢、益智仁、首乌、石菖蒲、金樱子、黄芪、桑螵蛸、淫羊藿;③撤减激素阶段,治以温化肾阳、填补精髓,用龟鹿二仙汤、右归饮等;④停用激素阶段,为防止复发,药用黄芪、党参、白术、杜仲、枸杞子、当归、熟地、茯苓、山萸肉、淫羊藿、仙茅、巴戟天等益气补肾壮阳药。

应当引以为戒的是,一些病人视"激"如虎,不听从医生劝告,拒绝应用激素,或偷偷撤掉激素,以至延误病情,甚至招致病情骤然恶化而死亡的惨痛教训。我院就曾遇到 1 例激素疗效非常显著的中年男性病人,因轻信别人谗言私自停用激素,招致肾上腺皮质危象而致命的! 笔者还曾遇到西安西郊某纺织厂一位患肾病综合征病人轻信某老中医停掉西药,而致病情恶化收住我院的。

这里向广大患者与家属大呼一声:激素绝非洪水猛兽,切莫视"激"如虎,因噎废食,招致不测发生!

(《卫生报》1997 年 5 月 17 日第 3 期)

146. 糖尿病何以称为富贵病

·乔富渠·

医学家们早就发现,一些病易于在贫穷者中发生,如不少维生素缺乏症、蛋白营养不良症(俗称"浮肿病")等;另一些病如痛风、高脂血症、糖尿病等,则多见于富贵人群。糖尿病就被称作"富贵病"(明代名医张景岳)。其道理有:

(1)糖尿病人胖子多:在糖尿病人中,2 型糖尿病占 90% ~95% ,而该型病人发病前多为胖子。据调查,超重者糖尿病患病率高于非超重者的 3~5 倍。上体肥胖者尤易患糖尿病。医学家们还把女性上体肥胖者作为诊断糖尿病的一项指标。

（2）肉蛋奶油消费高：糖尿病高发的欧美及日本等国家学者认为,肉蛋白奶油消费高,促使糖尿病患病率增加。近10年（1979—1988）我国糖尿病发病率大幅度上升,这期间各种肉类、蛋、奶等副食人均消费量增加了100%～400%以上。

（3）城市比农村高：城市糖尿病发病高于农村1～4倍。这同城市人口生活条件改善与膳食结构改变显著高于农村,而体力劳动又较农村少有关。

（4）体力劳动量减少：据调查,体力劳动者中糖尿病人明显低于脑力劳动人群。上海、蚌埠等地大量调查表明,糖尿病患病率职业顺序为干部、知识分子、职员、工人、渔民、农民及牧民,前三者实际上主要是脑力劳动者,而后四者主要为体力劳动者。

（5）高龄糖尿人多：据流行病学调查,年龄在40岁以上,特别是60岁以上人群,糖尿病患病率显著增加。糖尿病人40岁以下少见,40岁以后急剧上升。据对我国14省市30万人口的调查分析,40岁以上糖尿病患者占糖尿病患者总数的87.06%。大家知道,中老年人大多吃得好,劳动少,胖子多。其实我国古代医家早就认为,正如明代《景岳全书》中讲："消渴病,其为病之肇端,嗜膏粱肥甘之多,酒色劳伤之过,皆富贵人病之,而贫苦者少有也。"足见祖国医学之博大。

（《卫生报》）

147. 中草药过量亦致命

·乔富渠·

虽然我国民间早有"是药三分毒"之说,但目前大多数人甚至一些医生也错误地认为："中药毒副作用少,甚至无毒副作用,可长期服用。"殊不知中药应用过量同样可引起严重中毒,甚至致人死亡!

药诀说"细辛不过钱（3克）",可近年来有的医生胆大包天,用量越来越大,甚至每日超过10克或更大。近见文献报道一位病人,为了止痛加大剂量险些丧命。无独有偶,一位病人用川芎治头痛,用量达21克（《中华人民共和国药典》规定用量为3～9克）,服药20分钟,即剧烈头痛,呕吐,经减量（3克）应用再无此反应。

尚有文献报道,超量内服瓜蒂、藜芦、常山中毒者：瓜蒂用量为25克,而药典规定为1.5～4.5克；藜芦用量为3克,药典规定为0.3～1.2克,均超过药典规定剂量的10倍以上。有学者对近35年来有关单味植物药中毒致死的文献资料进行分析发现,植物药的有效与减毒性成分：①强心苷：夹竹桃、万年春；②

氰苷类:白果、猫豆(狗爪豆)、木薯、瓜蒂、桃仁、枇杷仁;③生物碱:罂粟壳、广豆根、马铃薯、毒蕈;④毒蛋白:江南子、卷年子、蓖麻子、桐子;⑤皂苷类:木通、黄独、商陆、禹白附;⑥萜内酯:川楝子、苦楝子、马桑、艾叶、土荆芥油、鬼箭羽、牵牛子;⑦其他:白花丹、土贝母、丢了棒等。

总之,不少血的经验教训一再表明:药剂过量是中草药中毒甚至致命的主要原因,应当严格掌握用药剂量,遵守《中华人民共和国药典》的有关剂量规定。而对老幼孕妇体弱病人,应当从小剂量开始应用或用略低于《中华人民共和国药典》规定的最小剂量。对应用有毒中草药治疗,更应慎重,以防不测发生。

（《预防保健》1996 年 11 月 30 日第 3 版）

148. 泻痢病人的粥疗
·乔富渠·

葱蒜粥:葱白五根,洗净切碎。先将白米(或黄米)适量煮粥,临熟加入葱白再沸,食盐少许调味服用。或用大蒜头 2 个,去皮洗净,代替葱白,做法同上,食蒜头和粥。

苋茶粥:鲜马齿苋 60 克洗净切碎,与大米(或小米、玉米)适量煮粥,食盐少许调味服食。或用生姜、绿茶各 10 克,水适量浓煎服。

车梅粥:车前草(干品)30 克,水 2 碗,煎 1 碗,去渣,加蜜糖适量温服。或用乌梅 10 克,冰糖 15 克,水 2 碗,煎煮 1 碗,浓煎热服。

薏莲粥:薏米 30 克(炒),大米(或小米、玉米、小豆)50 克,水适量,先装水煮沸,然后加入薏米和大米再煮,熟后食盐调味服食。或用莲子 20 克(去心,炒熟、研末),待粥临熟时加入莲子粉,略数沸即可食。

枣楂粥:大枣 10 枚,木香 9 克(或用陈皮 12 克)。大枣去核先煎,数沸后加入木香再煎片刻,去渣温服。或炒山楂 20 克,生姜 3 片,红糖 15 克。水适量,煎山楂、生姜,后加入红糖,去渣热敷。

药连粥:山药 30 克,陈皮 6 克,大米(小米,黄米)50 克。水适量共煮粥,食盐调味服用。或用党参 12 克,黄连 9 克,加水 100 毫升,文火炖煎,频频饮服。

（《卫生报》）

149. 肥胖是糖尿病的"罪魁祸首"
·乔富渠·

肥胖型糖尿病属 2 型糖尿病,多见于中老年肥胖者,多由于长期高热量饮食所引起。城市人口的患病率为农村人口的 2.7 倍。

新近研究证明,上身肥胖(指腰围与臀围的比值大于 0.7 ~ 0.85)妇女,不论她们的体重是多少,葡萄糖耐量试验异常者(提示糖尿病)竟占 60%,而下身肥胖者却无一例异常。有学者提出,对腰围与臀围比值大于 0.85 的妇女,应常规做葡萄糖耐量检查,因为这种人患糖尿病的可能性更大。目前医学科学家一致认为,女性上身肥胖者可作为诊断糖尿病的一项指标。

关于肥胖与糖尿病的关系,国外有学者提出"节约基因"常说,认为在饥荒时,由于"节约基因"的作用,肌体能快速有序地积攒能量,一旦饥荒过后,生活温饱与富裕时,极易肥胖。肥胖多是由于食物的热量超过身体的需要而引起的。由于进食过多,引起高胰岛素血症,使食量增加因而引起肥胖。而肥胖者的组织细胞的胰岛素受体减少,对胰岛素的敏感度减弱;受体减少引起对胰岛素的抵抗,加重胰岛负担,久而久之,胰岛功能衰竭而发生糖尿病。由于肥胖对糖尿病病人的发生发展有着严重的影响,所以视肥胖为糖尿病的"罪魁祸首"。

糖尿病是可以控制的。一般只要坚持合理的饮食控制与适当的体力劳动,可不必应用中西降糖药物。对于糖尿病人的饮食疗法,北京协和医院王姮教授提出食谱四大原则:谷类应限制,肉蛋宜充足,蔬菜当多食,油类须减少。总之,食物宜多纤维素。体力运动可加强新陈代谢,增强抵抗力,促进呼吸、循环与大脑功能,减轻肥胖,促进肌肉和其他组织对葡萄糖的利用,从而降低血糖与尿糖。

（《陕西日报》1994 年 7 月 3 日第 3 版第 90 期）

150. 攻克 2 型糖尿病的主力军

·乔富渠·

以中老年人群高发的 2 型糖尿病(T_2DM),占整个糖尿病总人数的 95% 以上。所以,预防 T_2DM 为当前医学界的重要研究课题。而从中医学角度看,T_2DM 的全部历程,基本表现为阴虚燥热、气阴两虚与阴阳俱虚,它们也依次为 T_2DM 病程演变的早、中、晚期的基本病理,但气阴两虚、瘀血则贯穿于 T_2DM 的全过程。益气养阴化瘀治则为 T_2DM 的基本治法,抓住了它们就像牵住了"牛鼻子",抓住了要害与关键。

刚刚出版的《古今专科专病医案——糖尿病》一书(苏礼主编,陕西科学技术出版社出版)中,益气养阴化瘀方占据醒目的位置。其中的 27 个益气养阴化瘀专(验)方中,虽涉及中药药味达 80 多种,但最常用的却只有 19 味,依次为黄芪(出现于 21 方,占 77.8%,以下写阿拉伯数字),天花粉(20,74%),生地(19,70%),山药(17,63%),知母、玄参、麦冬(11,40.7%),党参(含人参、西洋参、太子参,9,33%),葛根、丹参(8,30%),山萸肉、苍术(均 6,22.2%),枸杞、当归、川芎、黄连(均 5,18.5%),石斛、乌梅、桃仁(均 4,15%),除了苍术主燥湿健脾、黄连主清热解毒燥湿之外,余 17 味皆属益气养阴化瘀药组方治疗 T_2DM"主力军"中的"精英"! 依据笔者多年的临床经验,就用这 17 味药组方治疗 T_2DM,准能收取卓越的疗效。当然,需要因人因时调整药味的剂量。如能在这 17 味药的基础上,因症因证(含化验等特殊检查),妥当地予以加减化裁,则其效果将相得益彰、如虎添翼。

151.2 型糖尿病病人防治的"四控""一抗"

· 乔富渠 ·

据笔者看到的有关资料,全球已确诊的糖尿病人数达 1.35 亿,我国逾 5000万,并且发病人数还在不断地逐年递增中。因而如何预防和控制 2 型糖尿病(T_2DM)成了医务工作者 21 世纪的重要任务。当今医家们的共识是:"四控""一抗"是防治 T_2DM 的基本对策。

控制"二高二低"的生活方式:国内外医学家们公认"二高二低"(高脂肪、高热量,低纤维饮食与低运动)的生活方式导致超重肥胖(T_2DM 病人 80% 以上超重或肥胖),而肥胖则使胰岛素受体(胰岛素只有和其受体结合后才能发挥降糖效用)密度下调与缺陷(含受体后、受体底物异常),继而导致胰岛素抵抗(耐药),出现高胰岛素血症、高血脂、高血压、腹型肥胖、高尿酸血症、高血脂,则可导致 T_2DM。加上遗传和环境因素(如抽烟、饮酒、感染、接触致畸药等)更易发病。所以,应控制"二高二低"的不良生活方式,代之以"低糖、低盐、优质蛋白(动物蛋白)"与富含纤维素饮食,"与坚持中等强度"(微微出汗不感到过度疲劳)的体力活动。

控制血脂、血糖与高血压:当长期高脂饮食时,由于长期血游离脂肪酸升高,组织脂肪酰辅酶更多地酯化为甘油三酯,丙酮酸脱氢酶活性受抵制,从而抵制葡萄糖化细胞对葡萄糖的摄取,加重胰岛素抵抗,导致 T_2DM 发生。而血脂高又可加重糖尿病的血管病变,增加心脑血管病的发病率与死亡率。而对血糖的控制,不仅能改善病人多食、多尿症状,更主要的是减少 T_2DM 的各种并发症,提高病人的生活质量,降低病死率。要求将空腹血糖控制在 7 毫摩/升以下,非空腹 <8 毫摩/升,糖化血红蛋白 <6.2%。如达不到上述标准,又为非体形消瘦者,可用二甲双胍或 α 糖甘酶抑制剂(拜糖平)或噻唑烷二酮类(如文迪雅)等,其能降低胰岛素抵抗与降低血压,以及微量白蛋白尿、血脂、纤溶酶活性抑制物、C 反应蛋白等。而少数胰岛素分泌不足病人,则应及早补充胰岛素。T_2DM 病人高血压发病率高于非 T_2DM 的 5 倍多。这是由于高血糖激活肾素-血管紧张素-醛固酮系统,儿茶酚胺(肾上腺素类)增多的缘故。糖尿病所致的大

血管病变(心、脑等),亦为高血压的成因。对 T_2DM 高血压首选卡托普利类硝苯地平(心痛定)联合应用,前者能改善胰岛素抵抗,后者可扩张动脉。

抗凝血药物的应用: T_2DM 病人由于其血管内皮的损害,激活内源性凝血系统,使大量的脂肪以及血小板、红细胞沉积于血管壁,导致血管病变,动脉狭窄,加之高血糖可使血液呈高黏状态,更易发生心脑供血不足酿成心肌梗死、脑梗死。对此推荐用小剂量阿司匹林,即每日 50 ~ 500 毫克口服。

152. 2 型糖尿病口服降糖药的"五虎上将"

·乔富渠·

2 型糖尿病(T_2DM)占糖尿病总数的 90% ~ 95% ,它是一种由于胰岛素抵抗(又称耐受与敏感性降低)伴随相对胰岛素不足,或胰岛素分泌缺陷伴有或不伴有胰岛素抵抗,从而导致慢性高血糖的一种内分泌代谢疾病。目前的基本疗法为:糖尿病教育,饮食疗法,运动锻炼与药物疗法,而药物疗法多以口服降糖药为主。截至目前, T_2DM 的口服降糖药按其化学结构与作用机制,拥有号称"五虎上将"的五大类药物。

1) 磺脲类药物——促胰岛素分泌剂

该类药应用最早,目前仍为主要的治疗药物,它们系通过与胰岛 β 细胞表面特异受体的相互作用,刺激胰岛素分泌而发挥治疗作用,可使 60% ~ 70% 的病人血糖得到很好的控制,使糖化血红蛋白降低 1% ~ 20% 。对空腹血糖过高及重度肥胖病人(胰岛素抵抗)疗效不佳。该类药物如 D860、格列本脲(优降糖)、格列齐特(达美康)、格列苯脲(格列美脲)等,对肾脏有一定损害,易发生低血糖反应,故年龄大于 60 岁与有肾脏损害者慎用或免用,但格列喹酮(糖适平)可用于肾脏损害不重的病人。这类药宜饭前半小时左右服用。

2) 双胍类药物——胰岛素增敏剂

该类药物的治疗作用在于能增强胰岛素的敏感性,并能减少肝糖的输出,增强组织对血糖的利用。它们不仅可降低空腹血糖与糖化血红蛋白,而又不引起低血糖,对肥胖者(T_2DM 近 80% 超重)当为一线药物。但有恶心,腹胀,腹泻,口腔金属味等不良反应,应随餐或餐后服用。对心、肝、肾衰竭,酮症酸中毒与昏迷前期禁用。该类药有苯乙又胍(降糖灵),二甲双胍等。目前推崇二甲又胍的,尤其是肥胖患者,有报告该药尚有延年益寿等效用,推荐预防应用。

3) α-葡萄糖苷酶抑制剂——小肠单糖吸收抑制剂

其疗效系通过抑制 α 葡萄糖苷酶,从而抑制小肠对单糖的吸收,以延缓与减少餐后血糖升高,可降低血红蛋白,有胃胀、腹胀等副作用。这类药物有阿卡波糖(拜糖平)与伏格列波糖等,宜进第一口饭时服用。

4)噻唑烷二酮类药物——胰岛素致敏剂

该类药是新型胰岛素致敏剂,可直接增强肥胖 T_2DM 病人的肝脏、肌肉与脂肪组织中胰岛素的作用,从而改善胰岛素抵抗及糖尿病心血管并发症的发生情况,使肥胖型 T_2DM 患者空腹与餐后血糖降低,并使低密度脂蛋白胆固醇(LDL－C)和极低密度脂蛋白胆固醇(VLDL－C)降低。其代表药有曲格列酮、罗格列酮,后者已经上市(商品名为文迪雅),但积累的用药经验尚少。

5)中医中药——整体功能调整疗法

糖尿病属祖国医学的消渴范畴,中医学对糖尿病的治疗已有数千年的历史,积累了丰富的经验。传统中医多以"三消"论治,即上消"渴",从"肺"治;中消"饥",从"脾"治;下消"尿"多,从"肾"治。近年来有从"肝"从"胃"从"瘀"从"痰"等论治的新经验。笔者著文提出"二本"(脾、肾)(刊于《中国中医基础医学杂志》)、"三期"(早、中、晚)(刊于《陕西中医药研究》)发病与病程进展学说,与从"痰"(胖人多痰,脂高痰盛)、从"瘀"(久病多瘀,血络瘀阻,则麻、痛、眼底出血、白内障,心与脑血管梗死……)论治学说,采用系列有序与"衷中参西"综合疗法,在当代中医治疗 T_2DM 的治疗用药中,中医中药可说是"独领风骚",但降糖速度尚不及西药!

153. 糖尿病病人应如何吃

·乔富渠·

饮食疗法之所以被列为糖尿病"三大疗法"(饮食、体育、药物)之首,是由于大量与反复的临床证明,如今糖尿病尤其是中老年高发的 2 型糖尿病发病率的上升,与高脂肪(高不饱和脂肪酸)与蛋白质、高单纯糖(砂糖)与低复合糖(粗淀粉)、低纤维食、低维生素(尤其是 C、B)等不合理的饮食密切相关。据我国有关调查发现,宁夏回族自治区糖尿病发病率居全国之首,也正是由于吃"红肉"(牛、羊肉等红色肉)过多所致。总之,从某些意义上讲,2 型糖尿病是"吃"出来的病。目前专家们的共识为,糖尿病病人的"吃"应坚持"五要":

(1)控制总热量:对于每日总热量的要求,大部分患者宜每日每千克体重25～30 千卡(每克蛋白、脂肪、碳水化合物热量分别为 4 千卡、4 千卡与 9 千卡),再依据病人的胖瘦与活动量适当增减。日本学者指出,如病人为标准体重,则总热量宜为 30 千卡/(千克·日)。

(2)平衡营养素:对于脂肪尤其是含高不饱和脂肪酸的动物脂肪,经常大量的摄取,可引起胰岛素作用障碍,为糖尿病致病的危险因素。动物脂肪过剩,又易促进动脉硬化,而动脉硬化又为糖尿病病人的重要死因(脑血管意外、心肌梗死等)。总热量供应中,脂肪宜占20%～25%,并且应尽可能摄取含高饱和脂肪酸的植物脂肪(豆类、花生、黑桃等)。如胆固醇≥300毫克/分升,每日进脂肪约相当于1个鸡蛋的蛋黄。试验也证明,蛋白质摄取过剩,为糖尿病并发肾病(为重要死因)发生发展的危险因素。蛋白质宜为0.8~1克/(千克·日),占总热量的15%~20%,动物蛋白(以瘦肉、鱼各半为宜)占1/3。日本学者推荐一般病人每日宜100克左右,糖尿病肾病患者宜低于80克。每日摄取糖质(碳水化合物)宜占总热量的60%左右,应当限制蔗糖、果糖等单纯糖质,倡用粗加工谷类(复合糖质)。

(3)多吃纤维食:应多吃深绿色蔬菜(富含维生素C)与根茎菜、蘑菇(含纤维素),食物纤维难成热源,又能阻碍其他营养素的吸收,食后有饱胀感,还可抑制血中胰岛素、葡萄糖、脂肪的上升。

(4)食品多样化:这样既能保持营养素的丰富与多样化,又能平衡多种营养素,还能增进病人的食欲,避免偏食的种种弊端。日本学者甚至主张1日食物品种应多达20~50种之多。

(5)少食多餐制:对糖尿病病人来讲,宜提倡每日5餐制(早在唐代大医孙思邈就有此倡议)。据日本调查,占总糖尿病人数95%以上的2型糖尿病,其发病的主要原因是过食与肥胖(80%以上为超体重或肥胖症),是如上边讲的"吃"出来的病。故宜多餐但少食,即严格控制主食(尤其是细米、白面)的量。

临床上常常有一些糖尿病病人,由于从不"忌口",随心所欲地"吃",招致病情急剧恶化,甚至发生不测。所以讲,糖尿病病人对待"吃"的学问,绝不可掉以轻心!笔者见西关一赵姓老乡,不肯忌口,大碗面条一个劲地吃,笔者劝他时,他竟说:"宁当饱死鬼,不当饿死鬼。"刚50来岁就到"阎王爷"那里报到去了!

(在西安协同医院讲座稿(一))

154. 口服降糖药的"后备队"

·乔富渠·

目前广泛应用于临床的口服降糖药,按其化学结构及作用机制主要有三类:磺脲类(优降糖、达美康等)、双胍类(苯乙双胍、二甲双胍等)、α-葡萄糖苷酶抑制剂(阿波糖、代格利波糖)等。另有近年可望推广应用的噻唑烷二酮类。笔者这里所称的"后备队",系指已知疗效确实但次于上述各类的一些中、西降糖药,它们可同上述各类药伍用或单用(轻型病人)。

小檗碱:近年已广泛应用于治疗2型糖尿病,亦可同胰岛素伍用治疗1型糖尿病。动物试验证明其可促进胰岛β细胞(分泌胰岛素)的修复。用法为每次0.3~0.6克,一日3次服,疗程3~6个月。

赛庚啶:对糖尿病病人的"黎明现象"(早晨 5~9 时血糖显著升高)最为有效。其降糖作用机制在于其对生长激素与促肾上腺皮质激素(两种激素皆有升高血糖作用,皮质激素则于早晨 8 时升高幅度最大)的抑制。用法为每日 12~16 毫克,分为 3~4 次服,一般于睡前服 4 毫克。有学者报告其有效率达90.7%。

谷维素:目前认为,其可通过调整自主神经功能,提高机体免疫力,使胰岛素抵抗减退,从而达到抑制血糖的作用。用法为每次 50 毫克,每日 3 次口服,疗程为 2~3 个月。

氯化奎宁:具有减少胰岛素分解作用,对餐后高血糖疗效较好。一般用法为每次 0.25 克,每日 3 次服。用本药时,应经常化验白细胞,防止引起白细胞减少。

左旋咪唑:可防治 2 型糖尿病,使病人糖耐量升高。用法为每日 3 次,每次25~50 毫克服。该药能增强人体免疫力,提高人体细胞免疫,有益于糖尿病病人。

中药:仙鹤草 80 克,水煎服;荔枝核 12 克,水煎服;苍耳子 10 克,日 3 次服;僵蚕 5 克,日 3 次服;竹节草 200 克,加水 200 毫升煎服。有报告仙鹤草煎服剂用后血糖多由原来的 150~200 毫克/分升降至 120~140 毫克/分升。已知蚕蛹、大蒜、柠檬、昆布、茶叶、苦瓜、苦荞麦、蛤蚧、文蛤、莲藕、地骨皮、玉米须、翻白草、黄柏、番石榴、三七、绞股蓝、人参、生地、黄芪、山药、大黄、薏苡仁、灵芝、冬虫夏草、马齿苋、夏枯草、玉竹、知母、天花粉、玄参等有降糖作用。

新近报告卡托普利、铬克糖、核酸制剂等亦有降糖效应。

155. 胰岛素泵

近来社会上有些糖尿病病人开始使用一种能连续输注胰岛素的医药器械装置,叫胰岛素泵。它由装有常规胰岛的泵容器、小型电池驱动泵和计算机芯片组成,体积为血压计大小,可以全天自动向人体内精确输注胰岛素,完全模仿人体胰腺功能,每时每刻释放人体所需胰岛素,只需给它设定一个准确的释放程序即可。

由于胰岛素泵能灵活地输注胰岛素,严格有效地控制血糖,可使糖尿病人的血糖像健康人一样想吃就吃,进餐时想多吃点,只要按 2 个键,多输些胰岛素。也可随意推迟时间,不想吃就不吃了,而血糖仍可控制在理想的水平。

使用胰岛素泵只要一周更换一次针头或软管的固定部位,就能精确地在这周内每时每刻获得适量的胰岛素输入体内,这免除每天注射数次胰岛素的繁杂和痛苦。如果想要游泳、淋浴或运动时,只需暂时分离封好,非常方便。

胰岛素泵的使用可避免反复出现高血糖或低血糖反应,严格预防和控制糖尿病并发症的发生。加班、出差、宴请、运动者可避免血糖波动之忧。它还可保障孕妇和胎儿的健康,如对糖尿病孕妇可避免死胎、畸胎、巨大胎儿的发生。它可尽快使需择期手术的糖尿病病人血糖保持正常,缩短等待手术的时间,减轻病痛之苦,以及对组织器官的继续损伤。而且带泵治疗后,每日需要的胰岛素量比往常减少 20% 左右。

据悉,胰岛素泵的使用在美国已有近 20 年历史,近年平均每年有 3 万糖尿病病人带泵。我国自 1997 年开始,平均每年有 400 位患者带泵治疗,结果显示,糖尿病视网膜病变危险性减低 72%,肾蛋白尿减少 54%,神经病变危险性减少 64%,患者全程用泵治疗,3/4 的住院就诊费用可得到节省,生活质量和寿命可得到大幅度提高,是目前糖尿病患者胰岛素治疗,特别是强化方便的方法,对个人、家庭、社会都大为有利。

(《陕西卫生报》)

156. 感冒——百病的"面纱"

· 穷溪 ·

俗话说:"伤风感冒,阿司匹林三包。"意思是说伤风感冒是最常见的小病,得了病只需吃几包(片)几分钱的阿司匹林就可以治好,或喝点辣子水、生姜水发发汗也可以很快治好。记得小时候笔者每逢伤风感冒发烧,母亲总是找些生姜、大葱捣成泥糊,在前胸后背揉擦,也可以很快就好的。所以在我的脑子里认定"感冒"是个"小毛病"。

如今学了医,才知道感冒并不像人们想象的那么简单,感冒病虽小,但若不及早治疗,能引起并发症,也可酿成大病,甚至会要命的。不仅如此,"感冒"又往往是许多病的"前奏曲",百病的"面纱"。如遇到经常头痛、鼻塞、"感冒"、嗅觉与记忆力减退的小孩,多半患有鼻副窦炎甚至长有鼻息肉;如遇到三天两头感冒,午后发低热,夜间出盗汗,轻度干咳并有消瘦倾向的男女青年,则应想到肺结核的存在;在出血热疫区与高发季节,"头痛发烧像感冒",清涕不多喷嚏少,面、颈、胸"三红",腰痛身困乏,则应警惕出血热;初春季节,学龄以下儿童突然感冒头痛、呕吐、脖子发硬,则当想到流行性脑脊髓膜炎。

感冒这个病见于一年四季,气候变迁,乍冷乍暖,更是高发时刻,切记当心"感冒",而一旦"感冒",应尽快找医生诊治,警惕"感冒"背后有大病,"面纱"里边藏杀机!

(《陕西科技报》1998 年 2 月 19 日第 1832 期)

157. 感冒的药茶疗法

· 乔富渠 ·

中国茶文化历史悠久,用于治病的药茶疗法,源远流长,早在唐代就有所谓"药疗百疾,茶治百病"。今年入冬以来,气候多变,感冒病人甚多,笔者在门诊病人中介绍了一些药茶方,不少病人反映卓有成效,今特集中向读者介绍如下:

桑菊茶:功效为祛风清热,疏表利咽。适应证:风热感冒,主症有咽痛、头痛、目赤肿痛。处方:桑叶、菊花各 10 克,生甘草 2 克,龙井茶 6 克,每日分 2～3 份,泡茶饮。

苍耳子茶:功效为辛温通窍,散风去湿。适应证:风寒感冒、鼻塞、头痛、过敏性鼻炎、慢性鼻塞、头痛、慢性鼻副窦炎。处方:苍耳子 12 克,辛夷、白芷各 9 克,薄荷 5 克,葱白 6 克,茶叶 3 克。共研细末,每剂分 2～3 份,泡茶饮。

蒲公英茶:功效为清热解毒。适应证:风热感冒,咽痛,流行性感冒,皮肤疮病,小便涩痛等。处方:蒲公英 20 克,生甘草 3 克,泡茶饮。

玄参甘桔茶:功效为清热润肺止咳。适应证:阴虚感冒、伤风,慢性顽固干咳,痰少,气短,口干咽燥,舌红少苔。处方:玄参、麦冬、桔梗各 9 克,生甘草 3 克。上药水煎,加糖当茶饮。

绿豆酸梅茶:功效为清热生津。适应证:高热、口渴、心烦。处方:绿豆 100 克,乌梅 50 克,白糖适量。水煎取液汁,加白糖后化茶饮用。

(《陕西科技报》副刊 1994 年 1 月 27 日第 1209 期第 4 版)

158. 饮茶能防癌

· 乔富渠 ·

民谚称:"清晨一杯茶,饿死卖药家。"饮茶治病的历史源远流长,相传"神农尝百草,日遇七十二毒,得茶而解之"。唐代更有"药治百病,茶疗百疾"之说。茶之所以能治百病,正如清代名医王孟英所讲,这是由于茶能"清心神醒酒除烦,凉肝胆涤热消痰,肃肺胃明目解渴"。茶对身体五脏六腑均有良好的保健与调理作用。

近年来国内外均发现,饮茶尚有防癌作用。日本广岛原子弹爆炸区幸存的移居到茶叶产区静冈县并经常饮茶者,存活率远远高于不饮茶者。实验亦证明,茶叶确有抗辐射作用,而放射物质的致癌作用是人所共知的。国内川北地区自幼喜欢饮浓茶的回民,其食道癌的发生率显著低于同地区很少饮茶的汉民。肝癌高发区居民饮茶率显著低于低发区。

　　研究发现,茶叶可抑制和预防癌细胞的产生。把茶叶掺入饲料中喂养植入癌细胞的小白鼠,3周后鼠体内癌细胞明显减少。绿茶提取物对体外培养的人胃癌细胞生长具有明显抑制作用,同绿茶中含有丰富的蛋白质及钾、钠、钙、铜、锌等微量元素有关。

　　茶叶的抗菌(如可致肝癌等癌的黄曲霉菌等)作用亦有益抗癌。

　　　　　　　　　　(《陕西科技报》1994年1月25日第1208期)

159. 以茶代药防衰老

·乔富渠·

　　人过中年之后,身体的许多功能开始降低,逐渐出现衰老现象。医学家总结出的保健防老的主要措施之一是:养成常年饮茶习惯。

　　关于茶的医疗保健作用,我国最早的药物专著《神农本草经》就载有"神家尝百草,日遇七十二毒,得茶而解之"。"茶味苦,饮之使人益思、少卧、轻身、明目。"唐《本草拾遗》也讲:"茶久饮,令人瘦,去人脂。"唐宣宗三年,有一僧人虽已130高龄,仍耳聪目明,精力充沛,宣宗问其是否吃了什么延年益寿的灵丹妙药,僧曰:"僧少也贱,素不知药性,唯嗜茶,凡居至处,唯茶是求,每饮百碗不厌。"

　　衰老是一种复杂的生理过程,目前多数学者认为,脂肪酸过氧化作用使细胞衰老又始于新陈代谢。研究发现,茶叶内所含的某些维生素与微量元素,对调节新陈代谢、延缓衰老起着重要的作用,茶叶中的维生素E、A、C及微量元素硒、锌、钴、锰等尤其重要。维生素E可与分子氧及自由基(具有氧化作用)起反应,防止磷脂中不饱和脂肪酸被氧化。维生素A具有防癌与抗癌作用,能减少患者体内的致癌细胞。维生素C是致癌物质亚硝酸盐的有效抑制剂,亦有抗氧化作用。锌与体内的80多种酶尤其是脱氧核酸多聚酶有关。钴对造血与维持心脏功能有重要作用,它具有破坏氢过氧化物为类脂过氧化酶、核糖核酸、多聚酶、超氧化物歧化酶的组成成分,具有抗氧化和趋脂等作用。新近研制的防治动脉硬化的新药心脑健,也是从茶叶中提取的有效成分。

　　民谚"药治百疾,茶疗百病"之说是有其科学道理的。

160. 感冒非小恙要时时防

·乔富渠·

　　感冒在医学上有两种,普通感冒(简称感冒)与流行性感冒(简称流感),但在非大流行期间,两者很难区分,故通称"感冒"。事实上,普通感冒国外称"常见着凉"(Common Cold),其致病因素中包括有流感病毒。

说感冒非小恙,其严重性的理由至少有四:①发病率极高:据美国某年统计,发病人数达 6800 万,发病率为 28.5%,婴幼儿发病率则高达 70.8%。②影响出勤率很高:仍据美国资料,感冒之急性期成年人出勤率减少 16.3%,年出勤减少 1 亿 7500 万个。③病原种类很多:据国外某研究中心调查成年人的感冒病因中,鼻病毒(可存在于正常人之鼻腔中,有 100 多个血清型)占 15%~40%;冠状病毒(3 个血清型)占 10%~20%;流感病毒(A、B、C 3 个血清型)、副流感病毒(4 个血清型)、呼吸道融合病毒(第 Ⅰ 型)及腺病毒(数个血清型)占 5%~10%;肠道病毒中的柯萨奇病毒(数个血清型)与依柯病毒(数个血清型)占 1%~2%;甲组乙型溶血性链球菌占 2%~10%;其他尚未查明的特异性致病因子推断为病毒占 30%~50%。即是同一病原体,不同的血清型,感染后并无永久免疫力,所以人一生中感冒的次数多!④貌似感冒非感冒:如出血热早期"发热头痛像感冒",不仅是出血热,许多急性传染病如肝炎、脑炎、儿麻伤寒、结核等,病初都可能像感冒,以"感冒"起病。学者们甚至是称感冒为"百病的面纱"。

如此看来,感冒非同小可,千万不可对其掉以轻心。而感冒又是一年四季可见,时时刻刻可以得的疾病,所以笔者强调"感冒非小恙要时时防":①气候变迁,脱换衣服,睡眠起身,热人迎风等,要时刻当心"着凉"。②与感冒病人密切接触时,往往一人感冒,染及全家!要格外当心受传染,可戴口罩,吃点预防感冒的中西药(如抗病毒冲剂、板蓝根冲剂、强力银翘片、感冒通、速效伤风胶囊、吗啉胍、利巴韦林、复方金刚烷胺等)。③对病人用过的碗筷、用具,要煮沸消毒或暴晒 3 小时,或用 1% 漂白粉、5% 氯亚明、3% 来苏儿水中任一种消毒。④房间可用食醋空气消毒,3~5 毫升/米^3,加热熏蒸。有粮食醋更好。⑤平常要加强身体锻炼,增强适应环境、气温变迁的能力与抵御感冒的能力。

(《卫生报》1998 年)

161. 流脑与感冒的区别

·乔富渠·

目前防治流脑的关键是早期发现病人,而早期流脑病人,最易被误诊为"感冒"。流脑与感冒的显著区别有以下几点:

(1)起病急,进展快。感冒起病多缓,症状也轻,一般先有头身疼痛,发困及显著的喷嚏、清涕、咳嗽等症状,有的不发热,有的渐发热。而流脑发病数小时后即可寒战高热,剧烈头痛,呕吐,甚至神昏谵语。

(2)体征多,变化快。感冒病人往往主观症状多,而客观体征少,如仅仅可见眼泪清涕多,咽稍发红,体温略高。流脑则多有显著的脖子硬、胳膊腿发硬,舌质红绛,皮肤有许多出血点、紫斑,有时唇部还见有疱疹(示预后良好),体温常升至39℃以上,血压过低或偏高。

(3)血象高,脑液异。感冒一般血象正常,脑脊液无改变。流脑早期的细胞总数及中性粒细胞即显著升高,脑脊液混浊,细胞数显著增高,并且可从皮疹、血液、脑脊液里找到脑膜炎双球菌。

(4)磺胺药有特效。俗话说"伤风感冒,阿司匹林三包,汗出热退病好",而抗生素不起作用,一般不必应用(除非细菌性感冒白细胞高时)。对于流脑,则必须及时大剂量应用抗生素,常用磺胺嘧啶、青霉素、氯霉素等,往往用药后数小时即可显著减轻病情。

(《陕西日报》1984 年 2 月 24 日)

162. 流行性腮腺炎的防治

· 乔富渠 ·

流行性腮腺炎(以下简称腮腺炎)是由腮腺炎病毒引起的一种常见的急性呼吸道传染病(民间称"痄腮"),冬末春初(1 ~ 3 月)为发病高峰,尤以 5 ~ 15 岁的少儿患病者最多。

腮腺炎只在人群中发病,因此受腮腺炎病毒感染的人(包括病人与病毒携带者)是腮腺炎唯一的传染源。由于腮腺炎病毒传入人体后在上呼吸道黏膜上繁殖,而病毒对外界抵抗力很低,所以,腮腺炎主要借唾液飞沫的吸入而传播。若能早期发现腮腺炎病人,及时采取有效防治措施,就可控制本病的流行蔓延。

感染腮腺炎病毒之后,一般需经过 2 ~ 3 周的潜伏期发病,最初病人有畏寒、倦怠、肌肉疼痛、食欲不振、结膜炎、咽炎等症状,遂后腮腺开始肿胀。通常起病甚急,症状为发热、怕冷、头痛、嗓子痛、恶心、呕吐、全身疼痛等。接着腮腺以耳垂前下为中心,呈弥漫性肿大,表面皮肤发亮而无明显红肿。面部多呈肿胀痛,张口及咀嚼时痛较明显。腮腺肿胀一般持续 4 ~ 5 日才会消退。

值得注意的是,腮腺炎可引起种种并发症,如脑炎、脑膜炎、关节炎、卵巢炎、睾丸炎、胰腺炎、腮腺化脓与中耳炎等,导致患者病情加重。因此,应加强对腮腺炎的防治。

预防腮腺炎首先要早期发现与隔离病人,一般需要隔离至病人的腮腺肿胀完全消退后 1 周为止。对可疑患者,应立即进行隔离。应用恢复期病人血清及丙种球蛋白肌肉注射有一定的预防效果,其免疫作用可维持 2 ~ 3 周。应用腮腺炎活疫苗预防(孕妇忌用),口服中草药板蓝根,每人每日 30 克,有一定预防效果。针刺颊车、合谷穴,每日 2 次,也可作为预防。

对已患腮腺炎的病人,宜及早治疗。应让病人卧床休息,给半流食或流食,避免食酸性食物,因唾液多呈酸性。应保持口腔清洁,多饮水,常用复方硼酸溶液漱口。磺胺药与各种抗生素无治疗效果,不可滥用。中草药普济消毒饮疗效显著,应积极应用。可用的处方是:黄芩、元参、连翘、牛蒡子、夏枯草、板蓝根各9克,马勃、薄荷、桔梗各4克,生甘草3克,生大黄6克,水煎服,每日1剂。局部可用金黄如意膏。笔者常以青黛用醋或蛋清调敷,可用灯火疗法灯芯草点公孙穴(耳上发际处),肌肉注射板蓝根注射液。高热或有脑膜炎、睾丸炎、心肌炎病人,应住院治疗。可加用泼尼松口服,成人每日30~60毫克,疗程3~5日。对睾丸炎病人,可口服己烯雌酚,每日3次,每次20毫克。并可用棉花及丁字带将睾丸托起,局部采用冷水袋敷,以减轻睾丸之剧烈疼痛。一般来讲,如病人高烧不退,神志不清,或见抽风,或心慌气短,或剧烈腹痛,或神经麻痹,应及早找医生或住院治疗,以免发生意外。

(《陕西科技报》1984年2月24日)

163.夏季发烧非都是传染病

·乔富渠·

现代医学有句口诀:"发烧必感染",言下之意,在发烧的病因中绝大多数为遭受这样或那样的病原微生物(如病毒、衣原体、立克次体、螺旋体、细菌、原虫……)感染所致。也正因为如此,医生在作发热原因的诊断时,应把感染放在第一位来考虑,这也是诊断思路的一大线索。尤其是在夏秋细菌(含各种病原微生物)生长繁殖旺盛的季节,更应首先想到感染。夏秋最为常见的胃肠传染病像肠炎、痢疾(细菌与阿米巴原虫性)、伤寒与副伤寒、沙门氏菌感染、幽门螺旋杆菌、耶尔逊氏菌(可为冰箱里的常客)、肠道病毒、乙脑病毒等,高明的临床医生多能既首先考虑一般,又能灵敏地觉察特殊,否则"先入为主",往往耽误诊疗。下边介绍一个笔者在会诊中遇到的病例。

那是发生在1973年夏末秋初的事。一天晚上,泾阳某中学驻军军医来学院(我当时任职陕中医学院内科教研室热病组组长)要求派医生去会诊。当时学校派我和我的老学长田家农老师(任职我们教研室消化组组长)一同去,以便中青结合,取长补短,提高会诊成功率。会诊对象为1个刚19岁的男性青年战士,已持续高热、头痛1周多,偶发鼻衄,食纳睡眠尚可,化验血象在正常范围。平常体魄健壮,问家族史亦无特殊。我和田老师对其全身检查之后,除了发现上颚数个针点大小不清楚的出血点外,余无明显异常,既无皮疹,又无肝脾淋巴结肿大,也无骨头压痛,依据当时的季节,遵循"发热必感染"的格言,只能想到"肠伤寒"。但无白细胞减少,其偶尔的鼻血,在肠伤寒早期也时有见(有文献记述其发生率约为5%)。另根据病人起病突然(肠伤寒多徐缓),又有出血的现象(鼻血、上腭出血点),不能不想到血液病。最后意见是边治边查,一方面给抗生素,建议做细菌培养与伤寒血清反应(肥达氏反应)以及骨髓穿刺。会诊后病情依旧,有关伤寒方面的检查均为阴性。后转入西安空军医院检查,结果证实为急性白血病!

这一病例告诉我们,遇有发热、出血病人,又无明显感染或传染病表现,应当心血癌的存在。而一般急性白血病的基本特点有:持续高热,出血表现,进行性贫血,骨尤其是胸、胫骨压痛,肝脾、淋巴结肿大,用抗生素治疗无效,血与骨髓中可检查出大量幼稚白细胞,如不及早采取得力有效治疗,病人往往迅速全身衰竭,甚至发生不测。

(《大众医学教育》)

164. 溺水简易急救法

· 乔富渠 ·

炎夏暑热季节,在劳动与工作之余,很多人到江河湖泊或水渠、水库游泳洗澡解暑,但有时免不了遇上被水淹死之意外。如能掌握溺水的简易急救法,就会转危为安。溺水致死的主要原因有三:①由于大量的水吸入呼吸道与肺内,影响肺吐故纳新、交换氧气的功能,引起缺氧与窒息,造成呼吸、心跳停止。②吸入淡水易致溶血,钾由血细胞大量释放出来,高钾可引起心室纤维颤动而骤停。③淹没入咸水,则易引起肺水肿及心力衰竭而死亡。

遇到溺水者,应立即就地给予简单的急救:①撬开口腔,除去口、鼻内的泥沙或污物,将舌头拉出口外,使呼吸道通畅;②将溺水者腹部放在抢救人的膝盖上,面头部下垂,用手连续(不少于15分钟)平压背部;③必要时口对口人工呼吸,持续2～3小时,不可轻易放弃;④急救同时,尽快就近送医院抢救;⑤经急救后神志清醒,可给喝热茶或适量的酒。

(《陕西科技报》1985年7月17日第4版)

165. 痢疾中医治法

· 乔富渠 ·

我省痢疾每年发病人数约占全省传染病的第3位,仅次于流感与麻疹。目前西药抗生素多有副作用,而中医治法颇为有效,且多无或少副作用。下面介绍几种常用治法:

(1)导滞通下法:有谓"无积不成痢",故用泻下法,泻其积滞,祛邪以扶正而痢止。处方:木香6克,槟榔12克,青皮9克,水煎服,日1～2剂。宜用于腹痛而硬,内热炽烈,体强脉实有力者。

（2）调和气血法：中医称"血行则脓便自愈，调气则后重自除"，故用行气活血法，以除里急后重、大便脓血之症。处方：芍药12克，黄芩9克，当归12克，槟榔9克，黄连6克，大黄9克，木香6克，甘草3克，肉桂1.5克，水煎服，日1～2剂。宜用于痢疾初起，脓血杂下，腹痛里急后重明显者。

（3）通利小便法：痢疾多发生于夏秋暑湿季节，故以"湿热"为患。中医谓"治湿不利小便非其治也"，用利小便药去其湿邪，水分走于小便，则腹泻立止。处方：茯苓12克，猪苓9克，泽泻9克，车前子15克，肉桂3克，白术9克，陈皮9克，黄连6克，焦楂9克，水煎服，日1～2剂。宜用于泻粪稀水，舌苔厚腻，纳呆身困，恶心呕吐者。

（4）解毒清热法：近年学者认为"毒寓于邪，毒随邪入，热由毒生，变由毒起，毒退热祛，毒去病除"。这种治法与西医用抗生素疗法相似。所用方药，多有杀灭痢疾杆菌作用。处方：白头翁12克，黄连6克，黄柏9克，青皮9克，穿心莲9克，马齿苋15克，苦参9克，鱼腥草15克，水煎服，日1～2剂。宜用于痢疾初起，寒战高热，泻下频繁，脓血甚多者。

（5）涩肠止泻法：多用于泻痢过度，或病久体虚者。处方：赤石脂30克，粳米30克，禹余粮30克，诃子15克，白术12克，水煎服，日1剂。但新痢初起有积滞者勿用，以防"闭门留寇"弊端。

（《陕西科技报》1985年8月7日）

166. 似痢非痢，不可大意

· 乔富渠 ·

有几种疾病，貌似痢疾，如果误诊，延误治疗，后果严重。

非特异性溃疡性结肠炎：可呈急性发病，状如"痢疾"。与菌痢相比，大便与脓血量均较少，便血较多，用治疗菌痢的抗生素疗效甚微，用皮质激素有效。反复发作，不仅可并发肠穿孔、肠狭窄、肠梗阻、结肠周围脓肿、瘘管，尚可导致脂肪肝、肝硬化、关节炎、结节红斑、多形红斑、鹅口疮、角膜与结膜炎、强直性脊椎炎、胰腺炎等。

结肠直肠癌：酷似痢疾，里急后重，大便脓血。便血特多，体重减轻、贫血等症状与日俱增，呈进行性加重，于左下腹可扪及肿块，多种治疗无效。

肠结核：有时很像痢疾。症状是乏力、消瘦、潮热、盗汗，有所谓"鸡鸣泻"，或腹泻与便秘交替出现，腹部尤其是右下腹可有压痛或包块，病人皮肤黏膜多苍白、毛孔有角质化（发硬）现象。

痢疾不可轻看，似痢非痢更不可大意。

（《陕西科技报》1984年6月16日第4版）

167. 夏秋季节需防谷痒症

·乔富渠·

谷痒症是夏秋季节很常见的一种疾病,尤其多见于农村。谷痒症是由农作物(如谷类、稻草、棉花等)害虫的体外寄生虫如螨虫等侵袭皮肤引起的一种皮炎,常见于农民和搬运、制粉、轧花工人,亦见于睡草垫与用蒲绒枕头的居民。

得了谷痒症,皮肤起红色小丘疹,顶端有针头大小的水疱,剧烈发痒。多见于颈、肩部及四肢,一般一周左右消退,留轻度色素。有时还表现头痛、头晕、关节痛、发烧、无力、恶心等全身症状,个别见有哮喘、眼结膜充血。化验会发现白细胞与嗜酸性粒细胞增多。

预防本病的方法:①谷物应在烈日下暴晒,以消灭致病原虫;②用开水烫洗衣服;③对被污染环境喷洒杀虫剂;④讲卫生,勤洗澡,勤换衣服。一旦患了谷痒症,可用 10% 硫黄软膏、20% 蛇床子酊外搽。如已感染化脓,可用些抗生素(土霉素、复方新诺明、红霉素等)治疗。

(《卫生报》1985 年 8 月 25 日第 4 版)

168. 怎样识别毒痢

·乔富渠·

毒痢为中毒型痢疾的简称,是细菌性痢疾的一种特殊类型,发病急暴,进展迅速,病情凶险,病死率极高。如延误诊治时机,或治疗不当,病死率可高达 30% 以上。毒痢治疗的关键在于早期发现与早期治疗。但毒痢往往被误诊为乙型脑炎、中暑、暴发性流脑、脑型疟疾、急性出血性坏死性肠炎等。依据笔者多年来的临床经验,抓住毒痢的如下特点,有利于早期发现本病。

(1)夏秋高发:尽管一年四季均可见到毒痢,但它最多见于炎夏初秋火热季节。

(2)小儿殊多:毒痢主要见于 2~7 岁特别是 3~5 岁的小儿,且多为平素身体健壮的小儿。成年人(主要是老年、体弱者)偶见。

(3)发病急暴:毒痢起病急,发展快,体温于数小时内可升高达 39~40℃,亦有少数病例体温不升的。

(4)神昏抽风:多于病后数小时出现,且以兴奋性增高为特征,如烦躁、惶恐、惊厥等。其惊厥抽风又以反复发作和持续时间较长为特点。该症候由于脑水肿及中毒性脑病所致。

(5)循环衰竭:中毒性休克,表现以四肢厥冷,面色苍白,皮肤湿潮并且出现紫色花纹斑,血压下降,少尿或无尿。

(6)呼吸衰竭:表现为呼吸节律不齐,时快时慢,严重者可呈叹息样或哭泣样呼吸,可呼吸骤停。同时可见面色苍白,口唇发绀,瞳孔大小不等。以上症状同急性脑水肿颅内压增高有关。上述者为中枢性呼吸衰竭,常于起病 15 ~ 20 小时,如突然呼吸加深加快,胸廓起伏极大 ,极度喘憋,肺内有湿鸣,由于肺脏大片实变或萎缩所致,常致呼吸骤止而死。

(7)肠症轻微:一般菌痢主要表现为结肠化脓性炎症,以腹痛,腹泻(日达十余次至数十次),里急后重,大便脓血为特点,而毒痢不经下痢,虽全身中毒症状严重,病情凶险,但肠道症状轻微。病理组织检查,肠黏膜只见水肿,充血及淋巴滤泡增生,偶有溃疡形成,而大脑与脑干则呈弥漫性水肿,神经细胞变性坏死;炎症细胞浸润及点状出血,肾上腺皮质萎缩,胸腺肿大,脑组织可有大片萎缩。少数成年尤其是体弱年老病人毒痢可表现显著的腹泻。毒痢病人往往于临死前吐出咖啡样液体(胃黏膜出血)。

(8)化验检查:白细胞总数及中性粒细胞均明显升高。为了确认毒痢,往往需用盐水取便,大便镜检可见大量脓细胞或红、白细胞及吞噬细胞,白细胞每个高倍视野在 10 个以上(女幼儿较少),50% ~ 60% 的病人大便可培养出痢疾杆菌。

(《卫生报》1995 年 5 月 20 日)

169. 漫话狂犬病

· 乔富渠 ·

狂犬病,是由狂犬病病毒引起的一种急性烈性传染病,是一种人畜共患的传染病。病毒主要侵害人们的脑子,引起脑炎。一旦发病,几乎百分之百死亡,并且往往于发病后 7 ~ 10 天即可死亡。传播狂犬病病毒的罪魁祸首是狗(榆林地区),还有猫、狼、狐狸、蝙蝠、臭虫、老鼠等。

狂犬病一年四季可见,我区以春、夏季为多。病人被疯狗咬伤后,经过 3 周至 2 个月的潜伏期,表现为全身乏力,不想吃东西,无精打采,忧虑重重,头痛失眠。有的表现为"感冒"样症状,咽喉疼痛、咳嗽、肚子痛、恶心、呕吐,有时小便疼痛,有的见有高烧、头痛、咬伤部位疼痛等。并很快出现肢体软瘫,呼吸麻痹而死亡。

预防狂犬病最好的办法是彻底捕杀野狗、流浪狗,防止被狗咬伤。万一被狗咬伤,立即找医生处理,并报告防疫部门,也可自己先用肥皂水或清水充分冲洗 10 ~ 20 分钟,伤口千万不要缝合并及早注射狂犬疫苗。一般来讲,咬伤越重,伤口越深,部位越靠上,越有发病危险。据笔者翻阅国内外文献记述,本病一旦发病仅个别幸免死亡,而少数存活者多为曾打过防疫针者。

(《榆林日报》1987 年 8 月)

(注:笔者于 1987 年被派驻陕北府谷县任医疗队队长。)

170.出血热与感冒的鉴别

·乔富渠·

(1)多发与散发:感冒常于气候骤变时发生,而且常呈多发,患者周围(如家庭、学校、机关、部队等)往往有不少人同时发病。出血热则是高度散发的,一户之内甚至一个自然村之中,很少同时有两个以上的同样病人。

(2)特征性体温反应:出血热病人体温多呈骤起速升,发病后 24 小时之内可达高峰(39~41℃),并且热势稽留(昼夜持续高热),热渗并存(发热与眼睛、皮肤水肿相伴随,往往热度越高,水肿越明显),短程自退(出血热自然热程多在 1 周之内,很少超过 10 天),热退病进(温度下降病情反而加重)。感冒了体温是没有什么规律性的,一般热退病减。

(3)一些突出症状不同:出血热虽也有伤风感冒症状(如鼻子阻塞、流清鼻涕、打喷嚏、咳嗽等),但它的"六红"(面红、颈红、上胸红、眼结合膜红、咽黏膜与舌黏膜红)、"五痛"(头痛、眼眶痛、腰痛、腹痛、全身酸痛),以及特殊的"酒醉面貌"(除外斑疹伤寒)等均与感冒不同。感冒仅面颊部有潮红现象,且多于发热时出现,出血热之红并不因热退而立即消退。同时,出血热病人往往有显著的恶心、呕吐与呃逆(俗称"打呃")等,感冒则很少有呕吐;出血热病人往往全身酸困异常,感冒则全身呈针刺样跳样疼痛;出血热病人常见眼结膜水肿(所谓"白眼肿成肉冻冻"),眼前发雾,感冒则可见鼻子、口唇附近出现小疱疹;出血热每见特殊的出血点于上腭、腋窝、肩胛、上臂,且数目众多,呈针尖样大小,排列呈特殊的线条状,打针部位有瘀斑,感冒一般不见出血点。

(4)常规化验检查不同:出血热病初期白细胞偏低,随后逐渐升高,血小板则相反,病初正常,而后逐渐减少,粪便潜血试验常为阳性(有学者报告占 84.1%),尿里有蛋白;感冒血、尿、粪检查多无异常。

(5)治疗反应有异:"头痛感冒,阿司匹林三包",感冒解热后病情必减,出血热体温下降后,病情未必下减,反而加重。

(《陕西科技报》1983 年 9 月 23 日)

附:出血热的特征与预防

流行性出血热是危害人民健康与生命的一种急性传染病,多见于低洼潮湿、水草丰盛、地下水位高的地方为黑线姬鼠(脊梁有一条黑毛)身上的病毒引起。吉林省敦化县额木公社卫生院的医护人员,从多年实践经验中总结道:此病发生有"双季"①,身体检查要仔细(寻找出血点,看疲惫状态,看酒醉面容);牢牢记住"四个三"②,诊断治疗能及时。就我省讲,小高峰期过去发病很不明显,但只要掌握"热""痛""困""红""肿""尿"六个字就可早发现,及早治疗。随着发热时间的延长,体温不一定很高,但"三痛"及全身困倦十分显著。出血点最早应在腋窝前后找,往往早期出血点只有针尖大小,查找务必仔细。掌握上述发病源,是预防出血热的根本办法。

　　注:①双季是指5～7月,10月至第2年1月两个发病高峰季节,前者又叫小高峰。②四个三是指三红征:红脸、红颈、红胸;三痛征:头痛、眼痛、全身痛,以腰痛尤甚;三反常:不吃、不喝反而胖(肿),吃退烧药反有害,热退病情反加重;三检查:检查血异常淋巴细胞、尿蛋白、粪隐血(近年查 EHFIg MAb,可早期确诊)。

　　(1980 年 2 月 7 日富平县科学技术委员会主编《科学普及》第 5 期)

171. 出血热面容

·乔富渠·

　　在医籍中,记载有什么"伤寒面容""二尖瓣脸(风湿性二尖瓣狭窄)""破伤风貌"等,出血热病人也有特殊的面容。

　　出血热面容最突出的一点是红脸。即使热度不太高或体温正常,仍然面红。红的范围远较一般急性热病广泛,可延及颈部、上胸、肩胛以至上臂,以面颧部最为显著。鲜红如醉,被称为"酒醉面容",颇为特殊。另外,眼结膜出血同面红一起出现,先见于眼外眦部,渐波及整个眼球。苏联学者称其为"红樱桃"。但眼睛虽红,却不痛不痒,也不怕光,不同于其他眼病,如急性结膜炎。加之球结膜水肿日甚,翻出眼外,状如裂嘴的石榴。尽管病人面红如醉,但鼻唇之间的皮肤却苍白,如让病人张口,则可见舌红肿苔厚腻。

　　如在每年5～7月与10月至第2年1月有小、大两个发病高峰季节。遇到急性发热病人有上述特殊的面容,又来自疫区,应想到出血热,赶快到医院找医生检查。当然,如果不仅有出血热面容,还有胸、腋部的小出血点,特别是条索状出血点,病人又极度困乏,十有八九是出血热。如就近医院检查血小板减少,尿里有多量蛋白,则出血热的诊断大致可以定下来(近年已能查出血热病毒IgM 抗体)。

　　(《卫生知识》1983 年 11 月)

附 1:出血热病毒在何处

出血热病毒是引起出血热的病原体,虽仅有一个红细胞的 1/10 大小,但却像魔鬼一样每年吞噬着数以千万计人的生命。出血热病毒,1976年由韩国李镐汪教授首先找到。我国目前在分离出血热病毒方面已居于世界领先地位。

根据目前国内外的报告,已知出血热病毒存在于黑线姬鼠等鼠类和猫、兔、狗等动物体内。国内还从小虫革螨、恙螨中检出出血热病毒。所以,我们不可"目无小虫",应灭鼠,防鼠,灭螨,防螨。

(《宝鸡科技报》总第 94 期)

附2:出血热病毒国外研究近况

近年来,美国男人肺癌细胞及胎儿肺细胞组织培养法,初步分离出流行性出血热病毒。据目前研究获悉,病毒大小为 80～100 纳米,属核糖核酸(RNA)型,为含脂质的囊状物,不耐酸,不耐热,对酒精等一般消毒剂抵抗力弱。

(《陕西卫生报》1982 年)

172. 肾综合征出血热中医命名刍议

·乔富渠·

近年来,我省文献中肾综合征出血热的中医命名甚众,诸如冬温时疫、冬温伏暑、伏暑、少阴伏气温病,湿温、冬温、温毒夹斑肾虚病(米伯让)、"方土伤肾疫斑"(乔富渠)等。从出血热如此众多的命名中,一方面可以想见其临床表现的复杂性、多样性,另一方面反映出肾综合征出血热病因辨证论治的中医学术特点。

能否抓住出血热的基本特点,选出一个(或数个)统一的命名呢?近年来我省一些专家、学者及有实践经验的医生,对此颇感兴趣,曾在多次出血热会议上论证过,在 1984 年 5 月由省中医及中西医结合学会组织的出血热专题学术讨论会上还有多篇专文讨论。在这次会议上提出的命名有:燥热疫(宝鸡)、暑燥疫与伏气瘟疫(岐山)、疫毒热斑(铜川)、疫毒热斑(黄保中)、湿毒疫斑(李佩珍等)、湿毒化斑症(刘光汉)、热郁肾疫论(郭谦亨)及"方土伤肾疫斑"(乔富渠)。新近还有称其为"毒瘀疫",以及发现一些病例属"伤寒"者。

大家知道,出血热最基本的特点是:①属于自然疫源性传染病,其流行有一定的地域性。②大多数学者认为其属瘟疫范围。③临床表现有程度不同的肾脏损害与皮肤黏膜出血。笔者正是基于上述出血热之普遍特点,为其取名为"方土伤肾疫斑"。《温疫论》已有"方土疫病"记载。笔者认为本病内因主要为肾精不足,而临床表现诸如病初即见腰酸、继之厥逆、少尿、多尿等,皆肾经症候;瘟疫多发斑,出血热病人又绝少无出血斑(点)的,所以宜取名"方土伤肾疫斑"。(笔者注:在 1992 年南昌举办的全国出血热中医专家论坛会上,笔者将其命名为"肾性疫斑热",得到与会专家如南京的周仲英、江西的万友生等国医大师的共识,会后笔者撰写的论文"肾性疫斑热浅析"发表于《上海中医药杂志》1992 年第 7 期首篇,点明了上述出血热的基本特点。以上管见,仅作抛砖引玉之劳。)

(《陕西中医学院学报》1997 年 10 月 10 日)

附:养狗须防出血热

据学者研究发现,出血热疫区狗带毒率高达 8% 以上,并发现养猪的家庭出血热发病率明显增高。我国农村素有养狗守门习俗,近年更是养狗成风,故在出血热发病季节,应当心狗传染出血热。

(《西安晚报》1988 年 10 月 30 日第 2 版)

173. 怎样早期发现出血热

·乔富渠·

早发现、早休息、早治疗、就近治疗,仍然是目前防治出血热的关键性措施。而早期(3～5 病日之前)发现出血热病人,又是"三早一就"的首要环节。如何做到"早期发现"呢? 可根据以下症状和特点进行鉴别。

(1)急起发热:发热为出血热早期的必有症状,发生率为 99.9%～100%。与其他热性病比较,出血热病人发病的特点是:①热高脉缓;②热肿并存;③热退病进。

(2)乏困疼痛:发热早期即有显著的头痛、眼眶痛、全身痛、腰痛(所谓"四痛");与此同时,病人乏困异常,难以形容,年纪青壮,而被迫卧床不起。

(3)眼部症群:眼前发"雾",可有"红视症"(把所有物体视为红色)。眼外角巩膜出血,重者可蔓延至整个眼球。球结膜与日俱增的水肿,为出血热区别于其他类似急性热病的重要标志之一。

(4)六红表现:即皮肤"三红"(面、颌、上胸)与黏膜"三红"(眼结膜、咽黏膜、舌黏膜)。四军大一院(今西京医院)经验,后"三红"更有价值。苏联新出版的出血热专著(笔者参与翻译,省医学图书馆印发)记述,于第 1、第 2 病日,病人可见颜面充血,且可达颈、胸、肩、上臂(笔者认为,充血范围广者更有价值)。另外,面颊绯红如醉(所谓"酒醉面容"),而鼻唇之间区苍白,颇为特殊。

(5)皮肤出血:初为针尖大小易被忽略的小点,后可融合成斑片状,严重者呈大片状。早期出血点好发于肩胛区、腋窝、胸侧及乳房下方。典型病人出血点可排成线条状,状如搔抓,但无抓痕(区别于虱蚤叮咬)。

(6)舌质舌苔:据我科对 129 例(1980—1981)病人详细观察发现,出血热病人早期多见舌红、肿舌,白腻或黄腻苔。舌质干燥,被覆灰色或烤桂皮样苔,提示病情严重,预后不良。

(7)呃恶腹痛:据统计,半数以上出血热病人早期有明显的腹痛、呃逆、恶心呕吐表现,腹痛多定位于心窝右侧,右骼窝及脐周,腹肌发硬,易误为阑尾炎、腹膜炎等急腹症,甚至误做手术,贻误病情。苏联学者还发现许多病人腰部及下腹部皮肤感觉过敏。

(8)尿有蛋白:其特点是:①来得骤:多突然出现;②增长速:可由上午的"+",下午猛增至"+++~++++";③易变化:早期病人多呈波动性,时隐时现,故应见尿必查;④热退见:热即将退时突然出现大量的尿蛋白,为本病突出的特点;⑤单纯性:尿蛋白可以很高,而尿里细胞和管型却很少。

(9)白细胞数:病初 3 日白细胞数可减少(3 000~4 000/毫米^3),后逐日上升,可增至 20 000~40 000/毫米^3,重症病人可达 100 000/毫米^3 以上。笔者所见 6 例 >40 000/毫米^3,5 例死亡,即白细胞数越高,示病情越重,称"类白病反应"(论文发表于《中华传染病杂志》)。

(10)血小板数:第 3 病日以前可正常,后逐日减少,严重时可低于 5 万/毫米^3 或 2 万/毫米^3 以下。1979 年笔者对 65 例发热病人血小板观察发现,71% 的病例低于 10 万/毫米^3(正常为 10 万~30 万/毫米^3),加上偏低者达81%。其与白细胞数呈交叉现象,即往往白细胞越多,血小板越小,病情越重(笔者曾撰文发表于《陕西新医药》)。

(《宝鸡科技报》第 4 版 1983 年 12 月)

174. 除"四害"常用中草药简介

·乔富渠·

夏、秋两季是蚊、蝇、臭虫、老鼠等害人虫繁殖最旺盛、活动最猖獗的季节。如何消灭"四害",祖国医学积累了不少经验,实践证明,这些中草药不仅与化学杀虫剂具有类似效果,而且多半对人畜无害。现分别介绍如下:

(1)灭蛆、蝇:用野菊花、艾叶、毛茛效果最好,青蒿、辣蓼、鱼腥草、苦楝叶次之。其他如柳叶、白头翁、曼陀罗、百部、青蒿、石蒜、泽漆、小草乌、烟叶等也有良好效果。应用方法是:①切碎撒开;②点燃烟熏;③煮水喷洒。

(2)灭孑孓(蚊子幼虫)、蚊虫:将天南星、桃叶、核桃叶、番茄叶、蓖麻叶、苦参、辣蓼草、闹羊花等捣烂,点燃可熏死蚊子;煮后将其液注入污水可灭孑孓。据观察,蒺藜、侧柏、黄蒿、艾叶、博落回灭蚊率分别为50%~97%。一般室内烟熏只需半至一小时便可将蚊虫全部杀死。

(3)灭臭虫:可用走马芹、大芦藜、楸树皮、红辣椒、蛇皮等配方煎液喷洒。

(4)灭鼠:可用闹羊花(羊踯躅)制成灭鼠烟剂,用于大面积灭鼠。用法是将烟剂点燃放入鼠洞内,封闭鼠洞,30 分钟后便可达到灭鼠的目的。

(《陕西科技报》1981 年 7 月 17 日)

175. 陕西中医史话

·乔富渠·

陕西自古有"秦地多良医"之说,许多著名的中医学家在这里从事过医事活动。如春秋时的医缓、医和;战国的扁鹊;西汉的楼护;隋唐的巢元方、孙思邈、王焘、蔺道人、韦慈藏;宋代的石泰;明朝的叶逢香、薛宝辰、王学温、陈尧道等。《诸病源候论》《外台秘要》《千金方》等闻名世界的巨著,均在陕西问世。

陕西现存许多珍贵医史遗迹,如临潼的扁鹊及武之望(明)墓,耀县的孙家塬孙思邈墓、李东垣(金)陵等。陕西的药方碑为全国之冠,如药王山的《千金宝要》《海上方》,虢镇磨性山与荐福山的《海上方碑》《集验良方碑》,兴平的《经验备录碑》等10多块。

"秦地无闲草"。陕西中草药仅次于云南、四川,多达2000余种。华山的茯苓,白水的黄芪,大荔的蒺藜,彬县的地胆,长安县的酸枣仁,麟游的柴胡等,唐宋时即被列为贡品。

陕西还有如西安的万全堂(今东郊的杜氏万全国医馆)、藻露堂,户县的谢家店,泾阳的万吴堂等古老中药店,周至广育堂的磁药,泾阳大寺的膏药,兴平的眼药,富平的妙济丹,渭南的猪肝散,西安的培坤丸等畅销全国。

新中国成立后,中医医院、诊所、学校、科研单位应运而生,中医药人才济济,扬名中外的电针疗法、针麻及头皮针等,均在陕西诞生与研制成功。顾昔瞻今,陕西中医药事业的前景光辉灿烂。当今陕西、西安等各地中药店更是遍地开花,多如繁星!

(《陕西卫生报》1984年7月28日第2版)

176. 西安中药店史话

陕西素有"秦地无闲草"之称,而首府西安历来中医药事业就十分发达。

相传远在东汉时代,西安(原长安)市有一位著名的卖药人叫韩康。由于他的药多采自名山,属地道药材,因而以"言不二价"出名。唐代长安西市药商宋清亦享盛名。他有普济众生之心,对穷人的药费还能减免,被赞颂为"人有义声,卖药宋清"。据说原坐落在西安市南大街的"唐世万全堂",就是从唐代流传下来的一个古老药店。

如今西安现存的古中药店中,要以藻露堂的历史最长了,它始建于明代天启二年(1623),距今已有361年的历史,驰名海内外的培坤丸就创制于此。据黄竹斋先生考证,它是从宋代传下来的一个秘方配成的。该药是妇女良方,具有调经活血,补气安胎等作用。新中国成立后,在党的中医药政策感召下,1965年公开了培坤丸的配方,迅速成了西安市销量最大的中成药。1956年《今日中国》向国外介绍了这个古老中药店的成就。

万全堂国医馆,据柳宗元《宋清传》记载始建于791年,为唐代京城药商宋清所创,位于今西安市大唐西市历史博物馆,馆内有万全堂国医馆历史图形记载。经历代易主,至清时为杜氏家族所有。1952年,并入益无堂(即今南大街第一中药店)。杜氏后人杜涛先生为光大国医之精粹,万全堂之老字号(今万全堂)国医馆遵祖训,精选秦、川、滇、怀诸地道药材,严把药材质量关,炒、炙、煅、煨、蒸、煮、润、萃均无懈怠,深得世人青睐。该馆今坐落在公园北路口,聘有数十名中医专家教授名流,笔者曾在此坐诊数月,因嫌远(家居西高新)而退出。

（《西安晚报》1984年7月21日,略增补）

附:中药名称由来拾趣

中药治病,源远流长。近年来,国内国外"中药热"更是方兴未艾,作为引以为自豪的中国人,有谁不想懂点中药知识。但对于不少中药,往往是望名知义,这里就一些中药药名的由来,拾趣简述如下:

医生拟方遗药,多喜欢用地道药材,就是质量最好的上品产地出产的药材,如"川椒""蜀椒",因产于四川(古名蜀地)而得名。又如巴豆,产于巴蜀(今四川);"宁杞"为产于宁夏的枸杞:广皮为产于广东的"橘皮";吴茱萸产于江苏吴县(今苏州地区);阿胶产于山东泰安市东阿县;党参产于山西上党县……这样取名的中药极多,此不赘述。

以生态、色相气味取名的亦很多。如乌头,因形如乌鸦头,故名。黄耆(今人简写为芪),色黄,味甘和,似药中之长老而得名;牛膝,其茎节似牛之膝盖骨;细辛,其根细,味辛;苦参,其形如参,其味极苦;茯苓,意思为松树之灵气,入于地下而生(茯苓多生于松树根下),"苓"当作"灵"之谐音;猪苓,其色黑,形似猪粪蛋,与茯苓同样寄生于大树根之间今马路旁,故名;夏枯草,其草于夏至后花穗枯萎。半夏《礼记》载:"五月半夏生",即其产于半夏之季。车前草,多生于路旁,牛马车轨辙之间;远志,服之有益智强志功效;大风子,能治大风(癞疾,今之麻风疾病);防风,可治风邪,又为中风之预防药。莨菪,其性毒,能麻醉人。据说三国时期名医华佗发明的"麻沸散(汤)"与古时之"迷魂汤蒙汗药"药里即含此药,中其毒则人狂浪放宕(荡),故名……

还有因传说故事而得名的,如淫羊藿,此药有显著的壮阳补肾作用,羊吃此药后催起淫(性)欲,一日可以百次交合(性交)。使君子,相传古时潘州郭使君治疗小儿病,采用此药而得名。此药主要治疗小儿肠道寄生虫病,并有健脾胃,清虚热,疗疮疡,治五痔,治"小儿百病"的作用。蛇床子,传说蛇类喜爬在此草之叶下交合、产卵与养育子女。牵牛子,相传田野人服此药而病愈,牵来牛谢药而得名。

(《陕西科技报》1994 年 6 月 30 日)

177. 莫把痛风当"风湿"

·乔富渠·

近年来我国城乡人民饮食结构显著改变,进食富含嘌呤和枸橼酸食物(如肝、肾、脑、鱼子、蟹、豌豆等豆类及啤酒等)增多,痛风发病率有逐年增高的趋势。但由于长期以来痛风在我国被认为是少见疾病,一般群众包括不少医生,对其认识不足,以至于误诊率很高。如新近国内一篇报道中接诊的国内 438 例报告中,误诊的 291 例,而误诊率高达 66.4%,而在误诊的病例中,被误诊为"风湿"(风湿性关节炎与类风湿关节炎等)的竟有 161 例,占 55.3%。有报告 1 例被误诊为"风湿"竟长达 20 年之久。

其实,只要了解痛风的一般临床表现特点,对痛风的早期发现并不困难。笔者认为,以下几点是发现痛风的主要线索:①中年(>40 岁)男性(女性少见),趾的跖趾关节肿痛。由于 90% 的痛风首发症状为踇趾肿痛,故其别名又叫"踇趾痛风"。②多表现为夜间突然发生一个关节剧痛、红肿与压痛,伴有发热、头痛、心慌等症状,迷信思想重的人误以为是"活见鬼"。③每次发作多曾有肥吃海喝,如开会、过年、过节、聚餐等,多次发作后可引起关节变形,发僵,破溃后流出牙膏样物质。部分病人可在耳轮、尺骨鹰嘴附近发现痛风石。④约 1/3 患者有肾脏损害,如肾结石、肾盂肾炎、肾盂积水、尿里白色结晶物等。⑤急性发作时服用秋水仙碱(吲哚美辛、保泰松也可用,但不如秋水仙碱效著)疗效神速,长期服用别嘌呤醇可预防复发。⑥化验血尿酸增高,男 >0.38 毫摩/升,女 >0.3 毫摩/升。一旦想到痛风,千万莫忘到医院检查血尿酸!

为了避免把痛风误诊为"风湿",国内某学者提出要记住以下四大特点:①急性不对称小关节炎,尤其是第一踇趾关节,常于深夜骤发,疼痛剧烈。②急性关节炎,反复发作,但可自行缓解,间歇期长(数月或数年),间歇期身体完全正常,且髋、肩关节及脊柱从不受累。③单或多关节炎伴耳郭结节。④病变关节皮下结节破溃,不断流出液体(牙膏样)而不含细菌,且从无发热,纳呆,头身疼痛等全身中毒症状。

笔者 1966 年曾见有 1 例为中年胖子,每逢会餐、过节吃肉喝酒后踇趾便痛得死去活来。时查阅文献只有 11 省报告,如今仅西安就有成千上万了! 故建议凡无原因之骨痛尤其是踇趾痛应即化验查血尿酸。

(《西安科技报》1996 年 7 月 18 日)

178. 风湿·类风湿·结核风湿症

·穷溪·

时入隆冬,寒气逼人,对有关节炎病人来说,尤为敏感。有人说有病关节是气候变化的"晴雨表",不无道理。而就关节炎来说,以各种"风湿"症为多。而各种"风湿"关节炎,常见且重要的则为三种:风湿性关节炎,类风湿关节炎,结核风湿症。

风湿性关节炎:系由感染溶血性链球菌等病原微生物后,造成身体过敏反应而形成的。这种关节炎多见于青少年,病前常有咽峡炎、扁桃腺炎、猩红热等"前奏病"。这种关节炎的特点是:多发生于大关节,呈对称性及游走性(指短时间内由这个关节串至另一关节),急性期呈"红、肿、热、痛、活动受限"炎症五大症状。这种关节炎还常伴有皮肤结节性红斑/环形红斑、皮下结节、风湿性心脏病、小舞蹈症(少女多见)等。风湿性关节炎用水杨酸钠、阿司匹林治疗有特效,且关节不留后遗症。

类风湿关节炎:目前原因尚不完全清楚。这种关节炎多发生于早龄成年,女性多见。往往慢慢起病,常侵犯手指、足趾等小关节。对这种关节炎尚无良好疗法。病情常迁延不愈,以至于发生畸形致残。

结核性风湿症:由结核病引起,多为淋巴结核,常见的为胸腔淋巴结核。这种关节炎起病缓慢,状若风湿性关节炎或类风湿关节炎。国外有学者称其为"类风湿关节炎的一种特殊类型"。这种病人往往还有一般结核症状,如午后潮热(常为低热)、夜间盗汗、消瘦倦怠等。对这种关节炎必须并用抗结核药(链霉素、异烟肼、乙胺丁醇、利福平等)及抗风湿药,如只用抗风湿药,往往会贻误病情。咸阳纺织机械厂一位户县籍中年男子罹患结节性红斑多年,检查发现其有腋窝淋巴结核,给手术与抗结核、抗风湿治疗后,迅速治愈,迄今数年一直健康工作。

值得注意的一点是,一些"顽固"性类风湿关节炎的背后,往往隐藏着如红斑性狼疮、硬皮病、皮肌炎、结节病、干燥综合征、慢性活动性肝炎,以及一些恶性肿瘤等重要疾病,因而对这些病人应尽快找有经验的医生检查确诊。

(《西安科技报》1996 年)

179. 尿色多变是何因

·乔富渠·

人有五脏六腑疾病,尿有五颜六色改变,经常注意观察尿液颜色的改变,对尽早发现不同的疾病很有用处。这里简要介绍一下尿色的不同改变,提示不同疾病的存在。

无色或淡黄色:此可见于常人,因为正常人尿里含有少量尿黄素。如喝水少或出汗多时,由于尿液浓缩,尿色还可变深一些。尿色深黄亦可见于服用维生素 B_2、金霉素等药时。吃红萝卜(含胡萝卜素)多时尿黄也可变深些。当患有多食、多尿如尿崩症、糖尿病时,由于尿液稀释,则尿色变淡或无色,糖尿病人往往尿色清亮而泡沫很多。

黄褐(绿)色与棕绿色:多因尿里胆红素过多所致,见于黄疸病人,如肝炎、肝硬化、肝坏死、胆道阻塞(胆石症、梗阻性胆管炎、胰头癌等)、溶血性黄疸等,亦见于砷、氯仿等药物中毒。

棕与深棕色:可见于高铁血红蛋白尿症、恶性疟疾之黑尿热,亦见于服用中药大黄及酚中毒,以及使用儿茶酚胺类(肾上腺素等)药物等。

淡红、红与深红色:这些常见于 3 种情况:①血尿:尿呈洗肉水样或鲜红色,尿内含有大量红细胞。常见于泌尿系统炎症、结核、结石与肿瘤,亦见于全身性疾病如白血病(血癌)、猩红热、紫癜病、心力衰竭等。②血红蛋白尿:尿内无或仅有少量红细胞,而主要为血红蛋白,故尿呈红葡萄酒状。常见于疟疾,蚕豆病,溶血性贫血,阵发性血红蛋白尿,腹腔出血以及不合型输血等。③橘红色尿:如使用利福平、酚红、刚果红、安替比林以及甜菜根等。

暗绿、蓝色:系因尿里尿蓝母增加。常见于斑疹伤寒、霍乱、小肠梗阻以及使用美兰或靛胭脂后。

乳白色:多因尿里有乳糜、脂肪球、脓细胞、磷酸盐等。常见于泌尿系化脓性疾病与淋巴管瘘、丝虫病所致的乳糜尿与骨折之高磷酸尿症(可形成相应结石)。

黑褐色:尿内有多量黑色素、尿黑酸,如患尿黑酸尿症、恶性疟疾、黑色素细胞瘤等。

正是:尿色改变病因多,勤观尿色莫忽略!

(本文曾在西安协同医院网发表)

180. "肾开窍于耳"有新说

·乔富渠·

中医学认为,"肾开窍于耳",即《黄帝内经》所谓"肾气通于耳,肾和则耳能闻五音矣"。(《灵枢·脉度篇》)也就是说,肾的精气充足,听觉才能灵敏。如果肾的精气不足,或老年人肾之精气渐衰,则可出现耳鸣、听力减退等症。按照中医学理论,这是因为耳的听觉依赖肾之精气的滋养。

"肾开窍于耳",也表明从耳的状态又可了解"肾"精的盛衰。当代学者们研究发现,望耳轮颜色光泽及测量耳轮长、厚可为推测肾之精气与血的盛衰及为寿年长短提供一个依据,耳长被列为长寿八兆之一。如某学者在对24例长寿老人耳轮颜色光泽的观察和耳轮廓长、宽、厚的测量中发现,长寿老人耳轮颜色淡红,荣润光泽,肉厚丰满,耳轮长、耳垂长,而耳宽无明显改变。学者研究发现,肾与耳的关系,同内分泌腺功能如肾上腺盐皮质激素——醛固酮及甲状腺素水平有关。实验研究结果表明:甲状腺激素能明显提高给依他尼酸(利尿酸)后豚鼠的细胞琥珀脱氢酶活性,能部分地减轻卡那霉素对内耳的损害作用,能明显减弱依他尼酸(利尿酸)对豚鼠耳蜗内电位的抑制作用。以上提示甲状腺素在对抗耳毒性药物对内耳的损害影响中起重要作用,故可通过补充该激素以增中医"肾"的功能,对内耳起一定的保护作用。

有学者对青海土族中年人"肾"与纯音听力关系的研究发现,"肾"功能与听功能的关系极为密切。发现中医肾虚听力减退,实际是耳蜗功能早衰的表现。另有学者研究发现,铁是"肾开窍于耳""肾主耳"的生化物质基础之一,肾通过耳蜗含铁酶参与内耳听毛细胞呼吸和生物氧化过程而影响耳蜗的感音功能。其实验研究结果是:缺铁大鼠内耳铁含量显著低于正常组($P < 0.01$ 表示有显著差异性,可作为判断依据)(笔者注:中医治耳鸣耳聋卓有成效的磁石就含有丰富的铁元素),缺铁肾虚组大鼠内耳铁含量又明显低于无肾虚组($P < 0.05$,亦有显著差异),提示肾主耳理论与内耳铁代谢关系十分密切,缺铁组88只大鼠先后有26只发生感觉神经性耳聋,其中肾虚大鼠占80.8%,提示感觉神经性耳聋的病理基础以肾虚为主。缺铁肾虚组大鼠耳蜗含铁酶、细胞色素氧化酶、过氧化物酶及琥珀酸脱氢酶均有相似的变化,即酶产物分布异常,活性减弱或消失,酶活性变化先出现血管纹区,而在考梯(corti)区器(听神经器)往往是继发的。而缺铁无肾虚大鼠耳蜗含铁酶活性变化不明显。尚有通过肾病患者听力测定结果研究肾与耳的关系的。在一组51例不同类型肾病患者中,43例有不同程度、不同类型的听力障碍,分析其机理可能为本病引起水肿、低蛋白血症等因素导致感音装置循环不良,或肾功能不全时血内毒物积聚,影响内耳淋巴及听毛细胞,引起神经性耳聋。另有学者对42例各型肾小球肾疾病进行中医辨证分型及听力计纯音测听检查结果发现:①肾小球疾病病人容易发生听觉障碍;②肾小球疾病病人肾功能损害程度与听觉障碍程度呈正相关;③"肾气"的强弱与听觉有十分密切的关联;④肾小球疾病患者属肾虚证型则其听觉障碍更为显著;⑤肾小球疾病可加重高龄的肾气虚证使其听觉进一步损害;⑥贫血与血压增高(肾病常见此二症),若排除肾功能不全因素,则与听觉障碍无相关;⑦高度水肿可影响听觉;⑧肾虚证型与现代医学肾脏疾病所显示的听觉障碍主要表现在高频听区(4000～8000赫兹),且基本呈双耳对称性。认为高频区听

觉障碍可作为"肾气虚"微观辨证的客观指标之一,而使用电测听器检查,能为早期诊断肾气虚证提供重要线索。

目前学者们认为,中医学"开窍理论"如肾与耳、肝与眼、心与舌、脾与口、肺与鼻等,所提示的五脏与五官的相关性来源于部分或透析主体的朴素的全息观——中医学人体全息观。这一观点拥有形态、生理病理、生化方面的事实根据,上述一些研究也证明了此点。

总之,临床上补肾疗法确可以治疗耳鸣、耳聋。

(《卫生报》1997 年 3 月 15 日)

181. 中西药联用疗效好

·乔富渠·

毛泽东主席早在延安时期就曾号召,"要用中西医两法治疗"。大量的临床实践表明,许多疾病,尤其是疑难复杂的急证危重病人、慢性顽固病人,单纯西医或单纯中药疗效均不理想,而中西药合理地结合联用,相互取长补短,往往能收到相得益彰、出奇制胜的疗效。

如对尿路结石的治疗,中药金钱草、王不留行、大黄等能促使结石溶解与下移,西药654—2、黄体酮能扩张输尿管,呋塞米(速尿)能利尿,消炎药使水肿消散,输尿管通畅可使结石下移。中西药联用治疗结石则作用相加而力大,疗效显著提高。对胃结石用中药郁李仁、黑芝麻通幽(门)散结,治胃腑中积滞,溶解胃石促其排出;复方氢氧化铝(胃舒平)、雷尼替丁能制酸、保护胃黏膜,并有溶解胃石的辅助作用。对于感染性疾病,天津医科大学王今达教授创用的"菌毒并治"法颇有成效,并已享誉海内外。所谓"菌毒并治",即用西药特效抗生素抗菌,中药解毒。王氏用此法成功地抢救了不少危重感染甚至休克患者。另有用板蓝根、鱼腥草清热解毒,配合抗生素抗菌与止咳药等治疗小儿肺炎,疗效好,见效快,能明显缩短疗程。再如用六神丸配合西药利巴韦林(病毒唑)治疗带状疱疹,取六神丸解毒消肿、清热止痛,病毒唑阻止病毒核酸合成(并能抗多种病毒)。二者合用,疗效显著提高,且能避免局部后遗症神经痛的发生。

再如采用中药辨证、西医辨病治疗用药治疗小儿腹泻,用中药清热利湿、健脾止泻、消食化滞,西药抗菌消炎以及禁食疗法,腹泻立止。对婴幼儿腹泻,用复合维生素 B、乳酸生片或乳酸菌口服液,并口服补盐液,再配合中西辨证分型用药,疗效神速。

其他如对痤疮的治疗,用西咪替丁加大黄,二者均有抑制内分泌作用,西咪替丁有抗过敏消炎消肿作用,大黄则有广谱抗菌作用,二者联用,效力倍增。对于鼻衄,先用肾上腺素棉球填塞鼻孔,再用芦荟加 10 倍开水溶化,浸湿棉球塞入鼻孔,可使顽固鼻衄迅速治愈。

当然,对于一般能用西药或中药很快治好的病,不一定要中西药联用,以免造成药物的浪费和病人的经济负担。

(《卫生报》1998 年 7 月 4 日)

182.肾系疾病的单味药或单方治疗

·乔富渠·

俗话说"一味单方,胜过名医"。单味中药简、便、验、廉,故很受广大群众欢迎。现将各地报告的有关治疗肾系疾病的单味中药归纳介绍如下:

(1)肾炎:急性用白茅根 250 克,水煎服。石韦片每片含生药 0.5 克,每日 3 次,每次 2 ~ 3 片,或石韦 15 克,水煎服。慢性用益母草 120 克或玉米须 60 克或葫芦、虫笋各 9 克,水煎服。亦有用商陆 3 克,瘦猪肉 60 克,煎汤服。对小儿急性肾炎有用浮萍 6 ~ 12 克,地胆草 10 克,马鞭草 6 ~ 10 克,水煎服。

(2)肾病综合征:鱼腥草(干品)100 ~ 150 克入开水 1000 毫升浸泡半小时后代茶饮,每日 1 剂。水蛭、土元粉,按 1:1 装入胶囊,每日 2.25 ~ 3.5 克,治疗 12 例难治性肾病,所有病人缓解,4 例尿蛋白完全消失。

(3)尿路感染、肾结石:尿路感染常用单味珍珠草、龙葵、萹草、桉树叶、马齿苋、凤尾草、鱼腥草等。对尿路(肾)结石常用金钱草 60 ~ 90 克,金钱草加藕节各 60 克,核桃仁 120 克,鸡内金 60 克,海金砂 12 克加金钱草 60 克,牛角粉 15 克冲或水煎服。蚯蚓 30 条,洗干净后文火焙干,研磨加白糖 250 克,早起一次顿服,治疗膀胱结石。

(4)前列腺炎:大黄 90 克,水煎熏洗会阴部或 3 ~ 6 克泡茶饮。若年事高者可煎汤服。贝母、苦参、党参各 25 克,水煎服,治疗本病所致的排尿困难、急性尿潴留。

(5)慢性肾衰:大黄粉 1 ~ 2 克口服,30 克水煎服。丹参针、川芎嗪针、红花针等静滴,阿胶饮(阿胶 15 克烊化,与黄芪 30 克煎后兑糖服)。治疗肾性贫血则冬虫夏草、水蛭、黄芪单味药物应用。

(6)对症:①血尿:用棕炭 15 克,水煎服,亦常用大蓟、小蓟、白茅根、白及、琥珀、三七等。亦有用复方明矾液冲洗膀胱,控制泌尿道大出血,取十二水硫酸铝钾(KAI(SO$_4$)$_2$·12H$_2$O)用生理盐水配成 1% 的溶液,以 10 磅压力 15 分钟消毒备用,用煎 100 毫升加庆大霉素(庆大霉素对肾有毒,须慎用——笔者注)80 毫克,混匀此液,pH = 3.8,渗透压 350 毫渗量/升,按常规膀胱冲洗法操作。将 1 个大孔的三通管与盛本品的瓶和导尿管连接,药液滴入速度为 15 ~ 20 毫升/分。1 次冲洗量为 2000 ~ 3000 毫升,依据患者情况采用间断或连续冲洗法。②蛋白尿:取乌龟 1 只(500 克左右),猪肚 5000 克,洗净切成小块,置砂锅内加水用文火炖成糊状,早晚各服 1 次,2 日服完,隔日再服 1 次,3 剂为 1 疗程;亦可用雷公藤、昆明山海棠等。有重用石韦(30～60 克)、仙鹤草、益母草、生槐米等,疗效颇佳。

(西安协同医院网发表)

183.乔富渠创慢肾衰非透析疗法疗效佳

·吕增寿·

　　陕西省中医药研究院附属医院肾内分泌科乔富渠主任医师经过多年研究,探索出运用中医虚补实泻及中西医结合的方法,治疗慢性肾衰竭的非透析疗法,以及创用的"尿毒宝"(获省二级成果),取得可喜成效。

　　慢性肾衰竭是严重威胁人类健康的致命性疾病。在临床医疗上,仅肾移植和血液透析疗法能够部分地缓解症状、延长生命。但其要求有一定的设备条件,同时有技术上的难度。肾移植医疗费用昂贵;透析法维持时间短,有的每周需做 1～3 次,病人均难于承受。因之,积极寻找、探索疗效理想、费用低廉(相对)、患者易于接受的治疗方案,成为医学专家研究的热点。

　　该院肾内分泌科在乔富渠主任带领下,反复研究改进,采用中西医结合的方法制定出"三联基础疗法""三联中药透析疗法""三联激素疗法",内服以培肾、中药外洗及中药保留灌肠以泄浊,取中西医之长,综合运用,使患者在一周内食欲增加,精神、体力好转,减轻患者痛苦,延长生命,使其生活质量明显提高。尤其明显地使患者血清肌酐稳定下降,且对终末期肾衰患者亦有显效。不但费用低、无痛苦,无须特殊设备,且易于普及。部分病例还应用乔富渠主任创研的"尿毒宝"胶囊(院内制剂,已畅用 18 年之久,2012 年被评为省二级成果——笔者注)。目前他们已积累了 100 余例临床资料,正在完善方案、改革剂型,使这一慢性肾衰竭的非透析疗法更趋理想。

(吕增寿《卫生报》1996 年 11 月 6 日)

184.侯院长等领导同志下厨房给学生做饭

·乔富渠·

　　春节的第二天早晨六点,同学们还在热被窝里做梦。可是谁也梦不到在这寒气逼人的早上,侯院长、王教务长、党委宣传部兰部长、雷副处长等兴致勃勃地走进了学生灶的厨房,穿上白大衣,和炊事员同志一起给同学们做早餐。他们卷着袖子,洗刷碗筷,抹碟子,剥菜……整整忙碌了一早上。

327

早饭时,这个消息广播后,激动了每个同学的心,同学们都兴奋地议论纷纷:"侯院长他老人家还下厨房做饭,咱为什么不能干! 咱应如何报答院首长们的关怀呢?"

领导同志下厨房,炊事员同志们也十分感动,就像服了一剂兴奋剂,浑身是劲。几个年轻的炊事员同志还骄傲地说:"谁说炊事员工作不光荣!"

(《西安医学院院刊》1958 年)

185. 暖烘烘的弊病

·穷溪·

初春的天气已温暖多了,但稚气的小孩子仍撒娇地让妈妈给屋里生炉子,还一定要关上窗子! 显然,在这样的被窝里睡觉是热烘烘的。

可就是在这热烘烘的被窝中,不知不觉地被炉子里发射出来的一丝丝的煤烟气,断送了他们可爱的小生命! 而那些幸运活过来的孩子,身体也遭到很大伤害。

看来,稍微忍耐点寒冷好处还是大的。须知,温室里的花草难挡风雨雪霜!

(《西安医学院院刊》1958 年)

186. 疾病也有真与假

·穷溪·

《水浒》里有真、假李逵(后者为李鬼),社会上有假药、"假医"……其实疾病也有不少真与假,这里专文谈谈真病与假病。

真痛风与假痛风:真痛风由高尿酸引起,即所谓尿酸性骨关节病。急性发作时,痛不欲生,用特效药秋水仙碱可立即控制。轻者也可用吲哚美辛(消炎痛)、芬必得、赛来西布、泼尼松等。缓解期,可用别嘌醇及中药百合、秦艽、威灵仙等中草药。病人应少吃海产品虾米、动物内脏以及豆制品尤其是豌豆、鱼子等,避免饮酒,尤应少喝啤酒……

假痛风则是由高磷酸引起的骨关节病。秋水仙碱就不是特效药了,但可用止痛剂苄达明(炎痛静)、布洛芬、赛来西布、泼尼松等,少吃含磷酸的食品,如海产品、动物骨髓等。真痛风首发关节多为踇趾,故别名为"踇趾痛风"。

真甲状旁腺机能减退与假甲状旁腺机能减退:前者因甲状旁腺素分泌减少,致血钙降低,易引起手足抽搐症(俗名鸡爪风)、腓肠肌痉挛(俗名小腿肚抽筋)、骨质软化与疏松等。后者则血钙正常,并且并存有多内分泌腺肿瘤等,病情要严重得多!

结核病与假结核病:结核病为家喻户晓的古老传染病,新中国成立前由于无特效药物,(如链霉素1948年国外才发现,异烟肼1950年国外才生产),将该病称为"痨病"(肺痨、骨痨……)。患结核后如得"恶性肿瘤"十之八九死亡。那时的"三大疗法"只能是休息、营养、阳光。

假结核病则是由假结核杆菌与耶尔逊氏杆菌引起。苏联(今作俄罗斯)与我国东北林区高发与常见。又名"远东猩红热",在乔富渠著《会诊奇遇记》一书中有详尽记载。发病年龄多为15~27岁(可以6~47岁),春夏秋冬各季均见。发病后可见寒热、全身疼痛、皮肤起红疹与淋巴结肿等。链霉素、庆大霉素、头孢菌素(先锋霉素)、氯霉素等均有疗效。

其他尚有真、假冠心病、心绞痛、假青紫症、假贫血、假囊肿……此不一一赘述。

187. 饮酒与高血压

· 乔富渠 ·

对患高血压病病人的社会调查发现,有饮酒习惯者中高血压的发生率显著高于无此习惯的人。如一日饮酒量超过50克,则高血压的发生率要增高2~3倍。而少量的饮酒,则与高血压的发生无明显关联。

一旦每日饮酒量在20~30克以上,则血压的升高同每日的饮酒量呈正相关,即饮酒越多,血压升高的发生率越高,血压升高的幅度越大;而当每日饮酒量在20克以下,则收缩压与舒张压均可下降5~10毫米汞柱。

关于饮酒引起的血压升高机理,目前认为主要为饮酒可使尿排镁增加,而镁的减少,则进一步使钠、钾、三磷酸腺苷酶活性降低,因而造成细胞内钠含量增加。细胞内钠含量增加可使血压升高,因为钠可增加心脏搏出量,细胞钠增加又可使血管壁细胞水肿,以及血容量加大。另外,镁的减少可使钙相对增高,而钙有升压作用。总之,大量的研究与临床观察表明,饮酒是高血压以及脑中风的重要诱发因素与危险因素,要想不得高血压与脑中风,必须限制饮酒。对已有高血压病尤其是年老病人,更是不可掉以轻心!

(《卫生报》)

188. 高血压与食盐

· 乔富渠 ·

在高血压病人的饮食疗法中,有所谓"三减四加",即减盐、减脂、减酒与加钙、加钾、加镁、加纤维。美国某医学研究会又特别强调"三减",而减盐又被列为之首。这是因为大量社会与临床调查表明,高血压的形成与食盐密切相关。如南美的印第安人,苏罗门岛的市民,由于食盐量多,当地高血压与脑中风发病率特高。其他地方的调查结果亦表明,高血压的发病率同食盐摄取量呈正相关。一般一日食盐量 3~4 克以上,高血压的发病率就明显升高,并且随着年龄的增长而增高。日本国民营养调查发现,昭和五十年(1975)人均食盐量为 13.5克,至平成年(1989)减少为 12.2 克,高血压与脑中风发病也相当地明显减少。并且当肾脏功能正常时,成人 1 日食盐量宜 3 克左右,这样的量对健康无损。一般正常成年人,每日食不加盐的饮食,食物中的含盐量也为 1~2 克。

学者们还研究发现,高压血病人中,年龄大、女性、有色人种、肥胖者、有高血压阳性家族史,伴肾脏疾病,糖尿病,肾功能减退,血浆肾素活性低者等情况下,对食盐更为敏感,即食盐多易于加剧高血压。总之,高血压病人与食盐有不解之缘,因而限制食盐量实属必需。

(《西安晚报》1993 年 10 月)

189. 啥是"慢性疲劳综合征"

·乔富渠·

近年发现一种长期被延误诊断的疾病——慢性疲劳综合征。英国称其为"良性肌痛性脑脊髓炎",美国称其为"流行性神经肌无力症",目前定名为慢性疲劳综合征。

慢性疲劳综合征的发生同病毒感染有密切关系。常见的引起此病的有传染性单核细胞增多症病毒、人类疱疹病毒、人类 T 细胞嗜淋巴病毒-Ⅱ等。所以有的学者又称此病为"病毒感染后疲劳综合征"或"慢性传染性单核细胞增多综合征"。感染此病,尚与免疫功能异常有关。另外还发现,贫困、失业和文化水平较高的女性人群发病率显著增高,所以有人认为心理因素和心境抑郁也是引起此病的重要成因。

对此病的诊断,目前多依据美国推荐的标准。其主要标准有两条:一是持续或发作性疲劳感,卧床休息后症状不能改善;平均日常活动能力减退 50% 以上;二是以往无精神病患、神经衰弱以及心、肝、肾、内分泌代谢等可引起疲劳感的慢性疾病。次要标准分症状或病史标准和体征标准:病程在 6 个月以上,持续或发作性症状有微热(口腔 35.5~38.6℃)或恶寒、咽喉痛、颈部或腋窝有疼痛性淋巴结,全身肌力低下、肌肉疼痛、运动后疲劳感持续 1 日以上。初发常见症状有头痛、迁延性非炎症性关节痛、眼睛羞明、健忘、迷糊、睡眠障碍,等等。体征标准是:每月出现 2 次以上:微热(口腔 37.6~38.6℃,直肠 37.8~38.8℃),非渗出性咽喉炎;颈或腋窝淋巴结可触及(直径 2 厘米)或压痛。

凡具备主要标准 2 项、症状 6 项与体征 2 项以上或症状 8 项以上者均可确诊为慢性疲劳综合征。此病尽管病程长、痛苦大,但预后良好,迄今尚无死亡病例的报告。

(《陕西日报》1993 年 2 月 7 日第 3 版)

190. 当今性病知多少

·乔富渠·

鉴于目前社会上有对性病"乱点鸳鸯谱"的现象,现就已被世界医学界公认的性病予以介绍。性病全名为性传播疾病,英语缩写为 STD,其病因分 7 类,病种有数十种:

(1)细菌类:①淋球菌:可致尿道炎、前庭大腺炎、输卵管炎、附睾炎、咽峡炎、结膜炎、关节炎、皮炎、肝周围炎、心内膜炎、脑膜炎等,常呈现脓性炎症。②拟动菌:与阴道加特纳氏菌可致非特异性阴道病。③苍白密螺旋体:可致各种类型的梅毒,如Ⅰ期的硬下疳,Ⅱ期的古铜色梅毒疹,Ⅲ期的内脏梅毒树胶肿(脊髓痨、主动脉瓣闭锁不全、脑梅毒、骨关节梅毒病等),尚有先天性梅毒。④杜氏嗜血杆菌:为软下疳的致病菌。⑤肉芽肿荚膜杆菌:可致腹股沟淋巴肉芽肿。⑥志贺氏病痢疾杆菌:男同性恋者肠炎。⑦幽门螺杆菌:男同性恋者肠炎。⑧B 组链球菌:可引起新生儿败血症与脑膜炎。

(2)衣原体:即沙眼衣原体,可致非淋性尿道炎、化脓性肥厚性宫颈炎、附睾炎、输卵管炎、沙眼性结膜炎、肺炎、肝周围炎、淋性巴肉芽肿、雷斗氏症候群(即结膜炎、关节炎、尿道炎症候群等)。衣原体比细菌小,能通过细菌滤过器在细胞内寄生。它们含有两种核糖核酸(DNA 和 RNA),而病毒只有一种,许多抗菌类药物可抑制其生长繁殖。

(3)支原体:①脲解支原体:可致非淋菌性尿道炎、羊膜早破与小产;②人支原体:可致产褥热、盆腔炎性疾病。支原体介于细菌与病毒之间,为目前所知能独立生活(非寄生虫)的最小微生物。③支原体可通过滤菌器,其敏感药类似衣原体。

(4)病毒:①单纯疱疹病毒:可致生殖器疱疹、直肠炎、脑膜炎、新生儿播散性感染,多由单纯疱疹病毒Ⅱ型引起。②甲肝病毒:致男性同性恋者肝炎。③乙肝病毒:可致男同性恋者肝炎、结节性动脉周围炎、肝细胞瘤巨细胞病毒、先天感染(新生儿畸形、智能缺陷、胎儿死亡症、听力障碍、单核细胞增多症等)。⑤乳头瘤病毒:可致尖锐湿疣、宫颈癌。⑥传染性软疣病毒:可致传染性软疣(俗称水瘊子)。⑦人类免疫缺陷病毒:可致人类获得性免疫缺陷综合征与相关疾病(艾滋病)。

（5）原虫：①肠溶组织阿米巴：可致男同性恋者肠炎。②蓝氏贾弟鞭虫：可致男同性恋者肠炎。③阴道毛滴虫：可致滴虫性阴道炎，偶致输尿管炎。

（6）霉菌：常为白色念珠菌，可引起尿道炎、前庭大腺炎。并有将股癣亦列入性传播疾病的。

（7）体外寄生虫：①阴虱：可致阴虱病。②疥癣虫：可致疥疮。

（乔富渠编译自《西氏内科学》1992 年版）

（注：我国法定性病只有梅毒、艾滋病、淋病、尖锐湿疣、软下疳、生殖器疱疹、非淋菌性尿道炎、性病人淋巴肉芽肿 8 种。）

191. 青壮年应谨防尖锐湿疣

·乔富渠·

尖锐湿疣又称肛门、生殖器疣，系由一种叫作人乳头瘤病毒引起，早在 1954 年已证明属性传播疾病。这种病在性活跃的人群中发病率较高，发病高峰年龄在 20～25 岁之间。有学者统计，70% 的子宫颈尖锐湿疣发生在 30 岁以下，所以青壮年男女特别要谨防尖锐湿疣的发生。

近几年尖锐湿疣发病率有逐年上升的趋势。据调查，1966—1981 年约增加 5 倍。如美国，仅女性患者就达 200 多万人。一组 177 例男性同性恋者中，有 36 例患尖锐湿疣症。美国 1980 年比 1979 年患病人数增加 15%。

尖锐湿疣一般主要通过性接触传染，与患有尖锐湿疣的人发生性接触后，约有 2/3 的性伴侣也患有尖锐湿疣。除了性传播感染外，那些卫生习惯差、局部潮湿不洁、患慢性疾病、妇女白带过多、男子包头长者也常见此病。

感染尖锐湿疣病毒后，一般经过 2～8 个月的潜伏期（平均 3 个月）而发病。本病好发于皮肤与黏膜的交界处。如男子的阴茎干与龟头（阴茎头），女子的阴唇、尿道口，亦见于肛门、直肠及腹股沟等处。起初为少数微小淡红色丘疹，渐渐增大及增多，表面呈凹凸状或菜花状增殖（状如瓦松），柔软而有根蒂，外观呈污灰色，触之易出血，表面湿润糜烂，混有浓液，散发有恶臭气味，病人自觉搔痒。如不治疗一些病人可转成癌症。

对本病的预防，主要应杜绝性混乱，注意性卫生，祛除白带过多及包皮过长等原因，保持已发病部位的干燥，避免潮湿。应及时治疗滴虫病、淋病、梅毒等病症。如怀疑有此病症，应尽快找医生检查，千万不可讳疾忌医，给根治造成困难。

（笔者注：目前已经有 HPV（人类乳汁瘤病毒）疫苗针注射。）

（见《西安晚报》1989 年 10 月 15 日第 2 版，最后笔者注时间为 2018 年 5 月）

附录

附录1

忆母亲（慈母恩厚）

母亲因患食道癌于1969年病逝（享年69岁），距今已46年。但母亲的音容，一直留在我的心中，并常在梦中显现。母亲病逝时，我正在陕西省永寿县永平公社从事地方病防治，难以舍弃对广大病人的抢救，未能返乡看望母亲遗容与披麻戴孝，为我终生的遗憾！母亲病逝后我一直想写点悼念或追忆文字，但不知从何写起，又无能力用简短文字概括母亲善良贤惠的人品，与教养我们兄弟的苦心，操劳家务的任劳任怨……故迟迟未能动笔。如今，我已届耄耋之年，再不动笔恐留遗憾于九泉，今趁在加拿大探亲的闲暇时间，速即命笔。

母亲姓赵名稳（或温），出身于一个殷实家庭。在那重男轻女，"大门不出，二门不迈"的封建农村，母亲虽聪慧过人，仍难免落为文盲。但母亲颇有心计，把老人们讲的长篇故事，说书人讲的如"雷公子投亲""刘统勋成名的经历"……都背得滚瓜烂熟。小时候母亲常给我讲穷家子弟怎样"十年寒窗"而成名的生动故事，以鼓励我发奋读书，开启我的智慧。我从4岁起，白天放牛羊、割草、背柴（那时家穷没煤烧），夜晚把书放在鸡笼盖石板上，点黄豆大灯头的煤油灯（也对着母亲纺车的线柱）看书到深夜。没钱买"文房四宝"，就用坟庙上的供纸，山坡上的红土与烟灰当墨，树枝当笔练字，破碗当砚。放牛羊时也在地（沙）上练字……

新中国成立前我断断续续上到五年级，考取了第一名，等待下期开学领奖一套新书，谁料1948年冬家乡洛阳解放，从此穷人翻身得解放。1949年春上了一学期六年级，就以全县第二名考取了伊川县立初级中学。哥哥看我成绩好，便辞退工作照料家庭供我上学。我主要凭靠人民助学金，从伊川县中→洛阳一高→西北医学院（今西安交通大学医学院）。我的学习成绩在很大程度上与母亲的谆谆教导有关！

母亲心地善良，对儿媳宽容大度，情同母女，感情甚笃。婆媳能同甘共苦，相互知冷知热，为村人所称颂。母亲心地温柔还表现在对花草的酷爱。母亲在世时，总是在院里小小的空地种满花草，如粉豆、凤仙花、菊花……因而常引来蜂飞蝶舞，满院花香。母亲心灵手巧，自学成才，成为当地小有名气的绣花女、纸扎人。谁家有婚丧大事，都要请她去帮忙（多属穷苦人家与亲友，因为母亲的艺技水平并不怎么高）。

我幼年可能患过两个大病，一是天花，二是"黑热病"。天花因年龄小不记得了，只是因身上落了几个"麻子"（疤痕）而推知。"黑热病"我记得，小时候常扛个大肚子,医学上叫"大痞病"(脾大)。同村几个孩子都死于"大痞病"(黑热病)。记得为治我的"大痞病",母亲往返数十公里去沙园村(当时属南伊阳县,如今为汝阳市,也属洛阳市管),求李占标家贴膏药(记得 1952 年到洛阳上学时,洛阳还有这家老药铺),并吃了李家开的中药丹剂。我总算"命大",逃过了一劫。

记得在酒后乡(那时又叫海角镇)上和乐小学(即宋代有名的"和乐"书院),母亲大早上起来给我烤好红薯烧好饭让我吃;住校时每晚总给我擀新绿豆面条,迄今一想起就觉得口留余香。

"可怜天下父母心",母亲对儿子的爱,是儿子一辈子都还不清的。我学业的"有成",也算是对母亲的爱仅仅百分之一的奉还与尽孝吧!

(2015 年 9 月 24 日完稿于温哥华二女别墅)

附录 2

忆兄长——(兄弟情深)

哥哥于 2001 年冬病逝,享年 77 岁。哥去世后,我也一直想写点悼念文字,但迟迟未能动笔。俗话说"长子如父",但对我来说,哥在某种程度上,尤其对自己的求学上,远逾父亲。我之所以未能尽早写点追忆兄长的文字,也正因为哥对自己的情深意厚,难以用简短的文字表达出来。今趁着旅居加拿大二女家的闲暇时间,写点文字,算是对哥哥的点滴思念之情吧。

我们只有兄弟二人,上无姐下无妹。哥名乔楸,字清富,只上过初小,这在豫西山区,父亲又终年给镇(今乡)酒后(也曾名海角)大地主扛长工的贫农家庭来说,实属不易。新中国成立后,村里成立的第一个贫农协会选哥哥为秘书、会计,原因就是他出身贫寒,品德端正,聪明伶俐又多少识些字。又因在伊(川)、洛(阳)联中上了几天学,竟当上了国家干部,参加了外地的土改……为了供我上学,兄长竟辞去国家干部职务回家务农操持家庭。哥在村里当过大队会计、小队队长,家里还住过洛阳市下乡知识青年……

记得我在伊川初中上学时,哥经常背 20 公斤大米及白面、玉米面(那时学校食堂要学生自带粮食)走 20 余公里往县城里送。有一次在吕寨蹚伊河时(那时无桥,更无汽车)遭遇洪水,差点丧命。1952 年我考上洛阳第一高级中学,哥还把新中国成立前被拉壮丁(富家人可花钱买壮丁)当兵时的一件心爱的紫蓝色毛背心送我穿(惜寒假在学校丢失!)。入校时,洛一高石静涛教导主任见我和哥衣衫破旧,想介绍我到哈尔滨铁道卫生学校上学(公费),哥却一心让我考大学,说再苦也要供我上大学(我成了全村 1000 多户的第一个大学生)。当然,那时初中、高中都有丰厚的"人民助学金",否则我也上不了初中、高中!

哥从小就经常教导我要勤俭节约不忘本,要热爱劳动人民。在镇上、县城、洛阳上学(高小、初中、高中)时,每逢寒暑假(以及少数星期日)回到家里,哥都要我参加家里或集体的农事劳动,并鞭策自己要肯下力气。他常说,毛主席说"农村是一个广阔的天地",让青年到农村去,就是要让年轻人到农村去出点力、受点苦,才能成为劳动人民需要的人才,大家都这样做了,才能巩固劳动人民的江山!一次在西安医学院吃饭时,他竟把掉落在地上的一粒白大米捡起来吃了,旁边的同学都说这样"不卫生",但哥说"粒粒皆辛苦",这实在是农民的切身体会。他常说"咱贫穷,受欺凌",你将来出人头地时,一定要脾气好,和同学同事领导搞好关系,切莫骄傲自大,要知道"十步之内有芳草""三人行必有我师"……

兄弟情深,哥对自己的情深意厚怎能以语言文字一一言表,只能让其在我的脑海里永记。生命不止,追忆不息,永远化为自己前进向上的动力之一!

附录 3

美忆携妻(贤妻良母)游

我 1962 年 7 月 14 日结婚,迄今已 53 年多,已逾金婚之年,但两地分居近30 年(含出差、巡医、进修……)。生养女儿 3 个,家务重担全落在妻子身上。"文革"之前,两人工资微薄,家庭经济拮据,双方尚有老人担负,多亏妻子精明能干,周全计划,勤劳又节俭,故而生活过得尚为美满。我之所以能一心工作,且著述颇多,荣获多种荣誉,职称晋升一路顺利,妻子功劳应占 2/3。夫妻本是同林鸟,同甘共苦理当然。对妻子的付出,我一辈子也补偿不清。所以,我总是一有机会便努力予以报答,携妻游便是一宗。

第一次(1976 年 7 月唐山大地震),游时我在江苏新医学院(时南京中医学院、南京医学院合并)进修(即参加全国中医院校高等师资进修班)期满,顺便游南京新街口、玄武湖、雨花台、中山陵、明孝陵、灵谷寺、莫愁湖、长江大桥、秦淮河、夫子庙、太平天国遗址等,后游无锡锡惠公园、乾隆卧石、菊园、蠡园、元头柱、太湖,继游苏州虎丘及各园林。再乘渡船抵杭州西湖、虎跑泉、岳庙与秦桧夫妻跪铁像、灵隐市、花港观鱼、苏堤、西泠印社、六和塔、钱塘江(我还下江游泳)。返上海住二军大医院(我曾带过儿科教授)、外滩黄浦江、南京路、静安寺、西郊动物园等。

第二次游成都武侯寺、刘备墓、杜甫草堂寺、王建墓、青羊宫等。继赴重庆中研所给全国出血热学习班讲课。游市解放碑、人民大会堂、夜览琵琶山公园、嘉陵江索道、北陪公园、北温泉……返程游自贡市盐井、富顺某厂(妻帮厂收账)。

第三次游黄山天柱峰、莲花峰、迎客松、望日出等。游屯溪古镇、算盘发明家故居、翕县古城(宰相府)、牌坊群古镇。

第四次在桂林参加全国肾病学术会议,游遍市内各山,如彩叠山、独秀峰、象鼻山,各溶洞(如七星岩、芦笛岩),游漓江、阳朔(月亮山、歌仙刘三姐大榕树)。

第五次在新疆伊宁市(伊犁首府)参加全国会议,住吃桃园饭店,游霍尔果斯口岸、牧场、吐鲁番、火焰山(西游记拍摄场)、葡萄沟、苏里塔、地下暗渠、交河故城、凉葡萄房,游乌鲁木齐红山公园、瞻林则徐(流放伊犁)石雕像。

第六次在北京市(1991年)参加全国中西医结合学会成立十周年学术会议,笔者宣读西北地区唯一一篇论文(后收入中科院院士陈可冀主编一书)。游天安门广场、瞻毛主席纪念堂、故宫、天坛、王府井大街、十三陵(开放地宫定陵)、长城八达岭等(小女乔青陪同)。

另外,在省内游耀县药王山、户县草堂寺、咸阳市等。

(2015年11月25日于二女温哥华家)

附录4

我的求学梦与路

旧时有"万般皆下品,唯有读书高"名言,我认为其"上学读书学知识"是可取的,但"唯有读书高"还值得商榷,更不应是什么"百般皆下品"!我之所以从一个长工的儿子、放牛羊的豫西山区的贫穷孩子变成如今的主任医师、研究员、教授、硕博士生导师、享受国务院特殊津贴专家……与从小学、中学、大学的学习求知密切相关。当然,这主要应归功于毛主席、共产党培育及母亲(文盲)的殷切教导。

小学(村小与镇小):①夜读时鸡笼盖当书桌,稻草墩为坐凳,与母亲纺棉车共用一个油灯(灯头如黄豆),学习至深夜(约12点至凌晨1点)。②笔墨纸砚:

用坟、庙供纸,红土、烟粉为墨,破柴棒竹棒作笔,破碗作砚。初小多为第一名,但初三后学生太少,村校让与下班合并。笔者不甘留级便私奔镇小,躲在表哥赵玉苍身边挤在一个凳子。数月后班主任时顺菊见我学习心切,才把我列为正式学生,四、五年级均名列第一。等六年级开学要领一套新书时,家乡解放。1949 年春上了半学期六年级,秋以第二名的成绩考入伊川县初中。家里尤其是哥哥辞掉工作供我继续求学。

在抗日战争时期,有几件事迄今仍记忆犹新:①村里有数位老百姓到伊河西鸣皋镇赶集时被日机枪射死,那时日机从洛阳起飞如入无人之地,飞得很低,我们对飞机驾驶员都能看得清楚。②村里有个叫叶和尚的老农民,我们两家要好,我家曾送柿糠、红薯面给他穷帮。③学的歌曲有:"月亮地,明晃晃,开开后门洗衣裳。洗得净,捶得光,打发哥哥上战场。""轰隆轰隆大炮响,吡啦叭啦机关枪。"听说教这歌的李老师是位共产党员,竟遭日本鬼子活埋!

中学(伊川县中与洛阳一高):1949 年 8 月我到伊川县中(初中)考学中,从三四百名考生中取得了第二名(第一名为古城村的吴乃番,后上洛阳师范),此成绩使哥哥全力供我上学(哥曾是国家干部,父为文盲,曾想让我参军)。在初中有几件事记忆犹新:①我考了高分,要把分数均给其他学生一些,以鼓励共同把功课学好。②我英文学得好,曾在全校大会上介绍经验。③我写了一篇短稿,当时校长让我把稿子投给报社。④吃饭当时为食堂大锅饭,后改为自拿粮食放瓷盆蒸饭,菜为自己到小渠边拔的野菜如水薄荷等。⑤住的集体土炕,臭虫特多,我与不少同学还得上疥疮!

在洛一高期间,考试多为 90 多分,也有 100 分的。吃的大锅饭,如玉米馒头、饼、小米饭等。那时有小灶,教师与高干或富家子弟入伙,吃的全是富强粉,雪白精粉馒头、面条。我们未吃饱的同学常抢吃他们的剩饭。住的也是土炕,臭虫多,我又害了几年疥疮。

1955 年我以第一志愿考入西北医学院(今西安交通大学医学院)医疗系本科(五年制)。在高中毕业前夕,教务处长石静涛曾动员我上南京雷达学校,我为学医而拒绝了石教务长的好意(当时若推荐我上军医院校我会欣然接受的)。上医学院中的收获有:①学了医学治病救人的知识。②学了俄文、英文(业余学校),我曾经任俄语教研室学生翻译小组组长,参与翻译医书,并在《西安医学院学报》1960 年第 9 期发表了 4000 多字的译文"性(男)激素与烟草酸治疗心绞痛"。毕业曾翻译《癌》《出血热》等书,发表了近 100 多篇翻译文章。③写作:先后在《院刊》《西安日报》《西安青年》发表多篇通讯报道与杂文,被聘为《西安医学院院刊》记者。④担任第 14 届学生会秘书(离休调干生王才德为主席,分配到省医院搞 X 线、CT),任党委宣传部组织的学生委员。⑤经常参加校内外体力劳动,如到蓝田郭家坡挖煤炭(发表有"蓝田挖炭诗抄等"),与《西安日报》

发表了"体力劳动教育了知识分子"长篇通讯及寓言"蝙蝠"等多篇。

求学路漫漫,学习无止境。

(2016 年 1 月 24 日于温哥华二女家)

附录5

参评"白求恩奖章"申请书

听说我省要授"白求恩奖章",特此申请参评。我的简要情况是:

(1)曾获国务院政府特殊津贴奖(1983)。

(2)省劳模(1987)。

(3)省协"科技精英"(1987)。

(4)省卫生厅"科研先进"(1978)。

(5)省卫生厅"支边先进"(1978)。

(6)省卫生厅"创佳评差"一等奖(1995)。

(7)省卫生厅"先进党员"(1992)。

(8)获省级科研成果二等 2 项(其中一项为甘肃省授予,另一项所创研的"尿毒宝"为我省授予,授予的名字为我的徒弟及科里人员)。

(9)获高教局科研成果二、三等奖各 1 个。(二等奖第一名为国医大师张学文,三等奖第 1 名为本人)。

(10)支农情况:1987 年任赴陕北府谷县医院医疗队队长半年:① 为当地办医疗班一期,20 多天;下乡赴煤矿、工厂为工农义诊;与县医院医生合编《实用中西医结合内科疾病手册》(1992 陕科版);写了"农民因病致穷","陕北疾病谱"等报告 3 篇,曾在省学术会议交流,其中一篇在《陕西卫生志》丛刊发表。

(11)退休之后:①为农民服务:爱邀周六、周日赴潼关县中医院参诊,5 年中,节假日、大雪天(铁路运输障碍)等一次未停;应邀赴甘肃省泾川县康复医院(周六、周日)参诊与查房。②为工人服务:曾赴长庆油田医院及华山厂医院坐诊。③为广大群众写书:《全科诊病手册》(陕科版 2012 年,获图书奖);《全科疾病名方精选》(陕科版,2013);《肺结核泻肺疗法研究》(陕科版,2011);《中医新学论》(世图版,2013)。

(12)笔者从中西医结合角度撰写,公开在国家级、省级发表的有创新性观点的学术论文,如"命门肾上腺皮质说",出血热"肾性疫斑热"说,非典"窒肺瘟"命名说,"不通则病论","肾促生血试论","伏邪学说与伏气温病实质新论","卫前证"……"中医理论应不断创新"《世界中医药》,"新辨证论治刍议"(《陕西中医学院学报》2014 年第 4 期)。探亲加拿大期间还撰写了《乔富渠医药文集》一书(已送陕科),让群众看寓言故事及诗歌、小品、杂文、趣文,让人们在乐趣中学医药知识。

总之,笔者从一个放牛羊孩子,完全靠人民助学金从初上读到大学,愿用毕生精力为人民健康服务,鞠躬尽瘁,死而后已。老牛不鞭自奋蹄!

赴农村医疗补充

(1)1963 年赴咸阳马庄公社"参加社教"兼医疗 3 个月。

(2)1966 年赴蓝田县灞源公社山区参加医疗工作 8 个月。

(3)1969 年参加省地方病防治队赴乾县、永寿 6 个月。

(4)1973 年赴大荔县中医院选开门办学点与参诊 2 个月。

(5)1974 年带陕西中医学院开门办学(754 班)队(任业务队长)赴汉中及普镇巡医 6 个月。

(6)1983 年为防治棉籽油中毒赴礼泉赵村巡医。

(7)1987 年任医疗队长驻府谷县医院半年。

附录6

朱子治家格言

黎明即起,洒扫庭院,要内外整洁。

既昏便息,关锁门户,必亲自检点。

一粥一饭,当思来之不易;半丝半缕,恒念物力维艰。

宜未雨而绸缪,毋临渴而掘井。

自奉必须俭约,宴客切勿流连。

器具质而洁,瓦缶胜金玉;饮食约而精,园蔬愈珍馐。

勿营华屋,勿谋良田。

三姑六婆,实淫盗之媒;婢美妾娇,非闺房之福。

童仆勿用俊美,妻妾切忌艳妆。

祖宗虽远,祭典不可不诚;子孙虽愚,经书不可不读。

居身务期俭朴,教子要有义方。

勿贪意外之财,勿饮过量之酒。

与肩挑贸易,毋占便宜;见穷苦亲邻,须加温恤。

刻薄成家,理无久享;伦常乖舛,立见消亡。

兄弟叔侄,须分多润寡;长幼内外,宜法肃辞严。

听妇言,乖骨肉,岂是丈夫;重资财,薄父母,不成人子。

嫁女择佳婿,毋索重聘;娶媳求淑女,勿计厚奁。

见富贵而生谄容者,最可耻;遇贫穷而作骄态者,贱莫甚。

居家戒争讼,讼则终凶;处世戒多言,言多必失。

勿恃势力而凌逼孤寡;毋贪口腹而恣杀生禽。

乖僻自是,悔误必多;颓惰自甘,家道难成。

狎昵恶少,久必受其累;屈志老成,急则可相依。

倾听发言,安知非人之谮诉,当忍耐三思。

因事相争,焉知非我之不是,须平心暗想。

施惠无念,受恩莫忘。

凡事当留余地,得意不宜再往。

人有喜庆,不可生妒忌心;人有祸患,不可生喜幸心。

善欲人见,不是真善;恶恐人知,便是大恶。

见色而起淫心,报在妻女;匿怨而用暗箭,祸延子孙。

家门和顺,虽饔飧不继,亦有余欢。

国课早完,即囊橐无余,自得至乐。

读书志在圣贤,非徒科第;为官心存君国,岂计身家。

守分安命,顺时听天;为人若此,庶乎近焉。

教育名言:没有教不好的孩子,只有不会教的父母。

每个孩子都可以学会 100 种语言,关键是绝没有 100 种语言的环境。

附录 7

陕西县名命名来由

·乔富渠·

按:笔者在阅读陕西县名命名来历中,觉得知其县名来由,也就便于记忆该县的一些典故,加深对该县的印象,因而用最简要的文字予以整理,以飨读者。

一、以山岭命名

(1)华县:唐名华州,民国时改华县,因南有少华山、东连太华山取名。

（2）华阴：汉名华阴县，因在华山之北。

（3）三原：后魏置三原县，因其南、北、西有丰、白鹿及孟侯三原。

（4）武功：后汉设武功县，因县南有武功山。

（5）岐山：隋置岐山县，县境内有岐山。

（6）陇县：西魏称陇州，民国改陇县，以陇山为名。

（7）永寿：北周置永寿县，境内有永寿原。

（8）宝鸡：唐置宝鸡县，以宝鸡山为名。

（9）太白：民国设太白县，以太白山取名。

（10）凤县：西魏设凤州，明降州为县，因地界有凤凰山取名。

（11）略阳：北魏立略阳郡，宋改为县，因其乃周武之地为略，众山之南为阳。

（12）商县：春秋为商邑，明为商县，因东南有商山取名。

（13）山阳：明设山阳县，因位商山之北。

（14）丹凤：因处丹江之滨，凤冠山下。

（15）横山：县西南有横山。

（16）黄龙：地处黄龙山。

二、以河川命名

（1）临潼：宋建临潼县，以县城临潼水为名。

（2）渭南：宋置渭南县，位渭河南。

（3）合阳：魏置命名郃阳邑，城南有郃水，现将郃改为合。

（4）白水：秦建白水县，南临白水。

（5）泾阳：秦置泾阳县，位泾河之北。

（6）咸阳：秦孝公置咸阳县，仿九嵕山南，渭河北，山水皆阳故名。

（7）千阳：东晋设汧县，在汧水之北，现改为千阳。

（8）勉县：魏晋沔阳县，现称勉县，因境内有沔水，县城坐落河北。

（9）汉中：汉设汉中郡，因居汉水之滨，南有汉山。

（10）洋县：唐为祥州，明降州为县，因境内有祥河，后改祥为洋。

（11）汉阴：清设为汉阴县，位汉水之南。

（12）平利：唐设平利县，境内有平利川。

（13）岚嵕：位岚河之滨高地（臬）。

（14）镇安：明设镇安县，南有镇安河。

（15）旬阳：秦设旬阳县，汉名旬阳，因位旬河之阳。

（16）白河：明置白河县，县有白石河。

（17）洛南：隋置雒南县，位洛水之南，今改雒为洛。

（18）柞水：民国设该县，南有柞水河。

（19）铜川：隋置同官县，今改铜川，地处铜官川。

（20）洛川：后秦置洛川县，境有洛水。

（21）宜君：北魏设宜君县，以县内有宜君水。

（22）延安：西魏置延川，境有奢延河（简称延河）。

（23）延长：唐设延长县，延河经此长流入黄河。

（24）佳县：金为葭州，民国改葭县，现为佳县，因有葭芦川。

（25）清涧：北宋建清河城，金升为县，县西有清涧河。

三、以城镇，胜足，亦以名人、典故命名

（1）镇巴：民国置镇巴县，县有镇巴镇。

（2）镇平：清设镇平营，民国置镇平县，因有镇平镇。

（3）吴旗：古称吴起，因古代名将吴起命名。1942 年设吴旗县，县址设吴旗镇，今又改为吴起县。

（4）高陵：周设高陵邑，县南有奉政原高四五丈以取名。

（5）礼泉：隋用北周醴泉宫名为县名，现易醴为礼。

（6）扶风：唐设扶风县，用汉"右扶风"名。

（7）长武：宋设长武县，以县城西隋筑长武故城为县名。

（8）石泉：北周设石泉县，因县有石泉清冽不涸取名。

（9）佛坪：清设佛坪县，因县有佛爷庙，有佛谷坪。

（10）大荔：有故大荔戎城，晋设大荔县。

（11）韩城：隋设韩城县，以古韩城（韩国故城）为名。

（12）蒲城：西魏设蒲城，以古蒲城（韩国故城）为名。

（13）留坝：清设留坝厅，民国改为留坝县，相传因留侯张良辟谷于境内的紫柏山，故为留坝。

（14）安塞：宋以"安定边塞"之意设安塞堡，元升为县。

（15）志丹：北宋置保安，取保持安定之意，现为纪念刘志丹而改名。

（16）子长：宋设安定堡，元升为县，现为纪念谢子长而改名。

（17）子洲：1944 年始设县，为纪念李子洲而取名。

（18）黄陵：唐始建中部县，民国改为黄陵县，以县内有黄帝陵为名。

（19）甘泉：唐设甘泉县，因县南有甘泉。

（20）绥德：北宋设绥德城，有"绥民从德"之意。

（21）米脂：宋设米脂城，金升为县，县东有米脂为"沃埌宜粟，米汁如脂"。

（22）榆林：汉设榆林寨（关），因种榆为寨故名。

（23）神木：元设神木县，因县西有古松 3 株枝木可相连，名为神木。

（24）府谷：唐设府谷镇，后改为县，因境内有名府谷地。

（25）紫阳：明设紫阳堡，后改，因县南有紫阳滩、紫阳洞。

四、其他来由

（1）澄城：汉置徵县，徵澄同音，后人误为"澄城"。

（2）富平：明称富平，因其地平物富。

（3）蓝田：唐设蓝田县，县东南有蓝田山，出美玉者亦曰"蓝"。

（4）凤翔：金名为凤翔县，取凤鸣于岐，向南飞翔之意。

（5）麟游：隋设该县，有说隋文帝常幸仁寿，宫以麟游似吉祥之意。

（6）乾县：唐设乾州，民国改县，因在长安西北乾方。

（7）彬县：唐置邠州，民国改县，今邠易彬。

（8）淳化：北宋置此县，北宋淳化四年，于梨园镇（今淳化县）建县，修复唐代梨园旧城为县城，以淳化年号为县名。

（9）旬邑：周为枸邑，民国改县，现枸易旬。

（10）周至：因山水之曲（山曲为盩，水曲为厔），后汉称为盩厔，现简化为周至。

（11）眉县：周郿邑，元改郿县，因有郿坞，现郿简作眉。

（12）宁强：民国为宁羌县，现名为宁强县，以尊重少数民族（古称"羌"）。

（13）定边：明设定边堡，清改县。

（14）靖边：明设靖边营，清改县。

（15）城固：宋置，始筑城而冀其坚固。

（16）西乡：晋设西乡县，因与蜀之东乡相对。

（17）宁陕：清设宁陕厅，民国改县，取宁定陕境之意。

（18）安康：南朝设安康郡，民国改县，取安定富民之意。

（19）商南：明设此县，因踞商州之南。

（20）富县：西魏设鄜州，民国改县。传说秦文公梦黄蛇自天下属地，遂于鄜衍立鄜畤为名（此当不可信），现鄜易富。

（21）宜川：北宋改为宜川县。

（22）户县：户原为鄠，因该县有扈（音户）国而得名，今为鄠邑区。

备注1

部分医学科普受奖与受聘目录

(1)《牡丹与罂粟》(科学寓言)荣获陕西省第四届优秀科普作品优秀奖。(陕西省科协第四届优秀科普作品评奖委员会,1979年2月24日)。

(2)《医学科普题目与表现形式》荣获二等奖(陕西省科普创作协会,1986年1月16日)。

(3)《医学科普作品创作》被评为优秀奖(陕西省科普创作协会,1989年2月28日)。

(4)《牡丹与罂粟》被全国第四届中医药科普学术研讨会录用并在大会上发言(中国医药学会,1994年9月17日)。

(5)《出血热与"红"》在陕西省优秀医学科普作品评奖活动中荣获佳作奖(陕西省科普创作协会,1986年12月20日)。

(6)《医学科普常写常新》在陕西省科普作协首届年会论文评选中获得"科普论文写作"奖(陕西省科学技术普及创作协会,1986年2月29日)。

(7)论文《以脾胃学说为指导治疗2型糖尿病的经检》被第三届全国老年脾胃病学术研讨会录用(中国中医药学会,1996年9月11日)。

(8)在科协工作中作出了显著成绩,被评为先进个人(1987年)。

(9)被选为中华医学会陕西分会"医学科普学会常委"(中华医学会陕西分会,1992年6月)。

(10)被陕西卫生报社聘为"特约撰稿人"(陕西卫生报社,1984年7月14日)

(11)被陕西科技报社特聘为"通讯员"(陕西科技报社,1987年9月10日)

(12)被《大众中医药杂志》聘为编委(1992年12月1日)。

(13)被聘为《西安科技报》通讯员(西安科技报,1985年6月8日)

(14)再次被聘请为《西安科技报》通讯员(西安科技报,1986年11月5日)

(15)被评为先进个人(获二等奖)(咸阳市科协,1982年12月)。乔富渠为咸阳市医学会传染组组长,该组被评为先进学组。

(16)被《大众中医药》杂志社聘为"通讯编委"(《大众中医药》杂志,1993年6月15日)。

备注 2

该书乔富渠及其笔名名称与出现率

乔富渠　321 次　　穷　溪　117 次　　豫　人　6 次
啄木鸟　5 次　　秦郎中　4 次　　东　都　3 次
啄　　　3 次　　溪　　　3 次　　巨　沐　2 次
山童、予人、穷各 1 次(还有部分笔名遗漏)

补录

1. 愿为科普献力量

陕西中医学院附属医院传染科主任乔富渠同志,热心卫生科普工作,经常为本馆主办的《卫生知识》报撰写科普文章,积极为普及医药科学知识贡献力量。

(西安《卫生知识》第 1 期(总 56 期)西安市卫生宣教教馆编 1981 年 1 月)

2. 中国中医药学会科普委员会在渝成立

根据厦门全国秘书长会议议定,中国中医药学会第三届科普学术会议暨首届中医科普创作培训班于 1992 年 5 月 4～8 日在重庆市召开,来自全国各省市自治区的 60 余名代表出席了会议。中国中医药学会常务副秘书长李惠治同志发函电表示祝贺!重庆市科协副主席王华炳、翟春林同志,重庆市中医管理局副局长吴昌培、龚智同志到会祝贺并讲话。

大会由杨友信教授主持,马有度教授致开幕词,根据南京会议组建的筹委会名单和此次各省市推荐的委员名单,并经全体代表协商,组成了第一届委员会。邬尧清副主任委员宣布了首届中国中医药学会科普委员会委员名单,重庆市中医管理局副局长龚智为会议做了总结。

会议收到论文 40 余篇。会议采取报告、主讲、答疑、切磋等形式,生动活泼,学术空气浓厚。重庆市科协副主席翟青林就"科普是经济建设的强大推动力",《大众中医》杂志主编杨友信教授就"架起中医与人民之间的桥",重庆中医药学会会长马有度教授就"中医药科普创作的四性一化",上海中医药学会秘书长邬尧清就"中医药优秀科普文章评价",浙江嘉善的徐涌浩就"从事中医科普创作要锲而不舍、耐得寂寞、耐得清苦"等做了专题报告。此外,《北京中医》编辑部刘殿永主任、陕西省中医药研究院附院乔富渠主任等围绕中医药科普的重要性、现状、普及方式、创作经验及如何进一步促进中医药科普事业的发展,繁荣中医药科普创作,进行了深入的研讨。全体代表还以浓厚的兴趣参观了重庆市中医药学会科普委员会办的《中医科普与科研》展览。代表们反映这次会议内容丰富,形式新颖,前所未有。

为了更好地推动全国中医药科普工作,经过多年的积极筹备,中国中医药学会科普委员会终于成立。5月6日召开了第一次委员会议,一致推选马有度教授为主任委员,杨友信、邬尧清、刘殿永、乔富渠为副主任委员,余朋千为秘书长,王辉武、王启才为副秘书长,杜继红为专职秘书,并对今后的工作做了具体部署。

(《上海中医药报》1992 年 6 月 20 日)

3. 省劳模、肾病学家乔富渠

一个 10 岁的男孩,得了慢性肾炎,大量蛋白尿多年,先后去过好多家医院治疗均未见效,经陕西协同生殖医学研究所的乔富渠主任医师,采用中西结合治疗,一年后竟然痊愈,而且再未复发。不少尿毒症病人经乔专家治疗,很快转危为安。

记者日前采访了西安市含光北路 68 号陕西协同生殖医学研究所乔富渠主任医师。乔主任 1960 年毕业于西安医学院(今西安交大医学院),先后在陕西中医学院、陕西中医药研究院从事医疗科研工作,曾任省中研院附属医院肾内分泌尿科主任、大内科主任。参加工作 42 年来一直从事内科临床工作,擅长肾泌尿系统的疾病,在用中西结合治疗肾泌尿系统疾病、糖尿病、各种风湿类疾病和内科疑难杂症、温热病等方面,有丰富、独特的经验。他还针对肾病尿毒症,研制出专门的药物"尿毒宝"(已被列为省科委研究课题);他曾荣获省科委科技进步二等奖,主编出版了《中西医结合实用内科学》等 8 部专著,编写了多部高等中医院校教材;在国内各级期刊上发表专业论文 600 多篇;为享受国务院政府特殊津贴专家,1987 年被评为陕西省劳模,曾荣获"陕西省科协首届优秀科技工作者"称号,还担任中西医结合学会陕西分会常务理事与兼内科分会副主任委员。在研究中,他提出了许多新观点,如在《陕西中医药研究》杂志上发表的"肾促生血论",对传统的"脾生血"提出了挑战。

(走近陕西省协同生殖专家系列报道之二十,《三秦都市报》2002 年 6 月 18

日第 5 版）

4.中药药理选录（乔富渠收集）

降脂：山楂、决明子、首乌、蒲黄、白及、人参、当归、甘草、刺五加、山茱萸、金樱子、白芍、枸杞、冬虫夏草、菟丝子、薤白、泽泻、茵陈、芦荟、大黄、麻仁、柴胡、金银花、槐花、茜草、苦参、地骨皮、银柴胡。

降糖：云苓、泽泻、茵陈、苍术、五加皮、知母、黄连、神曲、生地、地骨皮

升白（白细胞）：青黛、苦参、石韦、人参、元参、白芍、熟地、女贞子、山茱萸、淫羊藿、冬虫夏草、黄芪、白术、刺五加、茜草。

抗凝：肉桂、云苓、车前子、砂仁、白术、丹皮、野菊、知母、防己、独活、大青叶、山豆根、木香、香橼、薤白。

抗溃疡：小香、厚朴、大黄、栀子（抑胃泌）、杏仁（抑胃蛋白酶）、鹿茸与丹皮（应激性）、白及、乌贼骨、人参、赤芍、煅瓦楞。

调激素：①性腺轴：白芍、首乌、芫花、威灵仙、半夏、豨莶草、香附与紫河车（升雌素）。②垂体-肾皮-交感神经：大青叶、首乌、熟地、阿胶、沙参、山茱萸、鹿茸、冬虫夏草、菟丝子。

兴奋交感神经：诃子、干姜、肉桂、吴茱萸、麻黄、洋金花。

抑生殖素：青风藤。

催乳素：神曲、麦芽。

抗早孕、流产：芫花、威灵仙、半夏、豨莶草、地龙。

兴宫：吴茱萸、丁香、豨莶草、红花、益母草、桃仁、川（浙）贝、鸡血藤（双相）。

保肝：诃子、白芍、女贞子、胆草、苦参、栀子、柴胡、金银花、首乌、蒲公英、青黛。

补肾：熟地、女贞子、山茱萸、刺五加。

清解：青黛、苦参、石韦。

补血：熟地、当归、白芍、首乌、阿胶。

补气：黄芪、白术、人参。

抗氧化：当归、麦冬、山茱萸、补骨脂、诃子、生地、金樱子、五味子、荆芥、黄芩。

心肌缺血：细辛、大青叶、金钱草、山楂、黄连、苦参、丹皮、元参、防己、葶苈子。

抗艾滋：紫花地丁、野菊花。

抗癌：山楂、防己、雷公藤、莪术、杏仁、木瓜、半夏、大黄、芦荟、芫花。

硅肺:防己、大戟、商陆、补骨脂。
降尿酸:百合、秦艽、威灵仙、车前子。

5. 乔富渠经验方

胃脘痛

主症:胃灼痛,泛酸,呃逆,饭后饱胀。

方药:乌贼骨 30 克,白芍 12 克,浙贝 12 克,甘草 6 克,代赭石 20 克,厚朴 12 克,黄连 6 克,陈皮 12 克,砂仁 10 克,良姜 10 克。

顽泻

主症:久泻晨泄,肛门不紧,粪常油滴,腥臭黏冻。

方药:炒诃子 12 克,肉豆蔻 12 克,煅龙牡各 15 克,补骨脂 15 克,党参 15 克,炒白术 15 克,焦三仙各 15 克,木香 10 克,五味子 12 克,乌贼骨 30 克。

顽咳

主症:干咳无痰,喉痒咽干,夜重昼减,胸闷气短。

方药:生地 20 克,沙参 12 克,石斛 12 克,元参 12 克,赤芍 12 克,丹皮 12 克,浙贝 12 克,马勃 10 克,白果 10 克,麻黄 10 克,苏子 12 克,鱼腥草 10 克。

呃逆

主症:嗝频,饭饱或生气加重。

方药:代赭石 20 克,旋覆花 10 克,丁香 6 克,白芍 12 克,甘草 6 克,柿蒂 15 克,生姜 10 克,半夏 9 克,磁石 20 克,牛膝 12 克,玉片 20 克。

多汗

主症:动则汗淋。

方药:煅龙牡各 30 克,浮小麦 40 克,黄芪 30 克,车前子(包)30 克,玉片 30 克,麻黄根 12 克,山萸萸 15 克,酸枣仁 20 克,五味子 12 克,桂枝 10 克,茯苓 30 克。

哮喘

主症:咳喘已久,胸满脘胀,大便秘结,面浮。

方药:白果 10 克,麻黄 10 克,地龙 10 克,浙贝 12 克,杏仁 12 克,苏子 12 克,甘草 9 克,白芥子 12 克,款冬花 12 克,百合 15 克,黄芪 30 克,葶苈子 25 克。

不寐

主症:失眠多梦,抑郁健忘,心悸怔忡。

方药:酸枣仁 20 克,柏子仁 12 克,柴胡 10 克,生龙牡各 20 克,天麦冬各 12
　　克,龙齿 15 克,石菖蒲 12 克,麻黄 10 克,浮小麦 40 克,焦三仙各 15
　　克,生地 20 克,茯神 15 克,琥珀 2 克。

脑梗

主症:头晕肢麻,健忘。

方药:黄芪 30 克,水蛭 5 克,天麻 12 克,菖蒲 12 克,地龙 10 克,红花 12 克,
　　赤芍 12 克,熟地 20 克,鸡血藤 15 克,全虫 10 克,磁石 30 克,三七
　　(冲)5 克。